W0256445

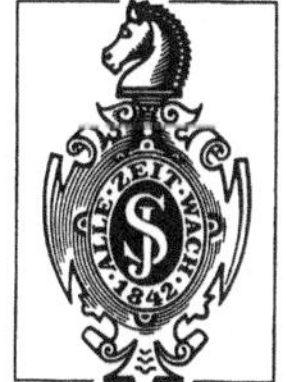

L.-E. Pillunat R. Stodtmeister (Hrsg.)

Das Glaukom

Aspekte aus der Forschung
für die Praxis

Herrn Prof. Dr. Rolf Marquardt
zum 65. Geburtstag und seiner Emeritierung
gewidmet

Mit 80 Abbildungen und 15 Tabellen

Springer-Verlag Berlin Heidelberg GmbH

PD Dr. med. Lutz-Ernst Pillunat
Prof. Dr. med. Richard Stodtmeister
Universitäts-Augenklinik
und Poliklinik Ulm
Prittwitzstr. 43
D-7900 Ulm

ISBN 978-3-642-84854-4   ISBN 978-3-642-84853-7 (eBook)

DOI 10.1007/978-3-642-84853-7

Die Deutsche Bibliothek – CIP-Einheitsaufnahme
Das Glaukom: Aspekte aus der Forschung für die Praxis; mit
15 Tabellen / L.-E. Pillunat, R. Stodtmeister (Hrsg.). –
Berlin; Heidelberg; New York; London; Paris; Tokyo; Hong Kong;
Barcelona; Budapest: Springer, 1993

NE: Pillunat, Lutz-Ernst [Hrsg.]

Satz: Elsner & Behrens GmbH, Oftersheim

25/3130-5 4 3 2 1 0 – Gedruckt auf säurefreiem Papier

Geleitwort

Am 15. September 1990 fand in Ulm ein wissenschaftliches Symposium mit dem Thema „Das Glaukom: Aspekte aus der Forschung für die Praxis" statt.

Zum Abschluß einer glänzenden, überaus erfolgreichen beruflichen Karriere war diese Veranstaltung Herrn Prof. Dr. Rolf Marquardt anläßlich seiner Emetierung und seines 65. Geburtstages gewidmet.

Eine große Zahl hochkarätiger Experten hoben dieses internationale Glaukomsymposium mit ihren durchwegs exzellenten Beiträgen auf ein hohes Niveau, das den derzeiten Wissensstand auf diesem Gebiet widerspiegelt.

Ganz besonderes Augenmerk legten die wissenschaftlichen Leiter der Tagung, Priv. Doz. Dr. L. Pillunat und Prof. Dr. R. Stodtmeister darauf, daß sowohl bei der Tagung, als auch jetzt in diesem Buch aus der Fülle der wissenschaftlichen Forschungsergebnisse die praxisbezogene relevante Information für den Augenarzt in Klinik und Praxis herausgearbeitet wurde.

In der vorliegenden Form stellt dieses Buch eine wertvolle Quelle praxisbezogener Information zur Epidemiologie, Diagnostik und Therapie der Glaukome dar.

Ulm, im Oktober 1992   *G. K. Lang*

Vorwort

Anläßlich des 65. Geburtstages und der Emeritierung von Herrn
Prof. Dr. Rolf Marquardt fand im September 1990 das internationale
Glaukomsymposium „Das Glaukom: Aspekte aus der Forschung für
die Praxis" in Ulm statt.

Auf dem Gebiet der Glaukomforschung hat sich in den letzten
Jahren und Jahrzehnten ein wesentlicher Wandel vollzogen, der z. T.
schon Eingang in die tägliche ophthalmologische Praxis gefunden
hat. So stellt z. B. die automatische Perimetrie einen wesentlichen
Bestandteil der Diagnostik und Verlaufsbeurteilung der Glaukomerkrankung dar. Dennoch sind viele Erkenntnisse, neue Überlegungen
und praxisrelevante Fakten noch nicht als Lehrbuchwissen verfügbar. Anhand der vorliegenden Niederschrift der Vorträge und
Diskussionen soll versucht werden, eine Brücke zwischen Glaukomforschung und den Anforderungen der täglichen Praxis zu schlagen.
Neben Referaten, die wesentliche Grundlagen besprechen, wird die
Quintessenz der Diskussionen zusammengefaßt und ein abschließen-
des Resümee der wichtigsten, praxisrelevanten Fakten vorgelegt.

Ein besonderer Dank gebührt der Firma Dr. Mann Pharma, Berlin,
die es ermöglichte, dieses Symposium auszurichten und das vorliegende Konzept zu verwirklichen. Dem Springer-Verlag möchten wir
für die organisatorische Hilfe bei der Durchführung des Symposiums
und bei der Vorbereitung dieses Buches danken.

Es ist uns eine besondere Freude, dieses Buch Herrn Prof. Dr. Rolf
Marquardt zu widmen, dessen fortwährendes Bestreben, wissen-
schaftliche Erkenntnisse für die tägliche Praxis transparent zu
gestalten, hier seine Fortsetzung findet.

Ulm, im Oktober 1992

L.-E. Pillunat
R. Stodtmeister

Inhaltsverzeichnis

Referenten

Prof. Dr. J. Airaksinen
Dep. of Ophthalmology,
University of Oulu,
90220 Oulu,
Finnland

Dr. V. Brethfeld
Kornhausgasse 9,
7900 Ulm

Dr. T. Christ
Am Marktplatz,
7060 Schorndorf

Prof. Dr. R. David
Ben-Gurion University
Dep. of Ophthalmology,
Middle East Eye Research Institute,
Beer Sheva, Israel

Prof. Dr. Dr. E. Gramer
Universitäts-Augenklinik,
Joseph-Schneider-Str. 11,
8700 Würzburg

Prof. Dr. Dr. S. S. Hayreh
University of Iowa,
Hospitals and Clinics,
Dep. of Ophthalmology,
Iowa City, Iowa 52242,
USA

Prof. Dr. A. Heijl
Ögonkliniken, MAS,
21401 Malmö,
Schweden

Prof. Dr. J. Hetherington
The Foundation for Glaucoma
Research,
490 Post Street, Suite 830,
San Francisco, CA 94102,
USA

Prof. Dr. R. Hitchings
Moorfields Eye Hospital,
High Holborn,
London WC1V7AN,
Großbritannien

Prof. Dr. J. B. Jonas
Universitäts-Augenklinik,
Schwabachanlage 6,
8520 Erlangen

Dr. Dr. C. Keßler
Dr. Mann-Pharma,
Postfach 200456,
1000 Berlin 20

Prof. Dr. G. K. Krieglstein
Universitäts-Augenklinik,
Joseph-Stelzmann-Str. 9,
5000 Köln 41

Dr. W. Kröncke
Boriesstr. 4,
2850 Bremerhaven

Prof. Dr. G. K. Lang
Universitäts-Augenklinik,
Prittwitzstr. 43,
7900 Ulm

Prof. Dr. H.-J. Merté
Augenklinik der TU München,
Ismanninger Straße,
8000 München

Dr. C. M. Migdal
Moorfield Eye Hospital,
High Holborn,
London WC1V7AN,
Großbritannien

Prof. Dr. G. O. H. Naumann
Universitäts-Augenklinik,
Schwabachanlage 6,
8520 Erlangen

Prof. Dr. R. Parrish II
University of Miami,
Bascom Palmer Eye Institute,
P. O. Box 016889,
Miami, FLA 33101,
USA

Priv.-Doz. Dr. L. E. Pillunat
Universitäts-Augenklinik,
Prittwitzstr. 43,
7900 Ulm

Prof. Dr. G. Richard
Universitäts-Augenklinik,
Langenbeckstraße 1
6500 Mainz

Prof. Dr. K. W. Ruprecht
Universitäts-Augenklinik,
Oskar-Orth-Str.,
6650 Homburg/Saar

Dr. M. Sachsenweger
Altstadt 200,
8300 Landshut

Dr. K. U. Schmidt
Universitäts-Augenklinik
Langenbeckstraße 1
6500 Mainz

Prof. Dr. A. Sommer
Dana Center, Wilmer Institute,
600 North Wolfe Street,
Baltimore, Maryland 21205,
USA

Prof. Dr. R. Stodtmeister
Universitäts-Augenklinik,
Prittwitzstr. 43,
7900 Ulm

Prof. Dr. H.-J. Thiel
Universitäts-Augenklinik,
Schleichstr. 12,
7400 Tübingen

1 Epidemiologie und Pathogenese des Glaukomschadens

1.1 Anatomie und Blutversorgung des Sehnerven*

S. S. Hayreh

Visusverluste bei verschiedenen Glaukomarten sind die Folge der Schädigung des anterioren Teils des Sehnervs. Nicht nur der Sehnerv, sondern auch dieser Teil des Sehnervs ist bei einer Vielfalt ischämischer Störungen beteiligt, deren bekannteste die ischämische Neuropathie des vorderen Sehnervenabschnitts ist. Diese Störungen stellen zusammen einen der Hauptgründe der Sehbehinderung dar. Folglich ist die Blutversorgung des vorderen Sehnervenabschnitts ein wichtiges Thema, und in den vergangenen 4 Jahrzehnten wurden hierzu zahlreiche widersprüchliche Informationen veröffentlicht. Ich habe mich mit diesem Thema und den verschiedenen Kontroversen hierzu vor einiger Zeit erneut gründlich auseinandergesetzt [15] und meine Revision im Jahre 1989 abgeschlossen [19]. Der folgende Beitrag stellt eine kurze Beschreibung der Blutversorgung des Sehnervenkopfs dar.

Struktur des anterioren Teils des Sehnerven

Zwecks Beschreibung der Blutversorgung kann der anteriore Teil des Sehnervs von vorn nach hinten in die folgenden 4 Abschnitte unterteilt werden, wobei die zentralen Netzhautgefäße in der Mitte liegen ([15], Abb. 1, 2):

1) *Die oberflächliche Nervenfaserschicht.* Sie ist die an der Oberfläche gelegene Schicht, besteht aus kompakten Nervenfasern und geht in die benachbarte retinale Nervenfaserschicht über. Sie ist durch die innere Grenzmembran vom Glaskörper getrennt.
2) *Die prälaminäre Region.* Sie liegt zwischen der Oberfläche der Nervenfaserschicht im frontalen Bereich und der Lamina cribosa von hinten mit Lokalisation auf Ebene der Chorioidea. Sie besteht aus Nervenfasern, die in Bündeln angeordnet sind, die von einem tubusähnlichen Gliagewebe, das die Trabekel bildet, umgeben sind, wobei die Kapillaren innerhalb der Gliasepten liegen (Abb. 2b).
3) *Die Region der Lamina cribosa.* Sie besteht aus einem Streifen von dichtem kompakten Bindegewebe, das sich quer ausdehnt und in der Peripherie mit der Sklera und in der Mitte mit der Bindegewegshülle der zentralen Netzhaut-

---

* Übersetzung: Belinde Junkers, Heidelberg

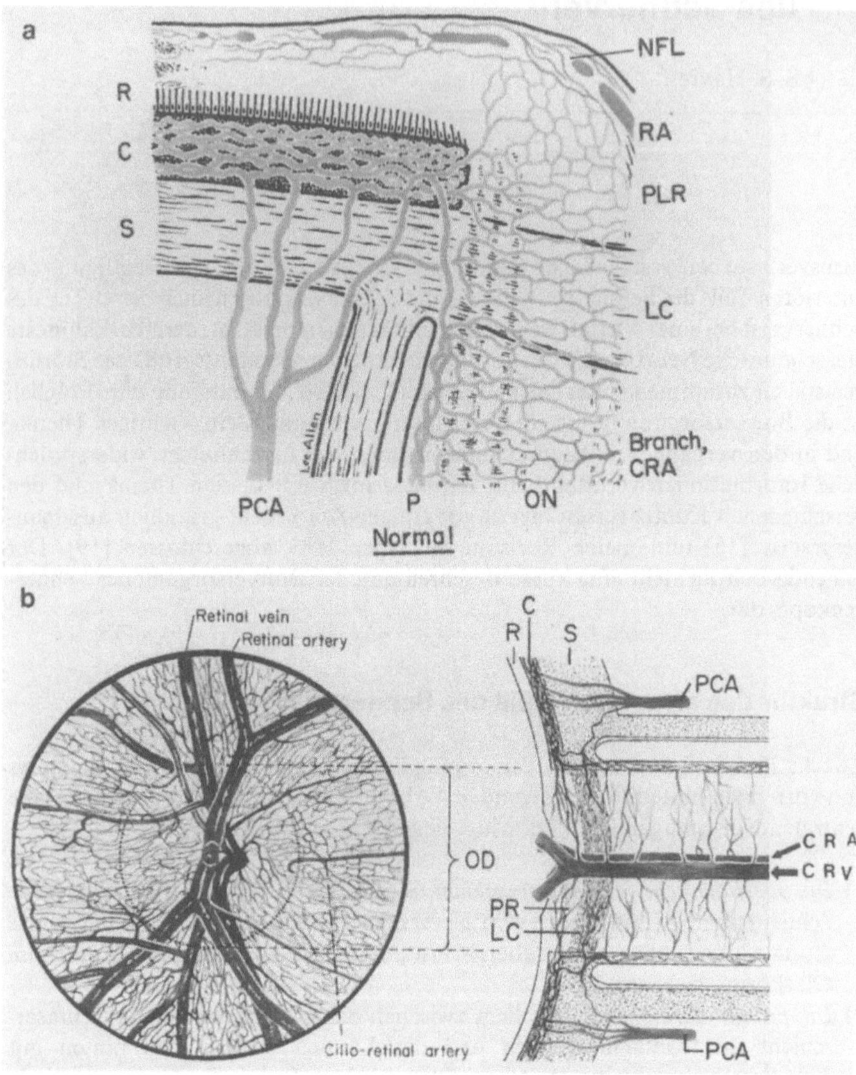

Abb. 1 a, b. Schematische Darstellung der Blutversorgung des Sehnervenkopfs und des retrolaminären Anteils des Sehnervs (*R* Retina, *C* Choriodia, *S* Sklera, *NFL* Nervenfaserschicht, *RA* retinale Arteriolen, *PLR* bzw. *PR* prälaminäre Region, *LC* Lamina cribosa, *CRA* Zentralarterie der Netzhaut, *PCA* hintere Ziliararterie, *P* Pia, *ON* Sehnerv, *OD* Papille, *CRV* Zentralvene der Netzhaut). (Nach [15])

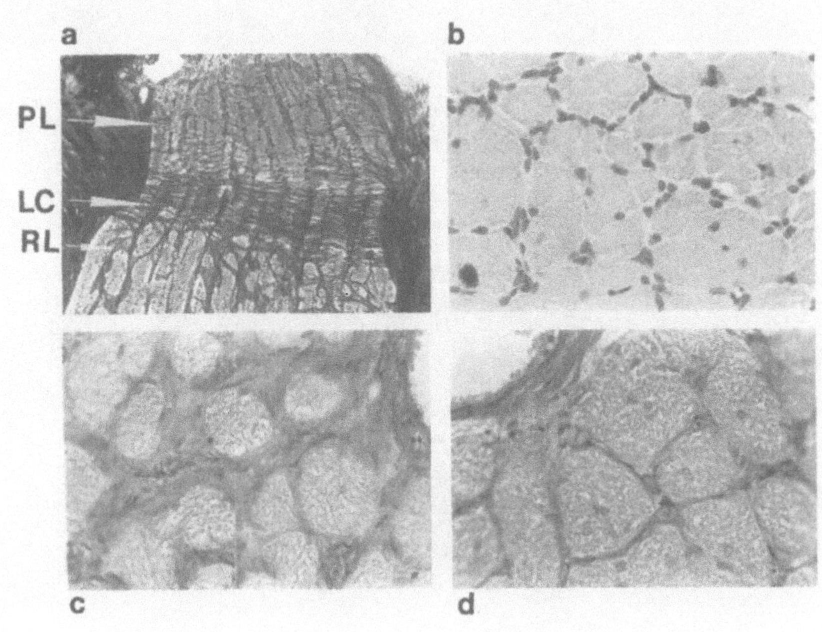

Abb. 2. Gewebeschnitte des Sehnervenkopfs von Rhesusaffen. **a)** Längsschnitt (*LC* Lamina cribosa, *PL* prälaminäre Region, *RL* retrolaminäre Region). **b–d)** Querschnitte der prälaminären Region (**b**), der Lamina cribosa (**c**) und retrolaminären Region (**d**). (Nach [37])

gefäße verbunden ist (Abb. 2a). Ihre Kollagenstruktur unterscheidet sich von der der Sklera. Sie enthält zahlreiche Öffnungen unterschiedlicher Größe, die die Sehnervenfaserbündel durchlassen (Abb. 2c, 3). All diese Öffnungen in der Lamina cribosa sind von Gliagewebe umgrenzt. Zahlreiche Blutgefäße liegen im Bereich der Bindegewebssepten, so daß diese in der Tat fibrovaskuläre Bündel darstellen.

4) *Die retrolaminäre Region.* Dieser Teil liegt unmittelbar posterior zur Lamina cribosa (Abb. 2a). Sie besteht aus Nervenfaserbündeln, die in den durch die Septen des Bindegewebes gebildeten polygonalen Bereichen liegen (Abb. 2d). Die Septen sind in der Peripherie mit der pialen Oberfläche verbunden, zentralwärts zur Umhüllung der zentralen Netzhautgefäße und frontalen Lamina cribosa (Abb. 2a). Die Nervenfaserbündel sind durch Gliagewebe von den Septen getrennt. Die Septen enthalten Blutgefäße, so daß sie tatsächlich fibrovaskuläre Bündel darstellen. Die Nervenfasern sind in diesem Teil wie auch im übrigen orbitalen Teil des Sehnervs myelinisiert; diese Myelinisierung hört jedoch an der Verbindungsstelle zwischen Lamina cribosa und retrolaminären Anteil auf, so daß die anteriorwärts zu diesem Punkt gelegenen Nervenfasern bis zu den retinalen Ganglienzellen nicht myelinisiert sind.

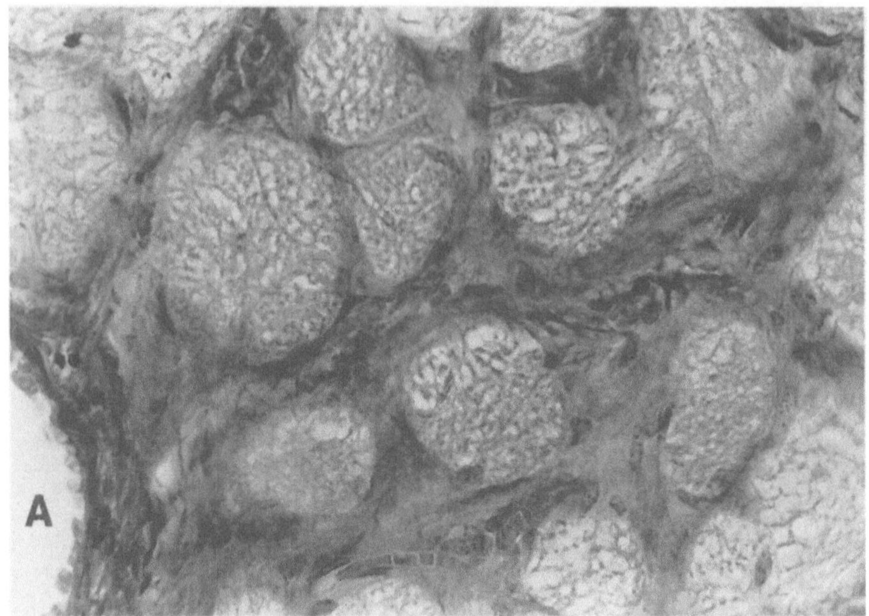

Abb. 3. Der Gewebsquerschnitt der Lamina cribosa bei Rhesusaffen zeigt raufaserige Bindegewebssepten, rundliche Öffnungen für die Nervenfaserbündel und sich über die Öffnungen ausdehnende Gliafasern (*A* Arteria centralis retinae). (Nach [37])

Einer strengen Definition zufolge umfaßt der Sehnervenkopf (SNK) nur die oben genannten ersten 3 Teile, im Hinblick auf die Blutversorgung werden wir uns jedoch auf die ganze Region mit der Bezeichnung „Sehnervenkopf" beziehen.

Blutversorgung des Sehnervenkopfs

Die folgende sehr kurze Abhandlung der Blutversorgung des SNK stützt sich im wesentlichen auf meine anatomischen [1, 3, 5, 34, 35], histologischen [1, 3–5, 34, 35], experimentellen [6, 7, 10–13, 20–29, 30, 31] und klinischen [6, 8, 9, 14, 16–18, 20, 25, 32] Untersuchungen.

Die oberflächliche Nervenfaserschicht. Sie wird meistens durch die Arteriolen der Netzhaut versorgt (Abb 1 a). Bei manchen Augen jedoch kann ihr temporaler Teil durch die Zirkulation der hinteren Ziliararterie (ACP) aus der prälaminären Region versorgt werden. Wenn eine zilioretinale Arterie vorhanden ist, wird der entsprechende Abschnitt gewöhnlich durch den Kreislauf der hinteren Ziliararterien versorgt.

Die prälaminäre Region. Sie wird durch den Kreislauf der hinteren Ziliararterien via zentripetale Verästelungen der peripapillären Chorioidea versorgt, ohne Beteiligung der peripapillären Choriokapillaris oder der zentralen Netzhautarterie (Abb. 1).

Die Lamina cribosa. Sie wird durch die direkt von den kurzen hinteren Ziliararterien (oder dem sog. Zinn-Haller-Gefäßkranz, falls dieser unvollständige Circulus arteriosus vorhanden ist) entstammenden zentripetalen Ästchen versorgt ebenso wie durch einige Ästchen der von der peripapillären Chorioidea zurückkehrenden Piaäste (Abb. 1). Die A. centralis retinae hat in dieser Region keine Äste. Aufgrund einer kürzlich durchgeführten Postmortemstudie mit Präparaten schrieben Ujiie u. Takahashi [36], daß die Lamina cribosa durch 3 arterielle Systeme versorgt wird: a) peripapilläre Chorioidea, b) intrasklerales Arteriennetz, c) Äste der am Sehnerv entlang verlaufenden kurzen Ziliararterien.

Die retrolaminäre Region. Dieser Teil des SNK wird von 2 Gefäßsystemen versorgt (Abb. 1):

1) Das *periphere zentripetale Gefäßsystem* ist die wichtigste Blutversorgungsquelle in diesem Teil. Es besteht aus dem Piagefäßnetz, das diesen Teil des Sehnervs umgibt. Es wird hauptsächlich durch die zurückkehrenden Piaäste versorgt, die von der peripapillären Chorioidea und dem Zinn-Haller-Gefäßkranz, falls vorhanden, abstammen, kann jedoch auch durch die pialen Äste der A. centralis retinae oder andere Orbitaarterien versorgt werden.

2) Das *axiale zentrifugale Gefäßsystem* ist eine inkosistente und kleinere Blutversorgungsquelle dieser Region. Sie besteht aus intraneuralen Ästen der A. centralis retinae, die – falls vorhanden – sehr unterschiedlich sind [35].

Zwei jüngere Postmortemkorrosionsstudien mit Präparaten beschreiben die Blutversorgung des retrolaminären Teils [33, 36]. Ujiie u. Takahashi [36] berichteten, daß sie Äste der kurzen hinteren Ziliararterien, die diesen Teil versorgen, gefunden haben. Olver et al. [33] beschrieben den Zinn-Haller-Gefäßkranz und dessen Rolle bei der Versorgung der retrolaminären Region. Dieser Gefäßkranz war für sie als elliptische mikroskopische arterioläre intrasklerale Anastomose erkennbar, die durch Äste der medialen und lateralen kurzen hinteren Ziliararterien des Paraoptikus gebildet wird. Sie entdeckten, daß die Ellipse durch die Eintrittstellen dieser Äste ins Augeninnere in einen oberen und einen unteren Teil unterteilt war, wobei diese 2 Teile die entsprechenden Abschnitte des retrolaminären Sehnervs durch ihre pialen Äste versorgen. Sie stellten darüber hinaus bei verschiedenen Menschen und sogar bei den beiden Augen desselben Menschen morphologische Unterschiede hinsichtlich Form und Lokalisation der Äste des Circulus arteriosus fest. Sie behaupteten, daß dies die anatomische Basis der länglichen Gesichtsfelddefekte darstelle, die i. allg. bei ischämischer Neuropathie des anterioren Sehnerventeils vorliegen. Dies ist gewiß eine sehr interessante Entdeckung; jedoch hat kein anderer Autor, der dieselbe Methode anwandte, bisher eine solche Struktur beschrieben. Auch in meinen mit Injektionen durchgeführten Postmortemstudien konnte ich an keinem der wenigen Präparate, bei denen mir die Umgrenzung des Circulus arteriosus Zinii durch Dissektion der Sklera gelang, eine solche Struktur feststellen (s. Abb. 18 in Hayreh [4]). Das andere Problem ist, daß eine Interpretation des funktionellen Blutstrommusters in vivo anhand des mittels Postmortemstudien festgestellten anatomischen Strukturen nicht möglich ist. Dies wurde durch unsere In-vivo-Untersuchungen des chorioidalen Gefäßpolsters [6–14, 16, 17, 19–22, 23, 27, 29] deutlich erwiesen; alle früheren Postmorteminjektionsstudien über das chorioidale Gefäßbett zeigten, daß diese eine freie anatomische Struktur aufwies, während unsere In-vivo-Studien eine sehr streng segmentierte Struktur des Gefäßbetts einschließlich der peripapillären Chorioidea zeigten. Dasselbe trifft auf andere Gefäßbahnen des Auges zu. Wir haben die Wichtigkeit dieses gravierenden Unterschieds zwischen postmortem anatomischen Strukturen und dem funktionellen Blutstrommuster in vivo betont [7–13, 17, 19, 20]. Tatsächlich haben Olver et al. [33] zu Recht hervorgehoben, daß präparierte Gefäße keine direkten Informationen über den funktionellen Blutkreislauf liefern. Darüber hinaus deuten die ausgeprägten Unterschiede der antomischen Struktur des Zinn-Haller-Gefäßkranzes, der von mir festgestellt und über den auch Olver et al. berichtet haben, darauf hin, daß die von Olver et al. beschriebene obere und untere elliptische Struktur kein universeller Befund ist.

Aus dieser Beschreibung geht hervor, daß die hinteren Ziliararterien, via peripapilläre Chorioidea oder die kurzen hinteren Ziliararterien, die Hauptquelle der Blutversorgung des Sehnervenkopfs darstellen, wobei die peripapilläre Chorioidea die wichtigste Rolle bei der Blutversorgung spielt. Unsere In-vivo-Studien zur Gesundheit und Krankheit zeigten, daß die hinteren Ziliararterien und die peripapilläre Chorioidea einen segmentierten Blutstrom aufweisen [6–9,

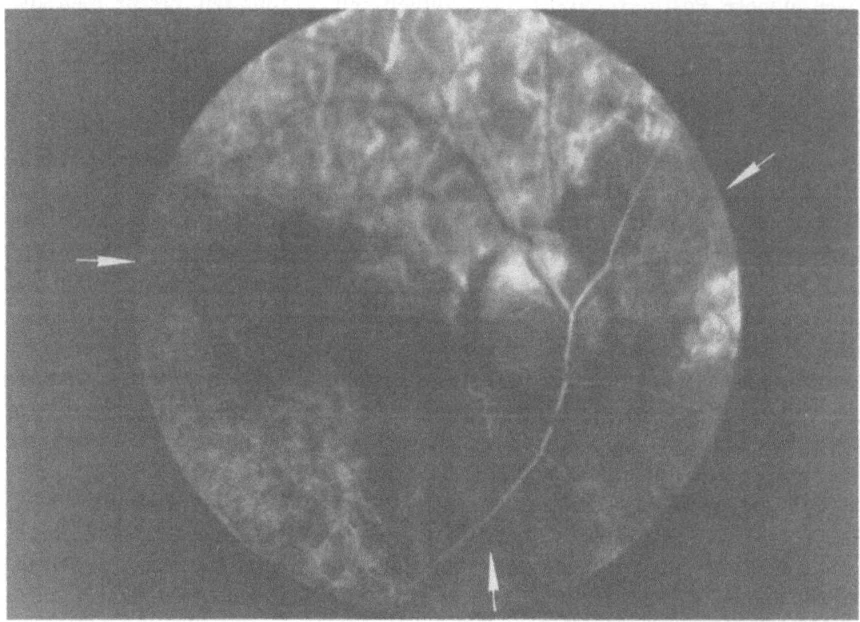

Abb. 4. Das Fluoreszenzangiogramm des Augenhintergrunds eines normalen menschlichen rechten Auges zeigt die sektorielle Blutversorgung im Discus opticus durch eine ACP. Dieses Angiogramm zeigt die y-förmige Gabelungszone (*Pfeile*) zwischen superiorer, lateraler und medialer ACP. (Nach [8])

13, 14, 17, 20, 21, 24]. Darüber hinaus gibt es Anhaltspunkte dafür, daß die In-vivo-Blutversorgung des vorderen Sehnervenabschnitts streng segmentiert ist (Abb. 4).

Was die verschiedenen Kontroversen zur Blutversorgung des Sehnervenkopfes betrifft wie a) seine Angioarchitektur, b) die Rolle der peripapillären Chorioidea bei der Blutversorgung des SNK, c) die Eigenschaft des axialen Gefäßsystems des SNK, d) die Gefahren, wenn das In-vivo-Blutstrommuster nur aufgrund morphologischer Untersuchungen erforscht wird, e) Vorhanden- oder Nichtvorhandensein einer segmentierten Blutversorgung im SNK sowie f) Gabelungszonen im retrolaminären Teil des Sehnervs, so habe ich diese früher [19] ausführlich diskutiert, so daß sie hier nicht behandelt werden.

Interindividuelle Unterschiede der Struktur der Blutversorgung im Sehnervenkopf

Im allgemeinen besteht der Eindruck, daß die Blutversorgung des Sehnervenkopfs bei allen Individuen identisch sei, und daß alle ischämischen Erkrankungen mit einem einheitlichen Gefäßmuster erklärt werden können. Dies ist jedoch grundlegend falsch. Unsere Untersuchungen haben deutlich gezeigt, daß bei der Blutversorgung des anterioren Sehnervenanteils ausgeprägte interindividuelle Unterschiede bestehen. Ich habe das Thema der interindividuellen Unterschiede der Blutversorgung an anderer Stelle [17, 19, 20] ausführlich erörtert und gebe im folgenden eine Zusammenfassung wieder.

Diese Unterschiede werden durch folgende Faktoren bewirkt:

Unterschiede der anatomischen Struktur der Blutversorgung

Die oben beschriebene anatomische Struktur ist zwar i. allg. erkennbar, jedoch in keinster Weise universell, weil es viele Variationen geben kann. Der SNK kann auf unendlich vielfältige Weise durch die hinteren Ziliararterien, die A. centralis retinae und die pialen Äste anderer Orbitaarterien versorgt werden. Untersuchungen, die sich auf eine nur geringe Augenanzahl stützen, können nicht alle Unterschiede aufzeigen, so daß die Forscher glauben, die von ihnen gefundene Struktur sei die richtige. Dies ist wie die altbekannte Geschichte mehrerer Blinder, die einen Elefanten zu beschreiben versuchen: jeder findet etwas anderes, jedoch kann keiner das ganze Tier beschreiben. Nur die Untersuchung einer großen Anzahl unter Verwendung vielfältiger Methoden wie in unserem Fall kann wirklich genaue Informationen zum Ergebnis haben.

Unterschiede des Zirkulationsmusters der ACPs

Wie oben erörtert, müssen angesichts dessen, daß der ACP-Kreislauf die Hauptquelle der Blutversorgung des SNK darstellt, Unterschiede bei den hinteren Ziliararterien die Struktur der Blutversorgung des SNK beeinflussen. Diese Unterschiede können wie folgt kategorisiert werden:

Tabelle 1. Anzahl der von der Arteria ophthalmica abstammenden ACPs beim Menschen

Anzahl (n)	ACPs [%]	Laterale ACPs [%]	Mediale ACPs [%]	Superiore ACPs [%]
1	3%	75%	71%	7%
2	48%	20%	29%	2%
3	39%	2%	–	–
4	8%	–	–	–
5	2%	–	–	–
0	–	3%	–	91%

Unterschiede bei der Anzahl der das Auge versorgenden hinteren Ziliararterien

Tabelle 1 addiert die aus meinen Untersuchungen ersichtlich gewesene Anzahl der von der Arteria ophthalmica beim Menschen entspringenden hinteren Ziliararterien (ACPs) [2]. Die hinteren Ziliararterien können lateral-, medial- oder superiorwärts zum Sehnerv in den Augapfel hineinführen und werden dementsprechend jeweils laterale, mediale und superiore ACPs genannt. Tabelle 1 zeigt auch die genaue Anzahl der verschiedenen hinteren Ziliararterien, die ein Auge versorgen.

Unterschiede der Versorgungsgebiete der verschiedenen hinteren Ziliararterien im Sehnervenkopf

Die Fluoreszenzangiographie des Augenhintergrunds lieferte zu diesem Thema keine wertvollen Informationen. Unsere Untersuchungen zeigten, daß jede ACP ein deutlich begrenztes Versorgungsgebiet in der Chorioidea und dem SNK hat, ohne Anastomosen zwischen den verschiedenen ACPs oder ihren Ästen oder zwischen den ACPs und vorderen Ziliararterien, so daß der ganze ACP-Kreislauf als ein Endarteriensystem wirkt [8, 9, 13, 14, 16, 17, 21, 22, 24]. Unsere Untersuchungen zeigten ausgeprägte Unterschiede hinsichtlich des durch die verschiedenen ACPs versorgten Gebiets.

Die Art des Unterschieds hängt von der Anzahl der ein Auge versorgenden ACPs ebenso wie von dem durch jede ACP versorgten Gebiet ab, wie im folgenden dargestellt ist:

1) Im Fall von nur 2 hinteren Ziliararterien (eine mediale und eine laterale ACP) versorgen die mediale und seitliche ACP jeweils den nasalen und temporalen Teil der Chorioidiae (Abb. 5, 6), wobei die Grenze zwischen den 2 Gebieten gewöhnlich vertikal verläuft und irgendwo in der in Abb. 7 dargestellten verschatteten Zone liegt. Diese Grenze kann manchmal schräg verlaufen. Die Grenze zwischen der medialen und lateralen ACP kann fast an der nasalen Grenze der Fovea liegen, so daß die mediale ACP in einem solchen Fall den ganzen Sehnerv ohne Beteiligung der seitlichen ACP versorgt (Abb. 6). In starkem Gegensatz dazu kann die Grenze zwischen den 2 ACPs auch nasal zur nasalen peripapillären Chorioidea lokalisiert sein, so daß die mediale ACP den

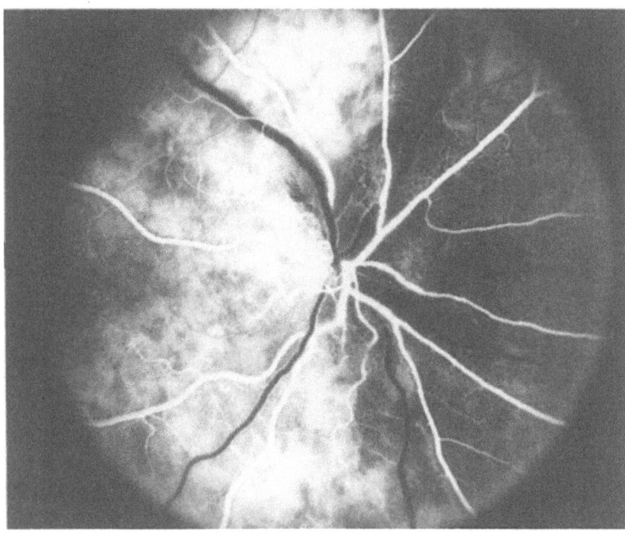

Abb. 5. Das Fluoreszenzangiogramm des Augenhintergrunds des rechten Auges eines 75jährigen mit ischämischer Neuropathie des anterioren Sehnerventeils (Biopsie der A. temporalis wegen Arteriitis war negativ) zeigt normale Füllung im Versorgungsgebiet der lateralen ACP, jedoch keine Füllung im Versorgungsgebiet der medialen ACP (Nach [17])

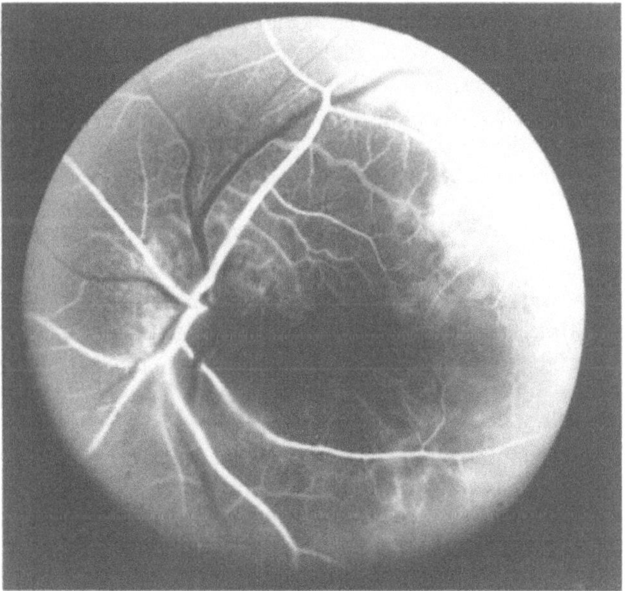

Abb. 6. Das Fluoreszenzangiogramm des Augenhindergrunds des linken Auges einer 63jährigen Frau mit arteriitischer ischämischer Neuropathie des anterioren Sehnerventeils zeigt eine normale Füllung des von der seitlichen ACP versorgten Gebiets, jedoch keine Füllung im Versorgungsgebiet der medialen ACP (einschließlich der Sehnervenscheibe, kein Licht ist erkennbar). (Nach [17])

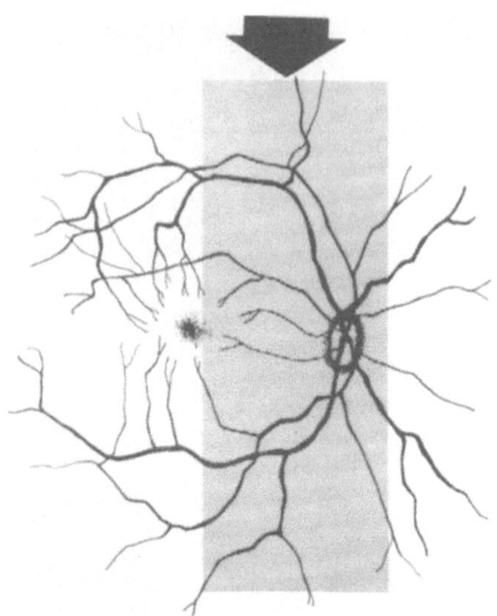

Abb. 7. Die verschattete Zone (*Pfeil*) zeigt das breite Areal der Chorioidea zwischen Fovea und nasaler peripapillärer Chorioidea. Die Gabelungszone zwischen medialer und lateraler ACP kann *irgendwo* innerhalb dieses Areals lokalisiert sein. (Nach [17])

SNK überhaupt nicht versorgt und dieser in diesem Fall vollständig durch die seitliche ACP versorgt wird. Zwischen den 2 Extremen gibt es alle möglichen Variationen. Daher erfolgt die Blutversorgung des SNK wechselseitig durch die medialen und lateralen hinteren Ziliararterien in allen möglichen Kombinationen.

2) Im Fall von mehr als 2 ACPs kann sich die Blutversorgung der Chorioidea und des SNK durch 3 oder mehr ACPs stark unterscheiden. Aus dieser Darlegung wird deutlich, daß der SNK versorgt werden kann durch:
   a) nur die mittlere ACP (Abb. 6),
   b) nur die seitliche ACP,
   c) die seitliche und mittlere ACP in jeweils unterschiedlichem Ausmaß (Abb. 5) oder
   d) mehr als 2 ACPs in unterschiedlichem Ausmaß.

Gabelungszonen zwischen den verschiedenen hinteren Ziliararterien und ihre Bedeutung bei der Blutversorgung des Sehnervkopfs

Eine Gabelungszone ist die Grenze zwischen den Stromgebieten zweier benachbarter Endarterien in einem Gewebe. Die Gabelungszone ist deshalb wichtig, weil sie aufgrund dessen, daß sie ein Areal mit vergleichweise geringer Gefäßversorgung darstellt, bei fallendem Perfusionsdruck im Gefäßbett einer oder mehrer Endarterien am anfälligsten für Ischämien ist. Wie oben erwähnt, haben unsere In-vivo-Untersuchungen [8, 9, 13, 14, 16, 17, 21, 22, 24] stringent gezeigt, daß die ACPs und kurzen ACPs Endarterien sind, und sich zwischen ihnen Gabelungszonen befinden (Abb. 8).

Lokalisation der Gabelungszone(n) der ACPs im Verhältnis zur Sehnervenscheibe: Die Gabelungszonen der ACPs sind gewöhnlich mit der Sehnervenscheibe verbunden. Diese Tatsache ist im Hinblick auf die Entstehung und Lokalisaton

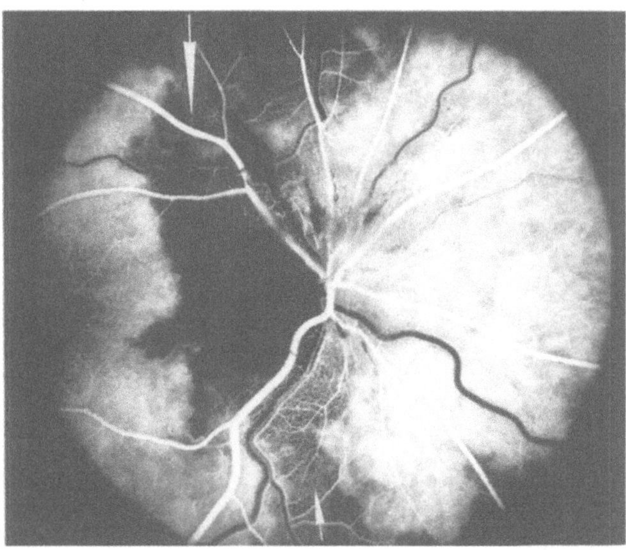

Abb. 8. Das Fluoreszenzangiogramm des Augenhintergrunds des rechten Auges eines 60jährigen Mannes mit nichtarteriitischer ischämischer Neuropathie des anterioren Sehnervenabschnitts zeigt die Nichterfüllung der Gabelungszone (*Pfeil*) zwischen der lateralen und medialen ACP. (Nach [17])

ischämischer Störungen des SNK extrem wichtig, wie aus unseren Untersuchungen zur ischämischen Neuropathie des vorderen Sehnervenabschnitts, zum Glaukom und zum Glaukom ohne Hochdruck hervorgeht. Unsere Untersuchungen deuten darauf hin, daß die Anfälligkeit des entsprechenden Abschnitts des Sehnervenkopfs für Ischämien von der Lokalisation der Gabelungszone abhängt. Wenn z. B. die Gabelungszone von der Sehnervenscheibe entfernt lokalisiert ist, ist der SNK vergleichsweise weniger ischämieanfällig, als wenn sie direkt durch diesen hindurch verläuft. Der in der Gabelungszone liegende Teil der Sehnervenscheibe ist stärker ischämieanfällig als der nicht dort lokalisierte Teil. Wenn die ganze Sehnervenscheibe im Zentrum einer Gabelungszone lokalisiert ist, ist die Sehnervenscheibe am stärksten ischämieanfällig. Die Lokalisation der Gabelungszone im Verhältnis zur Sehnervenscheibe würde wiederum vom Verteilungsmuster der verschiedenen hinteren Ziliararterien abhängen.

Aus der oben dargestellten Vielfalt der Gefäßmuster in dem durch die verschiedenen ACPs versorgten Gebiet wird deutlich, daß hinsichtlich der Lokalisation der Gabelungszone große Unterschiede bestehen, wie aus dem folgenden hervorgeht:

1) Im Fall von 2 hinteren Ziliararterien (eine mediale und eine laterale ACP): Abb. 9 ist die schematische Darstellung einiger der in diesem Fall vorkommenen möglichen Lokalisationen der Gabelungszone. Die Gabelungszone kann lokalisiert sein:
   a) temporalwärts der peripapillären Chorioidea (Abb. 9 B),
   b) durch die temporale peripapilläre Chorioidea verlaufend (Abb. 9 C),

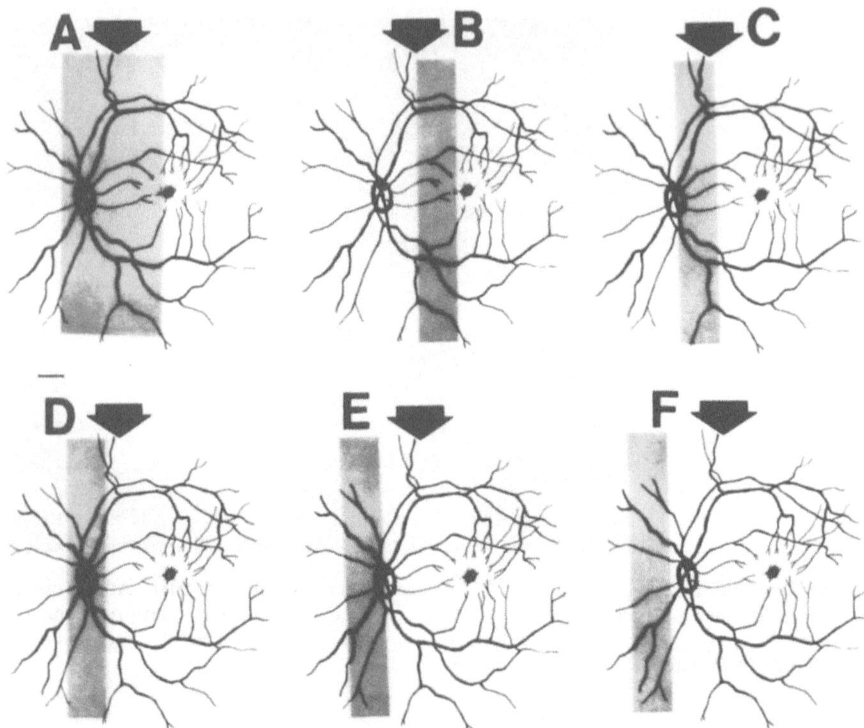

Abb. 9. Schematische Darstellung einiger Lokalisationsorte der Gabelungszone (verschattetes Areal) zwischen medialer und lateraler ACP in menschlichen Augen. Der verschattete Bezirk in a stellt den Ort dar, an dem die Gabelungszone irgenwo innerhalb dieses Bezirks lokalisiert sein kann. In **B–F** sind einige Beispiele der unterschiedlichen Lokalisationsorte dargestellt. (Nach [19])

c) durch den einen oder anderen Teil der Sehnervenscheibe verlaufend, oder die ganze Sehnervenscheibe kann in der Gabelungszone liegen (Abb. 9C, D, E),

d) durch die nasale peripapilläre Chorioidea verlaufend (Abb. 9F) oder

e) verschiedene Kombinationen der oben genannten Möglichkeiten (Abb. 8).

In unseren Untersuchungen zum Glaukom und Glaukom ohne Hochdruck mittels der Fluoreszenzangiographie des Fundus fanden wir in Augen, bei denen die Gabelungszone deutlich darstellbar war, die aus Abb. 10 ersichtliche Inzidenz der verschiedenen Lokalisationsorte der Gabelungszone vor, wobei die Lokalisation im temporalen Teil des Discus opticus am häufigsten vorkam (60%); dies kann der Grund für den bei Glaukom oft erkennbaren Nasalsprung sein, ebenso wie der Grund dafür, daß die temporale Gesichtsfeldinsel zuletzt verloren geht.

2) Im Fall von 3 oder mehreren ACPs: Die Lokalisation der Gabelungszonen unterscheidet sich je nach Anzahl der ACPs, ihrer Lage und ihrem Versorgungsgebiet. Bei 3 ACPs nimmt die Gabelungszone gewöhnlich eine Y-Form

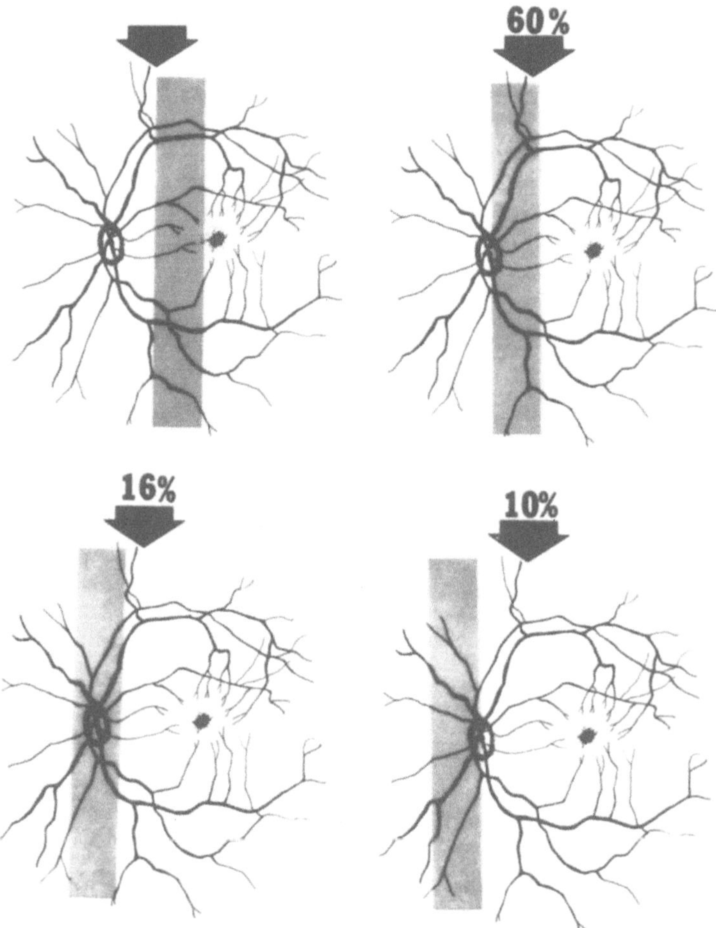

Abb. 10. Schematische Darstellung einiger Lokalisationsorte der Gabelungszone (verschattete Zone) zwischen medialen und lateralen ACPs und ihr Vorkommen in menschlichen Augen mit primärem Offenwinkelglaukom und Glaukom ohne Hochdruck. (Nach [19])

an und verläuft durch einen Teil des Discus opticus; oder aber die ganze Sehnervenscheibe liegt in der Gabelungszone. Abbildung 11 B–E zeigt schematisch die verschiedenen Kombinationen der Gabelungszonen, die auftreten können, wenn ein Auge mehr als 2 ACPs aufweist. Viele davon haben wir selbst betrachten können [17, 19, 20].

Füllungsdefekt in einer Gabelungszone der hinteren Ziliararterien: Wenn der Perfusionsdruck bei einer oder beiden benachbarten Endarterien unter ein kritisches Niveau fällt, kommt es zwischen diesen in der Gabelungszone zu einem Füllungsdefekt. Im Fall der intraokularen Zirkulation der hinteren Ziliararterien kann Verringerung des Perfusionsdrucks entweder auf eine intraokulare Druck-

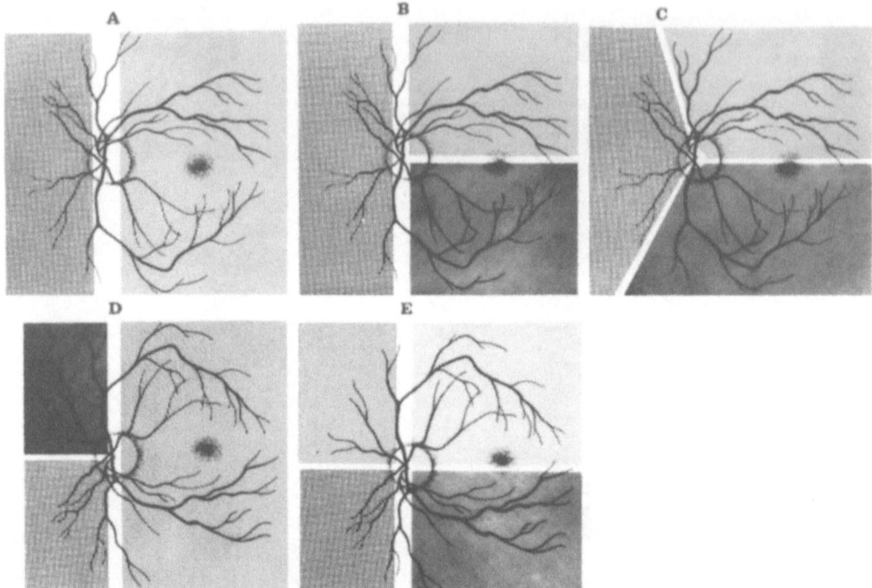

Abb. 11. Schematische Darstellung einiger Lokalisationsbeispiele der Gebietsgrenzen zwischen den verschiedenen ACPs: **A** mit 2 ACPs: eine mediale und eine laterale ACP; **B–D** mit 3 ACPs in verschiedenen Kombinationen; **B, C** haben 1 mediale und 2 laterale ACPs; **D** 1 laterale und 2 mediale ACPs; **E** mit 4 ACPs: 2 mediale und 2 laterale. (Nach [19])

erhöhung oder Senkung des durchschnittlichen Blutdrucks oder eine Kombination aus beidem zurückzuführen sein.

Lokalisation des Füllungsdefekts in der Wasserscheide der hinteren Ziliararterien: Der durchschnittliche Blutdruck ist bei verschiedenen ACPs ebenso wie kurzen ACPs eines Auges nicht immer derselbe. Unsere experimentellen und klinischen Studien haben gezeigt, daß der durchschnittliche Blutdruck aller von der A. ophthalmica Augenarterien weder bei Gesunden noch bei Kranken immer derselbe ist. Das bedeutet, daß im Fall einer Senkung des Perfusionsdrucks das von einer hinteren Ziliararterie versorgte Gefäßbett und ihre Gabelungszonen früher und in stärkerem Maß affektiert werden können als andere. Dies habe ich an anderer Stelle ausführlich erörtert [17, 19]. Der Füllungsdefekt kann nur die obere oder untere Hälfte der vertikalen Gabelungszonen zwischen den ACPs statt deren ganze vertikale Länge betreffen. Natürlich stellt sich die Frage, wie ein Füllungsdefekt, der sich nur auf eine Hälfte der vertikalen Gabelungszone erstreckt, entstehen kann. Tabelle 1 (s. S. 10) zeigt, daß ein Auge 1 oder 2 mediale ACPs und sogar bis zu 3 laterale ACPs aufweisen kann. Als Beispiel sei ein Auge angeführt, das 1 mediale und 2 laterale ACPs (oben und unten) hat, wie in Abb. 11 B schematisch dargestellt ist; falls in einem solchen Auge die untere laterale ACP einen niedrigeren Perfusionsdruck als die anderen ACPs aufweist, käme es zu verzögerter Füllung der unteren lateralen ACP und nur in der unteren

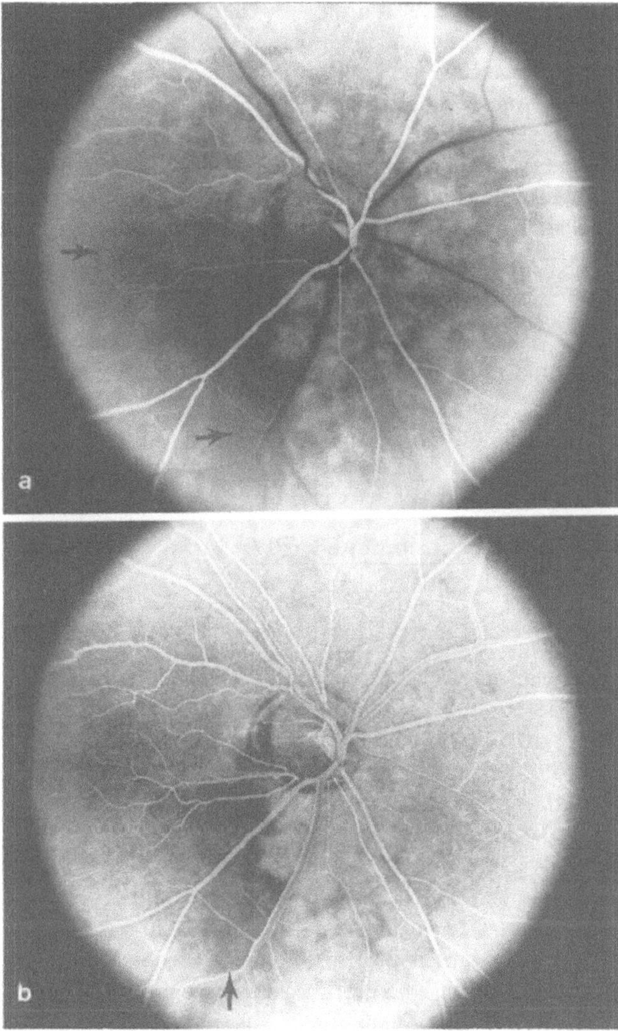

Abb. 12. Fluoreszenzangiogramme des Augenhintergrundes des rechten Auges einer 69jährigen Frau mit Glaukom ohne Hochdruck und Exkavation der unteren Papillenhälfte mit entsprechendem Gesichtsfelddefekt; **a)** zeigt einen Füllungsdefekt (*Pfeile*) im temporalen Quadranten der Chorioidea und unteren Papillenhälfte; **b)** Zustand 5 s später als bei **a)** zeigt Nichtfüllung der unteren Hälfte der Gabelungszone (*Pfeil*) und die affizierte untere Papillenhälfte. (Nach [17])

Hälfte der Gabelungszone zu einem Füllungsdefekt. Ein solcher Fall ist in den Fluoreszenzangiogrammen des Augenhintergrunds eines Auges mit Glaukom ohne Hochdruck in Abb. 12 dargestellt. Die Abbildungen 11 B–E zeigen schematisch die verschiedenen Kombinationen, die bei einem Auge mit mehr als 2 ACPs auftreten können, um die Entstehung des Füllungsdefekts in nur einer Hälfte der entweder vertikal oder schräg gelegenen Gabelungszone zu erklären. Zusätzlich zu der (oder den) vertikalen Gabelungszone(n) zeigen die Abbildungen 11 B–E die in diesen Augen ebenfalls vorhandenen horizontale(n) Gabelungszone(n). In dem Teil der Sehnervenscheibe, der in der (oder den) Gabelungszone(n) liegt, würden Ischämien entstehen. Die meisten der Beispiele haben wir tatsächlich bei unseren klinischen Untersuchungen gesehen; die anderen bleiben hypothetisch. Das Vorhandensein eines Füllungsdefekts nur in der oberen oder unteren Gabelungszone der Chorioidea und des entsprechenden Teils des Discus opticus würde das häufige Auftreten eines Höhendefekts bei vielen Augen mit ischämischer Neuropathie des vorderen Optikusteils erklären.

Unterschiede des Blutflusses im Sehnervenkopf

Die Ernährung des SNK hängt von dessen Durchblutung ab. Der Blutfluß im SNK, ebenso wie in den anderen intraokulären Gefäßpolstern, kann durch folgende Formel errechnet werden:

$$\text{Blutfluß} = \frac{\text{Perfusionsdruck (PD)}}{\text{Fließwiderstand}}.$$

Perfusionsdruck: Durchschnittlicher Blutdruck minus intraokularer Druck.

Daraus geht hervor, daß der Blutfluß im SNK von den folgenden 4 Faktoren abhängt:
1) Der durchschnittliche Blutdruck in den Kapillaren des SNK ist genauso hoch wie der diastolische Blutdruck plus 1/3 der Differenz zwischen systolischem und diastolischem Blutdruck.
2) Intraokularer Druck.
3) Gefäßwiderstand in den Blutgefäßen des SNK.
4) Wirksamkeit der Selbtregulation des Blutflusses im SNK. Das Ziel der Autoregulation in einem Gewebe besteht in der Aufrechterhaltung eines relativ konstanten Blutflusses während der Veränderungen des Perfusionsdrucks. Jüngste Untersuchungen zeigten, daß im SNK eine Selbstregulation des Blutflusses vorliegt.

Daher könnten Unterschiede bei einem oder mehrerer dieser vier Faktoren den Blutfluß im SNK verändern.

Schlußfolgerungen

Aus dieser kurzen Erörterung der verschiedenen Faktoren geht hervor, daß alle Unterschiede zusammengenommen zu enormen interindividuellen Unterschieden bei der Blutversorgung des Sehnervenkopfs führen. Daher ist die Blutversorgung und das Blutstrommuster jedes Auges einzigartig, und das Thema wird so enorm vielschichtig. Die Ursache der Unklarheit besteht in der mangelnden Beurteilungsfähigkeit dieser ganzen Vielschichtigkeit.

Zusammenfassung

Der anteriore Sehnerventeil kann zwecks Beschreibung der Blutversorgung von vorn nach hinten in 4 Abschnitte unterteilt werden: oberflächliche Nervenfaserschicht, prälaminäre Region, Region der Lamina cribosa und retrolaminäre Region, deren Strukturen beschrieben wurden. Die Arteriae cilliares posteriores (ACPs), via peripapilläre Chorioidea oder kurze ACPs, stellen die Hauptquelle der Blutversorgung in diesem Teil des Sehnervs dar. Bei verschiedenen Individuen gibt es ausgeprägte Unterschiede beim Muster der Blutversorgung, wobei diese auf Unterschiede der Anatomie und ACP-Zirkulationsmuster sowie die verschiedenen Faktoren, die den Blutstrom kontrollieren, zurückzuführen sind; diese Unterschiede und ihre Auswirkungen auf die Blutversorgung des Sehnervenkopfs wurden hier diskutiert.

Danksagungen

Ich danke meiner Ehefrau für ihre Hilfe bei der Manuskriptabfassung ebenso wie Frau Jill House für ihre Sekretariatstätigkeit, und unserer photographischen Abteilung danke ich für die Illustrationen. Diese Forschungsarbeit wurde durch Forschungsmittel des Nationalen Instituts für Gesundheit (EY-1151 und EY-1576) unterstützt ebenso wie durch frei verfügbare Mittel der Research to Prevent Blindness, Inc. (Forschung zur Verhinderung von Erblindung), New York sowie der Alcon Research Foundation.

Literatur

1. Hayreh SS (1958) A study of the central artery of the retina in human beings. Thes Master, Panjab Univ, India
2. Hayreh SS (1962) The ophthalmic artery. III: Branches. Br J Ophthalmol 46:212–247
3. Hayreh SS (2963a) The central artery of the retina – its role in the blood supply of the optic nerve. Br J Ophthalmol 47:651–663
4. Hayreh SS (1963b) Blood supply and vascular disorders of the optic nerve. Anal Inst Barraquer 4:7–109
5. Hayreh SS (1964) The orbital vessels of rhesus monkeys. Exp Eye Res 3:16–30
6. Hayreh SS (1969) Blood supply of the optic nerve head and its role in optic atrophy, glaucoma and edema of the optic disc. Br J Ophthalmol 53:721–748
7. Hayreh SS (1970) Pathogenesis of visual field defects – role of the ciliary circulation. Br J Ophthalmol 54:89–311
8. Hayreh SS (1974) Anerior ischemic optic neuropathy. I: Terminology and pathogenesis. Br J Ophthalmol 58:955–963
9. Hayreh SS (1974) Anterior ischemic optic neuropathy. II. Fundus on ophthalmoscopy and fluorescein angiography. Br J Ophthalmol 58:694–980
10. Hayreh SS (1974) The choriocapillaris. Graefe's Arch Clin Exp Ophthalmol 192:165–179
11. Hayreh SS (1974) Submacular choroidal vascular pattern – experimental fluorescein fundus angiographic studies. Graefe's Arch Clin Exp Ophthalmol 192:181–196
12. Hayreh SS (1975) The long posterior ciliary arteries – an experimental study. Graefe's Arch Clin Exp Ophthalmol 192:197–213
13. Hayreh SS (1975) Segmental nature of the choroidal vasculature. Br J Ophthalmol 59:631–648

14. Hayreh SS (1975) Anterior ischemic optic neuropathy. Springer, Berlin Heidelberg New York
15. Hayreh SS (1978) Structure and blood suply of the optic nerve. In: Heilman K, Richardson KT (eds) Glaucoma: conceptions of a disease. Thieme, Stuttgart, pp 78–96
16. Hayreh SS (1981) Anterior ischemic optic neuropathy. Arch Neurol 38:675–678
17. Hayreh SS (2985) Inter-individual variation in blood supply of the optic nerve head. Its importance in various ischemic disorders of the optic nerve head, and glaucoma, low-tension glaucoma and allied disorders. Doc Ophthalmol 59:217–246
18. Hayreh SS (1987) Factors determining the glaucomatous optic nerve head damage. In: Krieglstein GK (ed) Glaucoma update III. Springer, Berlin Heidelberg New York, pp 40–46
19. Hayreh SS (1989) Blood supply of the optic nerve head in health and disease. In: Lambrou GN, Greve EL (eds) Ocular blood flow in glaucoma: means, methods and measurements. Kugler & Ghedini, Amstelveen, pp 3–54
20. Hayreh SS (1990) In vivo choroidal circulation and its watershed zones. Eye 4:273–289
21. Hayreh SS, Baines JAB (1972a) Occlusion of the posterior ciliary artery. I: Effects on choroidal circulation. Br J Ophthalmol 56:719–735
22. Hayreh SS, Baines JAB (1972b) Occlusion of the posterior ciliary artery. III: Effects on the optic nerve head. Br J Ophthalmol 56:754–764
23. Hayreh SS, Baines JAB (1973) Occlusion of the vortex veins. Br J Ophthalmol 57:217–238
24. Hayreh SS; Chopdar A (1982) Occlusion of the posterior ciliary artery. V: Protective influence of simultaneous vortex vein occlusion. Arch Ophthalmol 100:1481–1491
25. Hayreh SS, Perkins ES (1968) Clinical and experimental studies on the circulation at the optic nerve head. In: Cant JS (ed) William MacKenzie Centenary Symp Ocular circulation in health and disease. Kimpton, London, pp 71–86
26. Hayreh SS, Perkins ES (1971) The effects of raised intraocular pressure on the blood vessels of the retina and optic disc. In: Amalric P (ed) Proc Int Symp Fluorescein angiography, Albi, 1969. Karger, Basel, pp 323–328
27. Hayreh SS, Revie IHS, Edwards J (1970) Vasogenic origin of visual field defects and optic nerve changes in glaucoma. Br J Ophthalmol 54:461–472
28. Hayreh SS, Servais GE, Virdi PS (1986a) Fundus lesions in malignant hypertension. V: Hypertensive optic neuropathy. Ophthalmology 93:74–87
29. Hayreh SS, Servais GE, Virdi PS (1986b) Fundus lesions in malignant hypertension. VI: Hypertensive choroidopathy. Ophthalmology 93:1383–1400
30. Hayreh SS; Weingeist TA (1980) Experimental occlusion of the central artery of the retina. I: Ophthalmoscopic and fluorescein fundus angiographic studies. Br J Ophthalmol 64:896–912
31. Kishi S, Tso MOM, Hayreh SS (1985) Fundus lesions in malignant hypertension. II: A pathologic study of experimental hypertensive optic neuropathy. Arch Ophthalmol 103:1198–1206
32. Hayreh SS, Walker WM (1967) Fluorescent fundus photography in glaucoma. Am J Ophthalmol 63:982–989
33. Olver JM, Splaton DJ, McCartney ACE (1990): Microvascular study of the retrolaminar optic nerve in man: the possible significance in anterior ischeamic optic neuropathy. Eye 4:7–24
34. Singh S, Dass R (1960a) The central artery of the retina. I: Origin and course. Br J Ophthalmol 44:193–212
35. Singh S, Dass R (1960b) The central artery of the retina. II: Distribution and anastomoses. Br J Ophthalmol 44:280–299
36. Ujiie K, Takahashi M (1987): Angioarchitecture of anterior segment of the optic nerve. In: Tsuchiya M, Asano M, Mishima Y, Oda M (eds) Microcirculation – an update. Proc 4th World Congr Microcirculation, Vol 2, Tokyo. Excerpta Media, Amsterdam, pp 85–87
37. Vrabeck F (1966) Am J Ophthalmol 61:136–150

Ausführliche Literatur zu diesem Thema, s. Hayreh [15, 19].

1.2 Die Bedeutung epidemiologischer Faktoren in der Pathogenese des Glaukomschadens*

R. David

Das Offenwinkelglaukom (OWG), das mehr Fragen aufwirft, als Antworten gefunden werden können, verwirrt weiterhin Kliniker und Forscher. Selbst die Definition verändert sich: vor 2 Jahrzehnten beruhte die Definition des OWG auf 3 getrennten Befunden (glaukomatöse Sehnervenfaserschädigung, die sich in einem glaukomatösen Gesichtsfelddefekt ausdrückt, während der intraokulare Druck (IOD) erhöht ist). Bei der später leicht veränderten Definition war nicht mehr ein erhöhter IOD erforderlich, sondern statt dessen „IOD-Werte, die vom betroffenen Auge nicht toleriert werden" [1] oder sogar noch unspezifischer „ein für die Aufrechterhaltung der Gesundheit des Auges zu hoher IOD" [2]. Diese Definitionen waren jedoch hinsichsichtlich des Druckniveaus und dessen Bestimmung unklar.

All dies zeigt deutlich die sich verändernde Rolle des IOD bei der Entstehungsgeschichte des OWG, geht jedoch über den Rahmen dieses Beitrags hinaus, vielmehr sind jene epidemiologischen Inhalte, die jahrelang im Hinblick auf ihre Bedeutung als mögliche Risikofaktoren des OWG erforscht wurden, Thema dieses Beitrags.

Für diejenigen, die mit dem Begriff *Epidemiologie* nicht vertraut sind, möchte ich herausstellen, daß wir uns nicht mit der Epidemiologie des Glaukoms befassen werden, sondern vielmehr mit jenen Aspekten des OWG, die sich in bevölkerungsbezogenen Studien bei der Bestimmung des erhöhten Risikos zur Entstehung eines glaukomatösen Schadens als relevant erwiesen.

Prävalenz und Inzidenz

Die Bedeutung einer Krankheit hängt von ihrem Schweregrad (Fähigkeit, die daran Erkrankten zu behindern) und ihrer Prävalenz ab. Zwar herrscht Einigkeit über die Ernsthaftigkeit der Erkrankung, d. h. ihrer Progredienz bis zur Erblindung, bezüglich ihrer Prävalenz und Inzidenz herrscht jedoch eine gewisse Uneinigkeit. Die wahre Prävalenz des OWG ist unbekannt und wird i. allg. in der über 40jährigen Bevölkerung mit 1–2% angegeben [3]. Dies ist verhältnismäßig hoch, da umfangreiche in der weißen Bevölkerung durchgeführte Untersuchungen Prävalenzraten von 0,41% [4], 0,47% [5], 0,76 [6] und 0,80 [7] ergaben. Die

---

* Übersetzung: Belinde Junkers, Heidelberg

revidierte Framingham-Studie [8] wies dagegen mit 1,43 % die höchste Prävalenzrate auf.

Informationen des OWG – mit anderen Worten der Rate der neu diagnostizierten Fälle – sind sogar noch schwieriger zu beurteilen. Einige Longitudinalstudien wurden an gesunden Personen durchgeführt, doch der größte Teil der verfügbaren Informationen betrifft den Verlauf bei ausgewählten Gruppen, gewöhnlich jenen, die als Risikogruppen betrachtet werden, wie Personen mit okulärer Hypertension.

Risikofaktoren

Der IOD ist wahrscheinlich ein wichtiger Risikoeinzelfaktor, den wir kontrollieren können („die einzige Schraube, an der wir drehen können", Leydecker), dies wird jedoch im nächsten Beitrag abgehandelt. In diesem Beitrag werden die anderen, nämlich demographische, genetische, systemische Faktoren und okuläre Risikofaktoren zur Entstehung eines glaukomatösen Schadens analysiert.

Demographische Faktoren

Geschlecht

Im Hinblick auf das geschlechtsspezifische Glaukomrisiko herrscht keine Einigkeit. Leske [3] handelte die Literatur zu diesem Thema ab, ohne eine wirklich eigene Stellungnahme abzugeben.

Die Framingham-Studie kam zu dem Schluß, daß die Prävalenz bei Männern doppelt so groß wie bei Frauen war. Mein eigener durch meine klinische Tätigkeit gewonnener Eindruck besteht darin, daß das OWG beide Geschlechter gleichermaßen betrifft.

Alter

Bei Kaukasiern wurden sehr wenige Fälle eines echten OWG unter dem 40. Lebensjahr vorgefunden. Sowohl die Inzidenz als auch Prävalenz des OWG nehmen nach diesem Lebensalter stark zu. Bei Personen über dem 60. Lebensjahr liegt eine 7mal höhere Inzidenz als bei Personen unter dem 40. Lebensjahr vor [3]. Obwohl der IOD ebenfalls mit dem Lebensalter steigt, geht aus der Nationalen Gemeinschaftsstudie hervor, daß Ältere aus anderen Gründen als dem erhöhten Augeninnendruck für glaukomatöse Sehnervenschädigungen anfällig sind. Das Lebensalter als wichtiger Faktor für glaukomatöse Defekte wurde auch durch Studien bestätigt, die die Konversionsrate der okulären Hypertension einer Bevölkerung in einen glaukomatösen Defekt untersuchten [10].

Rasse

Es besteht kein Zweifel daran, daß bei pigmentierten Rassen eine höhere Prävalenz und Inzidenz des OWG als bei Kaukasiern vorliegt: in Jamaica 1,4 % [11], in einer ländlichen, schwarzen Population Südafrikas im Alter von

30 Jahren und älter 1,72% [12] und kürzlich 6% in Barbados bei einer Population im Alter von 35 Jahren und älter [13] und sogar 8,8% (!) in St. Lucia bei einer ebenfalls über 30 Jahre alten schwarzen Bevölkerung [14]. Die Baltimore-Augenstudie ergab eine 4,7mal größere Häufigkeit des OWG bei der untersuchten schwarzen Bevölkerung als bei den Weißen in derselben Umgebung [15]. Darüber hinaus ist erwiesen, daß die Krankheit auch Menschen aus jüngeren Altersgruppen befällt und der natürliche Verlauf des OWG bei diesen Bevölkerungsteilen viel ernster ist.

Studien über Erblindung infolge Glaukom zeigten, daß Schwarze ungefähr 8mal häufiger als Weiße betroffen sind [16]. Darüber hinaus betrug das Durchschnittsalter registrierter Blinder infolge Glaukoms bei Schwarzen 62 Jahre, bei Weißen dagegen 70 Jahre, was wiederum ein indirekter Beweis für den früheren Beginn und/oder den in stärkerem Maß malignen Verlauf der Erkrankung ist.

Es ist bekannt, daß es beim intraokularen Druck Rassenunterschiede gibt; in jeder Altersgruppe weisen Schwarze einen höheren durchschnittlichen IOD als Weiße auf [17, 18]. Leske meint, daß der höhere IOD bei Schwarzen z. T. mit den bei Schwarzen höheren Blutdruckwerten erklärt werden könnte, diese Hypothese muß jedoch erst noch bewiesen werden.

Während man allgemein der Auffassung ist, daß bei Schwarzen eine größere Anfälligkeit der Papille für glaukomatöse Defekte vorliegt, wurden diesbezüglich einige ernstzunehmende Argumente vorgebracht [3]:

a) Im Fall der Erblindung könnten Schwarze in den USA wegen der mit dieser Behinderung verbundenen Sozialleistungen eher geneigt sein, sich registrieren zu lassen;
b) viele der in den Studien zu diesem Thema verwendeten Daten stützten sich auf Krankenhausaufnahmen, doch es kann sein, daß schwarze Patienten öfter stationär behandelt werden als weiße.

Auch besteht die Möglichkeit, daß Unterschiede in der Compliance oder Reaktion auf die Behandlung die Ursache der beobachteten Rassenunterschiede sind. All dies kann dieselbe Wirkung wie der mutmaßliche bei Schwarzen vorliegende genetische Faktor haben.

Sozioökonomische Faktoren

Die zu diesem Thema in der Literatur auftauchenden Daten sind widersprüchlich: einige Forscher stellten ein erhöhtes OWG-Risiko bei sich viel im Freien aufhaltenden Menschen fest. In der Untersuchungsreihe Bjornssons [19] waren die Mehrzahl der Glaukompatienten Landwirte, Fischer und im Freien arbeitende Personen. Im Gegensatz dazu berichteten Morgan u. Drance [20], daß die Prävalenz des OWG bei Menschen mit Berufen in Innenräumen 2,5mal häufiger war als bei Personen, die ihren Beruf im Freien ausübten.

Geographische Faktoren

Während bei der Prävalenz des Winkelblockglaukoms und des mit Pseudoexfoliation der Linsenkapsel zusammenhängenden Glaukoms größere geographische Unterschiede bestehen, existieren solche Unterschiede bei der Prävalenz des OWG höchstwahrscheinlich nicht sondern werden von Rassenunterschieden überlagert.

Genetische Faktoren

Die Wichtigkeit einer positiven Familienanamnese ist im Hinblick auf das Glaukomrisiko bekannt. Da die Übertragungsweise nie ganz geklärt wurde, wird der Begriff der „multifaktoriellen Vererblichkeit" akzeptiert. Während das Vererbungsrisiko beim OWG auf ungefähr 20% geschätzt wird [3], schwankt das Erkrankungsrisiko bei Verwandten 1. Grades der Patienten zwischen 4 und 16% [21–24]. Es wurde auch behauptet, daß bei Glaukomerkrankung der Mutter die Neigung zur genetischen Determination 6- bis 8mal größer ist als bei Erkrankung des Vaters [20, 25]. Francois [26] behauptete, daß das Risiko des Nachkömmlings eines Glaukompatienten, an OWG zu erkranken, bei 10–40% liegt.

Auch bei anderen mit der Pathophysiologie des OWG zusammenhängenden Faktoren wurde eine genetische Determination nachgewiesen. Zu diesen Faktoren gehört der IOD, das Abflußvermögen und die cup-disk-Ratio [27–29].

Untersuchungen des Zusammenhangs zwischen Kortisonwirkung und Glaukomrisiko wurden bald wieder aufgegeben. In den 70er Jahren waren mit der Entdeckung eines Zusammenhangs zwischen gewissen HLA-Antigenen und OWG viele Hoffnungen verknüpft [30, 31]. Später wurde jedoch bewiesen, daß das HLA-System zur Vorhersage des Glaukomrisikos nicht geeignet ist [32].

Zumindest eine Studie befaßte sich in den Bemühen, die genetischen Faktoren zu finden, die zum Glaukomrisiko beitragen könnten, mit dem Zusammenhang zwischen genetischem Polymorphismus und OWG [33]. Bei keinem der untersuchten 18 verschiedenen genetischen Marker wurde ein Zusammenhang mit Glaukomdefekten gefunden.

Systemische Faktoren

Diabetes

Die Beziehung zwischen Glaukom und Diabetes ist ziemlich vielschichtig, wobei folgende Beobachtungen dokumentiert wurden:

- Glaukompatienten weisen eine erhöhte Diabeteshäufigkeit oder einen abnormen Glukosetoleranztest auf.
- Bei Diabetikern liegt eine höhere OWG-Rate als bei Nichtdiabetikern vor.
- Glaukom schützt vor der Entstehung einer diabetischen Retinopathie.
- Bei Diabetikern liegt ein erhöhter IOD vor, und die cup-disk-Ratio ist größer.

In der Framingham-Studie [34] wurde zwar ein Zusammenhang zwischen Diabetes und IOD-Niveau, jedoch nicht zwischen Diabetes und Glaukom festgestellt [35].

Trotz der Tatsache, daß nie eine prospektive Studie zur Aufhellung des Zusammenhangs zwischen Diabetes und OWG-Risiko durchgeführt wurde, betrachten die meisten Kliniker Diabetes als einen Risikofaktor für Glaukomschäden [36]. Es ist möglich, daß dieses erhöhte Risiko nicht mit dem erhöhten IOD, sondern der größeren Empfindlichkeit des Sehnervenkopfs infolge der Auswirkung des Diabetes auf das Gefäßsystem des Auges zusammenhängt.

Blutdruck

Auch die Beziehung zwischen systemischem Blutdruck und Glaukomschaden ist kompliziert. Wenn man das Gefäßsystem als Ursache des glaukomatösen Krankheitsprozesses akzeptiert (d. h. der Defekt ist das Ergebnis eines verminderten Perfusionsdrucks im Sehnervenkopf, was wiederum ein Ergebnis des erhöhten IOD und/oder verminderten Blutdrucks in den Gefäßen, die den Nerv versorgen, ist), dann würde eine Blutdruckerhöhung in den Gefäßen, die die Sehnervenscheibe versorgen, die Perfusion erhöhen. Die Blutperfusion wird durch Senkung des systemischen Blutdrucks mittels antihypertensiver Medikamente verringert. In der Literatur gibt es Berichte über mit solchen Behandlungen einhergehende Glaukomschäden [37–39].

Ein weiterer indirekter Beweis für die Bedeutung des hypotensiven Mechanismus besteht in der erhöhten Inzidenz hypovolämischer Zwischenfälle bei Patienten mit Glaukom ohne Hochdruck [40, 41].

Über die mögliche Auswirkung der durch die Behandlung der systemischen Hypertonie hervorgerufenen Hypotonie hinaus ist es auch möglich, daß Hypertonie entweder direkt (infolge Erkrankung der kleinen Gefäße) oder indirekt durch Erhöhung des IOD zu einem glaukomatösen Defekt führt. Für die zuletzt genannte Möglichkeit gibt es in der Literatur einige Anhaltspunkte aus Studien, die einen Zusammenhang zwischen IOD-Niveau und systemischem Blutdruck fanden [15, 16, 42].

Andere Faktoren

Von den ebenfalls vermuteten anderen Faktoren wurden v. a. Nikotinabusus, Kaffeegenuß und Lipidwerte im Blut untersucht, die Ergebnisse dieser Studien waren jedoch nicht aussagekräftig.

Okuläre Faktoren (andere als IOD)

Cup-/disc-Ratio

In der Gemeinschaftstudie [9] wurde herausgefunden, daß eine große Cup-/disc-Ratio ein wichtiger Faktor bei der Vorhersage des Glaukoms ist. Wenn man das Risiko über den Cup-/disc-Parameter beurteilt, muß im Gedächtnis behalten

werden, daß a) die Cup-/disc-Ratio genetisch bestimmt ist und b) die vergrößerte
Exkavation schon ein pathologischer Ausdruck der bereits fortschreitenden
glaukomatösen Erkrankung sein kann. Daher ist die fotografische Überwachung
der Papille zur Entdeckung im Lauf der Zeit stattfindender geringfügiger
Veränderungen obligatorisch.

Pigmentausschwemmung und Exfoliation der Linsenkapsel

Einige Autoren betrachten diese als vom OWG unabhängige Erkrankungen. Sie
sind jedoch wahrscheinlich an der Pathogenese des Glaukoms beteiligt, indem sie
die IOD-Erhöhung begünstigen, und werden daher hier nicht diskutiert.

Myopie

Einige Autoren betrachten Myopie als einen Risikofaktor für Glaukomdefekte
[43, 44]. Dies kann jedoch sowohl an unseren Schwierigkeiten mit der korrekten
Beurteilung der Sehnervenscheibe bei Myopie liegen als auch an der Tatsache, daß
die Funduspathologie bei Myopie Gesichtsfelddefekte erzeugen kann, die leicht
mit glaukomatösen Defekten verwechselt werden können. Aus diesen Gründen
betrachte ich Kurzsichtigkeit nicht als einen eindeutigen, klar erwiesenen
Risikofaktor für OWG, obwohl gezeigt wurde, daß myope Augen höhere IOD-
Werte als emmetrope und hyperope Augen aufweisen [45].

Zusammenfassung

Zahlreiche Forschungsjahre konnten nur wenig zur Klärung der Risikofaktoren
des OWG beitragen. Gegenwärtig bestehen die einzigen mit Gewißheit zutref-
fenden Risikofaktoren im erhöhtem IOD, höherem Lebensalter, Zugehörigkeit
zur schwarzen Rasse und in der Familienanamnese. Bei Diabetes, arterieller
Hypertonie und Myopie scheint zwar eine Beziehung zum OWG zu bestehen,
zur Beurteilung ihres Stellenwertes sind jedoch weitere Untersuchungen erforderlich.

Literatur

1. Heilmann K, Richardson KT (eds) (1978) Glaucoma, conceptions of a disease. Saunders,
   Philadelphia
2. American Academy of Ophthalmology (ed) (1989–90) Basic & clinical science course,
   vol 8
3. Leske MC (1983) The epidemiology of open-angle glaucoma: a review. Am J Epidemiol
   118:166–91
4. Stromberg U (1962) Ocular hypertension. Acta Opthalmol 69 (Suppl):7–75
5. Hollows FC, Graham PA (1966) Intra-ocular pressure, glaucoma and glaucoma suspects
   in a defined population. Br J Opthalmol 50:570–86
6. Bankes JLK, Perkins ES, Tsolakis S et al. (1968) Bedford glaucoma survey. Br Med J
   1:791–6
7. David R, Stone D (1984) Population screening for glaucoma and ocular hypertension. A
   pilot study. Glaucoma 6:104–108

8. Kahn HA, Milton RC (1980) Revised Framingham eye study prevalence of glaucoma and diabetic retinopathy. Am J Epidemiol 111:769–76
9. Armally MF, Krueger DE, Maunder L et al. (1980) Biostatistical analysis of the collaborative glaucoma study, I: Summary report of the risk factors for glaucomatous visual field defects. Arch Opthalmol 98:2163–71
10. David R (1984) Ocular hypertension: management and results. Glaucoma 6:85–90
11. Wallace J, Lovell HG (1969) Glaucoma and intra-ocular pressure in Jamaica. Am J Opthalmol 67:93–100
12. David R, Duval DON, Luntz MH (1983) The prevalence and management of glaucoma in an African population. S Afr Arch Opthalmol 10:55–62
13. Leske MC, Conell AM, Kehoe R (1989) A pilot project of glaucoma in Barbados. Br J Opthalmol 73:365–9
14. Mason RP, Kosoka O, Wison MR et al (1989) National survey of the prevalence and risk factors of glaucoma in St. Lucia, West Indies, pt 1: Prevalence findings. Ophthalmology 96:1363–8
15. Tielsh JM, Sommer A, Katz J et al. (1990) Racial variations in the prevalence of glaucoma. The Baltimore eye survey. Invest Ophthalmol Vis Sci 31 (Suppl 4):431
16. Hiller R, Kahn HA (1975) Blindness from glaucoma. Am J Ophthalmol 80:62–9
17. Klein BE, Klein R (1981) Intra-ocular pressure and cardio-vascular risk variables. Arch Ophthalmol 99:837–839
18. Hiller R, Sperduto RD, Krueger DE (1982) Race, iris pigmentation and intra-ocular pressure. Am J Epidemiol 115:674–83
19. Bjornsson G (1967) The primary glaucomas in Iceland. Epidemiological Studies. Acta Ophthalmol 91 (Suppl): 3–99
20. Morgan RW, Drance SM (1975) Chronic open angle glaucoma and ocular hypertension; an epidemiological study. Br J Ophthalmol 59:211–5
21. Miller SJH, Paterson GD (1962) Studies on glaucoma relatives. Br J Ophthalmol 46:513–22
22. Jay B, Paterson GD (1970) The genetics of simple glaucoma. Trans Ophthalmol Soc UK 90:161–71
23. Perkins ES (1974) Family studies in glaucoma. Br J Ophthalmol 58:529–35
24. Leighton DA (1976) Survey of the first degree relatives of glaucoma patients. Trans Ophthalmol Soc UK 96:28–32
25. Shin DH, Becker B, Kolker AE (1977) Family history in primary open angle glaucoma. Arch Ophthalmol 95:598–600
26. Francois J (1981) Genetic predisposition to glaucoma. In: Straub W (ed) Developments in ophthalmology, vol 3: Current genetic, clinical and morphologic problems. Karger, New York, pp 1–45
27. Armaly MF (1967) The genetic determination of ocular pressure in the normal eye. Arch Ophthalmol 78:187–92
28. Armaly MF (1967) Genetic determination of cup/disc ratio of the optic nerve. Arch Ophthalmol 78:35–43
29. Armaly MF, Mostavicius BF, Sayeg RE (1968) Ocular pressure and aqueous outflow facility in siblings. Arch Ophthalmol 80:354–60
30. Shin DH, Becker B, Waltman R et al. (1977) The prevalence of HLA B-12 and HLA B-7 antigens in primary open angle glaucoma Arch Ophthalmol 95:224–5
31. Grabner G, Mayr WR (1977) Histocompatibility antigens (HLA) and open angle glaucoma. Graefe's Arch Ophthalmol 202:75–9
32. David R, Maier G, Baumgarten I et al. (1979) HLA antigens in glaucoma and ocular hypertension. Br J Ophthalmol 63:293–6
33. David R, Jenkins T (1980) Genetic markers in glaucoma. Br J Ophthalmol 64:227–34
34. Kahn HA, Milton RC (1980) Alternative definitions of open angle glaucoma: effect on prevalence and associations in the Framingham Eye Study. Arch Ophthalmol 98:2172–7
35. Kahn HA, Leibowitz AM, Ganley JP et al. (1977) The Framingham Eye Study II. Association of ophthalmic pathology with single variables previously measured in the Framingham Heart Study. Am J Epidemiol 106:33–41

36. Hoskins HD (1977) The management of elevated intraocular pressure with normal optic disc and visual fields, II: An approach to early therapy. Surv Ophthalmol 21:479–93
37. McLean TM (1957) Management of the primary glaucomas. Am J Ophthalmol 44:323–4
38. Harrington DO (1959) The pathogenesis of the glaucoma field: clinical evidence that circulatory insufficiency in the optic nerve is the primary cause of visual field loss in glaucoma. Am J Ophthalmol 46:177–84
39. Francois J, Neetens A (1970) The deterioration of the visual field in glaucoma and the blood pressure. Doc Ophthalmol 28:70–109
40. Drance SM, Sweeney VP, Morgan RV et al. (1973) Studies of factors involved in the production of low tension glaucoma. Arch Ophthalmol 89:457–65
41. Drance SM, Morgan RW, Sweeney VP (1973) Shock induced optic neuropathy: a cause of non-progressive glaucoma. N Engl J Med 288:393–5
42. Bengtsson B (1972) Some factors affecting the distribution of IOP in a population. Acta Ophthalmol 50:33–46
43. The association of ocular hypertension with the exfoliation syndrome, the pigmentary dispersion syndrome and myopia. Surv Ophthalmol 25:145–7
44. Podos SM, Becker B, Morton WR (1966) High myopia and primary open angle glaucoma. Am J Ophthalmol 62:1038–43
45. David R, Zangwill L, Tessler Z, Yassur Y (1985) The correlation between intraocular pressure and the refractive status. Arch Ophthalmol 103:1812–5

1.3 Die Bedeutung des Augeninnendrucks in der Pathogenese des Glaukomschadens*

A. Sommer

Die Beziehung zwischen glaukomatöser Sehnervenschädigung und intraokularem Druck hat die Ophthalmologen seit von Graefe, der als erster ihren Zusammenhang entdeckte, sehr interessiert. Jüngste Untersuchungen unterstreichen jedoch die Schwierigkeit, die wir selbst bei der Definition der Krankheit haben. Wenn ein Patient einen erhöhten Druck und klassische Papillen- und Gesichtsfeldanomalien aufweist, fühlen wir uns bei der Diagnose sicher. Durch Verwendung derartiger stringenter Kriterien würde jedoch ein Großteil, vielleicht die Mehrheit, der Patienten mit Offenwinkelglaukom [1–3] aus der Glaukomdiagnose ausgeschlossen werden.

Tatsächlich ist die Beziehung zwischen intraokularem Druck und Glaukom so fest in unserem Bewußtsein verankert, daß wir routinemäßig Reihenuntersuchungen des intraokularen Drucks zur Früherkennung der Erkrankung befürwortet haben. Die Frage, mit der wir uns hier beschäftigen werden, ist jedoch, ob dies sinnvoll ist oder nicht; d. h. ob unser großes Interesse am intraokularen Druck uns in Wirklichkeit in die Irre geführt, unser Verständnis der Ätiologie und Pathogenese des Glaukoms beeinträchtigt und in gewissem Maß unsere Behandlungsmethoden in die falsche Richtung gelenkt hat [4, 5].

Es besteht kaum ein Zweifel daran, daß zwischen Glaukom und intraokularem Druck ein Zusammenhang besteht [4, 5]. Tieraugen, bei denen der intraokulare Druck erhöht wurde, erleiden dieselbe Sehnervenschädigung, die bei Menschen beobachtet wurde. In ähnlicher Weise ist bei Patienten mit unilateraler Augeninnendruckerhöhung ein Zusammenhang mit der Sehnervenschädigung in dem Auge mit erhöhtem intraokularem Druck erkennbar. Selbst bei Glaukom „ohne Hochdruck" kommt die Sehnervenschädigung bei dem Auge mit dem höheren Druck häufiger vor [6, 7].

Diese Beobachtungen werden durch naturgeschichtliche Studien bestätigt. Bei Individuen mit höheren intraokularen Grunddruckwerten besteht eine größere Wahrscheinlichkeit zur Entwicklung glaukomatöser Gesichtsfelddefekte als bei Individuen mit niedrigem Augeninnendruck [8, 9]. In der von Kass et al. durchgeführten Untersuchung kam es bei keinem Probanden mit einem Druck unter 21 mmHg zu Gesichtsfeldverlusten; im Lauf des „follow-up" traten bei allen Probanden Gesichtsfeldverluste auf, wenn ihre Grundwerte zwischen 24 und 36 mmHg lagen [10].

---

* Übersetzung: Belinde Junkers, Heidelberg

Bevölkerungsbezogene Studien sind repräsentativer und können diesen Sachverhalt deutlicher darstellen. In der Baltimore-Augen-Überblicksstudie wurde ein repräsentativer Bevölkerungsquerschnitt der 40jährigen und älteren Erwachsenen untersucht [1, 2]. Es bestand ein direkter Zusammenhang zwischen ihrem bei der ersten Screening-Untersuchung gemessenen intraokularen Druck und der Wahrscheinlichkeit, daß glaukomatöse Gesichtsfeldausfälle auftreten [2]. Das Risiko des glaukomatösen Gesichtsfeldverfalls war bei Druckwerten von 15 mmHg oder weniger sehr gering, bei Druckwerten über 20 mmHg war es 13mal höher als bei niedrigeren Druckwerten, und bei Druckwerten über 30 mmHg war die Risikoerhöhung sogar noch drastischer, nämlich 40mal so groß wie bei dem niedrigsten Druck.

Was aus diesen Daten auch deutlich wird, ist die erschreckende Überlappung von intraokularem Druck bei gesunden Individuen und Individuen mit primärem Offenwinkelglaukom. Während viele Mediziner traditionell 21 mmHg als Grenzwert zur Unterscheidung zwischen „normalem" und „erhöhtem" Druck annehmen, könnte man auch eine andere Zahl wie z. B. 25 mmHg, wählen. Es gäbe dann weniger falsch-positive, dafür aber mehr falsch-negative Glaukomdiagnosen (Glaukompatienten mit Druckwerten innerhalb des sog. „normalen" Druckbereichs).

Zusammengefaßt läßt sich sagen: der intraokulare Druck ist in der Bevölkerung als Kontinuum verteilt; das Risiko der glaukomatösen Sehnervenschädigung steigt mit zunehmender Augeninnendruckerhöhung. Wichtig ist, daß es keinen Druck gibt, durch den normale Individuen von denjenigen unterscheidbar wären, bei denen es zu glaukomatöser Sehnervenschädigung kommen wird.

Dies wird besonders deutlich, wenn man die Verteilung des intraokularen Grunddruckwerts bei den Menschen untersucht, bei denen in der Baltimore-Augen-Überblicksstudie glaukomatöse Sehnervenschädigungen nachgewiesen wurden. Der größte Teil glaukomkranker Individuen wies in dem Auge mit dem höheren Druck durchschnittlich ca. 20 mmHg auf [2]. Bei mehr als der Hälfte der Glaukompatienten und glaukomatösen Augen lag ein Augeninnendruck unter 20 mmHg vor.

Wenn das Risiko glaukomatöser Sehnervenschädigungen bei hohen intraokularen Druckwerten drastisch zunimmt, wie erklären wir uns dann, daß die Hälfte der Glaukompatienten Druckwerte unter 20 mmHg aufwies? Weil es sehr wenige Menschen mit so hohen Druckwerten gibt. Nur 23 von 194 glaukomatösen Augen hatten Druckwerte von 30 mmHg oder höher, ein Druckniveau, bei dem das Risiko 40 mal so groß ist wie bei Druckwerten von 15 mmHg oder niedriger [2]. In einem hypothetischen, jedoch von dieser Situation nicht allzuweit entfernten Beispiel könnten wir vorwegnehmen, daß Individuen mit einem höheren Druck als 21 mmHg ein durchschnittlich 12mal größeres Glaukomrisiko als Personen mit niedrigeren Druckwerten haben. Andererseits gibt es in der Bevölkerung 12mal so viele Menschen mit niedrigeren Druckwerten. Das Produkt aus Risiko, Zeitspannen und Bevölkerungsgröße ist dann genauso groß wie bei den 2 Gruppen; wobei jede Gruppe gleichviele Glaukompatienten stellt, die Hälfte mit sog. normalen, die andere Hälfte mit überhöhten Druckwerten.

In den vorliegenden Daten aus der Baltimore-Augenüberblicksstudie war das Glaukomrisiko bei Personen mit einem IOD von 22 mmHg oder höher 9mal größer als bei Individuen mit niedrigerem IOD [2]. Da jedoch in der Bevölkerung viel mehr Individuen mit niedrigem Druckwert vorhanden waren, machten sie mehr als 50% der Glaukomfälle aus.

Die Druckwerte glaukomatöser Augen schwanken in starkem Maß, so daß eine einzige Messung nicht unbedingt aussagekräftig ist. Dies konnten wir untersuchen, indem wir eine große Anzahl von Individuen, die am Baltimore-Augen-Survey teilnahmen, zu Wiederholungsuntersuchungen einbestellten [2]. Nur 45% der Glaukompatienten hatten bei der anfänglichen Untersuchung einen „erhöhten" Druck. 66% wiesen jedoch einen erhöhten Druck bei der anfänglichen Untersuchung oder der Verlaufsuntersuchung auf. Wenn man den späteren Verlauf einbezieht, haben insgesamt 84% aller Glaukompatienten bei zumindest einer Gelegenheit einen höheren Druck als 21 mmHg; nur 16% würden der traditionellen Kategorie des „Glaukoms ohne Hochdruck" zugeordnet werden.

Der traditionelle Ansatz ist jedoch offensichtlich voreingenommen und willkürlich. Wir behaupten, daß der Patient immer Druckwerte unter 22 mmHg haben muß, um eine Klassifikation als Glaukom ohne Hochdruck vorzunehmen. Wenn dieselbe Logik auf die Diagnose „hypertensives Glaukom" angewendet wird, beträgt der Anteil aller Glaukome mit Druckwerten von 22 mmHg oder mehr bei der ersten Untersuchung 45%, fiel jedoch auf 41%, wenn die Patienten *sowohl* bei der ersten *als auch* zweiten Untersuchung erhöhte Druckwerte aufwiesen. Je häufiger der intraokulare Druck gemessen wird, desto wahrscheinlicher werden einige dieser Messungen ein wie auch immer willkürlich festgelegtes Druckkriterium überschreiten.

Dennoch neigen glaukomatöse Augen zu erhöhten Druckwerten; selbst wenn der anfängliche Druck niedrig ist, ist die Wahrscheinlichkeit größer als der Zufall, daß der Druck bei der zweiten Messung höher ist. So war z. B. bei nichtglaukomatösen Augen der Anteil der Augen, der ursprünglich niedrige Druckwerte aufwies, die während der Verlaufsuntersuchung auf erhöhte Druckwerte anstiegen, ungefähr genauso groß wie der Anteil der Augen, die anfänglich hohe Druckwerte aufwiesen, die jedoch während der Verlaufsuntersuchung fielen. Mit anderen Worten haben wir es bei nichtglaukomatösen Augen mit Zufallsschwankungen zu tun. Glaukomatöse Augen bieten dagegen ein ganz anderes Bild: es gab Augen mit „erhöhten" Werten bei der anfänglichen Untersuchung, die bei der Verlaufsuntersuchung ein „normales" Druckniveau aufwiesen; ein größerer Anteil mit anfänglich niedrigen Werten wies jedoch während der Verlaufsuntersuchung einen Druckanstieg auf überhöhte Werte auf.

Die Quintessenz besteht darin, daß wir sehr wenig mehr über die wahre Beziehung zwischen intraokularem Druck und Glaukom wissen, als daß *irgendein* Zusammenhang besteht. Um mehr darüber zu erfahren, müssen wir über lange Zeiträume hinweg 24-h-Messungen durchführen und damit anfangen, bei glaukomatöser Atrophie einen Zusammenhang zu anderen Parametern des intraokularen Drucks wie komplexen Kurven, die die Dauer des höchsten intraokularen Druckniveaus darstellen, herzustellen. Unsere Kenntnisse zu diesem Thema sind noch sehr oberflächlich.

Die willkürliche Einteilung des IOD in „normalen" und „erhöhten" Druck hat zu Verwirrung unserer Vorstellungen von der Krankheit geführt.

So gibt es z. B. wirklich 2 Gruppen von Betroffenen, so daß wir uns befassen müssen: mit denjenigen, bei denen der Sehnerv *normal* ist und denjenigen, bei denen er *nicht normal* ist. Bei der ersten Gruppe liegt keine glaukomatöse Sehnervschädigung vor, bei der zweiten dagegen ja. Wegen der willkürlichen Einbeziehung des IOD als Kriterium wurden aus diesen 2 Gruppen 4: ein Auge mit normalem Sehnerv bei einem Druck von 21 mmHg wird als normal bezeichnet; wenn bei einem Individuum ein Druck über 21 mmHg vorliegt, sprechen wir von „okulärer Hypertension"; ebenso werden Augen mit abnormen glaukomatösem Sehnerv und einem Druck über 21 mmHg als Glaukom bezeichnet, während für Augen mit ähnlicher Sehnervschädigung, jedoch einem Druck von 21 mmHg oder weniger die Bezeichnung „Glaukom ohne Hochdruck" verwendet wird [4].

Die oben präsentierten Daten deuten darauf hin, daß eine Unterscheidung zwischen Glaukom ohne Hochdruck und dem gewöhnlichen Glaukom mit stark erhöhten IOD-Werten bedeutungslos ist; ebenso sinnlos ist es, die Glaukomdiagnose darauf zu stützen, ob intraokulare Druckwerte über 21 mmHg nachgewiesen werden können oder Patienten danach zu behandeln, ob eine intraokulare Drucksenkung auf 21 mmHg oder weniger erreicht wurde. Vielmehr brauchen wir einen Neuansatz. Um damit zu beginnen, sollte der IOD aus der Glaukomdefinition gestrichen werden; statt dessen könnten wir von „druckbezogener Neuropathie des Sehnervs" sprechen [5].

Unter Anerkennung dessen, daß ein Druckwert von 21 mmHg nichts magisches an sich hat, sprechen die Praxisrichtlinien der Amerikanischen Akademie für Ophthalmologie statt von einem *„Zieldruck"* von einer „Schwankungsbreite der Druckwerte, bei denen die Verursachung einer weiteren Sehnervschädigung unwahrscheinlich ist" [11]. Das Behandlungsziel besteht darin, den *Zieldruck* korrekt zu bestimmen und zu gewährleisten, daß der vom Patienten erreichte Druck nicht ansteigt. Weil die Zieldruckwerte verschiedener Patienten und auch desselben Patienten mit dem Krankheitsverlauf unterschiedlich sind, ist damit ein flexibler Ansatz gegeben, die eine ständige Überwachung erfordert.

Der anfängliche Zieldruckwert wird selbstverständlich unter Berücksichtigung des Ausmaßes der Sehnervenschädigung, des intraokularen Druckniveaus und des feststellbaren Tempos der Progredienz ein niedrigerer Druck als der vorliegende sein. Wenn eine Sehnervenschädigung trotz eines erreichten stabilen Zieldrucks fortschreitet, haben wir offenbar einen zu hohen Zieldruck gewählt, der deshalb herabgesetzt werden muß.

Wenn wir uns von unseren Statistiken freimachen, sollten wir anhand der klassischen Glaukomkonzepte in der Lage sein, weitere Einsichten in die Krankheitsursache zu gewinnen und unsere Patienten besser zu behandeln.

Literatur

1. Tielsch JM, Sommer A, Katz J, Royall RM, Quigley HA, Gottsch JD, Singh D, Javitt J. Baltimore Eye Survey Research Group (in press) Racial variations in the prevalence of primary open angle glaucoma. Baltimore Eye Survey
2. Sommer A, Tielsch JM, Katz J, Quigley HA, Gottsch JD, Javitt J, Singh K. Baltimore Eye Survey Research Group (in press) Relationship between intraocular pressure and primary open angle glaucoma among white and black Americans. Baltimore Eye Survey
3. Kahn HA, Milton RC (1980) Alternative definitions of open-angle glaucoma. Effect on prevalence and associations in the Framingham Eye Study. Arch Ophthalmol 98:2172–2177
4. Sommer A (1989) Intraocular pressure and glaucoma. Am J Ophthalmol 107:186–188
5. Anderson DR (1989) The damage caused by pressure. XLVI Edward Jackson Memorial Lecture. Am J Ophthalmol 108:485–495
6. Cartwright MJ, Anderson DR (1988) Correlation of asymmetric damage with asymmetric intraocular pressure in normal tension glaucoma (low tension glaucoma). Arch Ophthalmol 106:898–900
7. Chrichton A, Drance SM, Douglas GR, Schulzer M (1989) Unequal intraocular pressure and its relation to asymmetric visual field defects in low tension glaucoma. Ophthalmology 96:1312–1314
8. David R, Livingston DG, Luntz MH (1977) Ocular hypertension. A long-term following of treated and untreated patients. Br J Ophthalmol 61:668
9. Armaly MF, Krueger DE, Maunder L, Becker B, Hetherington J, Kilker AE, Levene RZ, Maumenee AE, Pollack IP, Shaffer RN (1980) Biostatistical analysis of the collaborative glaucoma study. I. Summary report of the risk factors for glaucomatous visual field defects. Arch Ophthalmol 98:2163–2171
10. Kass MA, Gordon MO, Hoff MR et al. (1989) Topical timolol administration reduces the incidence of glaucomatous damage in ocular hypertensive individuals. Arch Ophthalmol 107:1590–1598
11. AAO Quality of Care Committee (1989) Preferred practice pattern: primary open angle glaucoma. Am Acad Ophthalmol, San Francisco

1.4 Die Bedeutung vaskulärer Faktoren in der Pathogenese des Glaukomschadens*

S. S. Hayreh

Visusverluste beim Glaukom und damit verbundene Erkrankungen sind im wesentlichen auf eine Schädigung des Sehnervenkopfs (SNK) zurückzuführen. Der Mechanismus der glaukomatösen Schädigung des Sehnervenkopfs bleibt trotz umfangreicher Untersuchungen zu diesem Thema seit Entdeckung der glaukomatösen Papillenexkavation vor fast 150 Jahren rätselhaft und ist stark umstritten. Ich habe mich mit diesem Thema vor einiger Zeit erneut auseinandergesetzt [67].

In der Vergangenheit wurde die Rolle des erhöhten intraokularen Drucks (IOD) bei der Entstehung eines solchen Defekts stark betont. Vor nicht langer Zeit haben wir jedoch gemerkt, daß auch andere Faktoren als ein erhöhter Augeninnendruck eine ebenso wichtige, wenn nicht sogar wichtigere Rolle bei der glaukomatösen Sehnervenschädigung spielt. Duke-Elder stellt im Jahr 1953 [32] zu Recht fest, daß „wenn der Hauptfaktor des Glaukoms im erhöhten Druck bestünde und die Druckerhöhung selbst von der Wirksamkeit der Drainage der intraokulären Flüssigkeiten abhängig wäre, dann könnten die Sorgen von fünf Ophthalmologen-Generationen und die Tragödie der Erblindung, von der unzählige ihrer Patienten betroffen sind, sicherlich durch eine ausreichende Anzahl von Operationen mechanisch gelindert werden". Die Wahrheit kommt jedoch in den Erkrankungen *Glaukom ohne Hochdruck* (GOH) und *okuläre Hypertension* zum Ausdruck, die beide zeigen, daß bei glaukomatöser Schädigung des Sehnervenkopfs auch andere Faktoren als ein erhöhter IOD eine wichtige Rolle spielen müssen. Seit langem wurde erkannt, daß die Anfälligkeit für druckabhängige Sehnervenschädigungen bei verschiedenen Individuen unterschiedlich ausgeprägt ist. Manche Patienten scheinen einen widerstandsfähigen Sehnervenkopf zu haben, der während vieler Jahre einen erhöhten IOD ohne erkennbare Schädigung des Sehnervenkopfs (wie bei okulärer Hypertension) tolerieren kann. Andere Patienten dagegen scheinen empfindliche Sehnervenköpfe zu haben; sie leiden an typischen Glaukomdefekten, selbst wenn der IOD immer normal ist (wie bei GOH). Die unterschiedliche Anfälligkeit für glaukomatöse Defekte bei Sehnervenköpfen verschiedener Individuen ist bis heute ein Geheimnis, deutet jedoch stark darauf hin, daß der IOD nicht der einzig relevante Faktor bei der Entstehung eines Defekts des Sehnervenkopfs ist. Vor 20 Jahren betonte ich, daß die Überbewertung der Rolle des erhöhten IOD bei der

---

* Übersetzung: Belinde Junkers, Heidelberg

Entstehung eines glaukomatösen Sehnervendefekts ein wichtiger Grund für die bei diesem Thema vorherrschende Verwirrung ist [76]. Eine umfangreiche Gemeinschaftsstudie, deren Ziel die Prognostizierung des IOD-Werts und der Flüssigkeitsdynamik im Hinblick auf die Entstehung glaukomatöser Gesichtsfelddefekte war, kam zu dem Schluß, daß andere Faktoren als die in der Studie zugrundegelegten eine wichtige Rolle bei der Entstehung glaukomatöser Gesichtsfelddefekte spielen müßten [4, 5]. Anderson [3] erörterte ausführlich die Überbetonung der Rolle des erhöhten IOD beim Glaukomschaden ebenso wie die Risiken, die damit verbunden sind, wenn man sich bei der Entdeckung und Behandlung des Glaukoms auf den IOD verläßt. Ein großer Teil der verfügbaren Beweise deutet darauf hin, daß Gefäßstörungen des SNK eine wichtige Rolle bei der Entstehung eines Glaukomschadens spielen. Das Ziel dieses Beitrags besteht darin, die verschiedenen möglichen vaskulären Faktoren, die zu einer glaukomatösen Schädigung des Sehnervenkopfs führen können, erneut zu betrachten und kurz zu diskutieren.

Literatur über vaskuläre Faktoren bei glaukomatöser Neuropathie des Sehnervs

Zu diesem Thema existiert sehr viel Literatur. Wenn man diese duchsieht, entdeckt man eine Menge widersprüchlicher Informationen zur Bedeutung oder fehlenden Bedeutung der verschiedenen vaskulären Faktoren bei der Entstehung der glaukomatösen Neuropathie des N. Opticus, insbesondere bei GOH, wie aus der folgenden kurzen Zusammenfassung hervorgeht:

Niedriger systemischer Blutdruck (BD)

Mehrere Studien zeigten, daß bei Patienten mit GOH häufig ein niedriger systemischer Blutdruck vorliegt [25, 26, 29, 57, 82, 89, 100, 132, 135–137, 150]. In diesen Fällen wurde die Lagehypotonie als prävalent beschrieben [21]. Es wurde berichtet, daß durch plötzliche Senkung des systemischen BD bei Patienten mit arterieller Hypertonie [62, 107, 154] oder Glaukom [49, 107, 127] glaukomatöse Gesichtsfelddefekte oder eine Verschlimmerung derselben entstehen. In ähnlicher Weise war auch bekannt, daß eine spontane Senkung des BD als Ergebnis eines transienten schockähnlichen Zustands oder hämodynamischer Krisen zu glaukomatösen Gesichtsfelddefekten führt [25–29]. Man kam zu der Feststellung, daß ein niedriger systemischer BD das Auftreten von Gesichtsfelddefekten oder die Entstehung größerer Gesichtsfeldausfälle bei jedem beliebigen IOD begünstigt [25, 26, 29, 46, 47, 78, 94, 107, 127, 132, 136, 137], insbesondere wenn der diastolische Blutdruck niedrig ist [27]. Bei gesunden Individuen wurden nach Induzierung einer plötzlichen arteriellen Hypotonie ovale Skotome, die den Bjerrum-Bereich ausfüllten, erzeugt [36]. Andere Autoren fanden jedoch keinen Beweis dafür, daß bei Glaukom ohne Hochdruck ein niedriger Blutdruck vorliegt [97].

Niedriger Blutdruck der Arteria ophthalmica
(bei Messung mit dem Ophthalmodynamometer)

Über einen niedrigen Blutdruck der A. ophthalmica wurde bei Glaukom ohne Hochdruck berichtet [6–8, 29, 56, 104, 126, 135, 150].

Kardiovaskuläre Erkrankungen

Verschiedene Studien zeigten, daß bei Patienten mit GOH kardiovaskuläre Erkrankungen einschließlich Koronararterienerkrankungen, Herzrhythmusstörungen, kongestive Herzschwäche und hämodynamische Krisen häufig vorkamen. [25–30, 56, 70, 81, 138]. In ähnlicher Weise wurde bei diesen Fällen eine höhere Prävalenz anderer Anomalien, d. h. systemische Arteriosklerose und sklerotische Veränderungen der Sehnervengefäße [9, 25, 26, 61, 62, 89, 132, 134, 141, 153], Erkrankungen der Arteria carotis interna [37, 52, 55, 88, 89, 92, 105, 108, 147, 153] und ischämische Störungen außerhalb des Auges [111] beschrieben. Andere Autoren wiederum fanden keinen Beweis dafür, daß diese Erkrankungen bei GOH häufiger auftreten als bei vergleichbaren normalen Personen oder Personen mit primärem Offenwinkelglaukom (POWG) [21, 29, 100].

Vasospastische Störungen

Einige Studien wiesen auf die Rolle von Vasospasmen bei Veränderungen des SNK bei Patienten mit GOH hin. Über unerklärbare ausgeprägte Gesichtsfelddefekte mit ähnlich wie bei GOH häufig auftretender leichter Blässe und manchmal Papillenexkavation bei vasospastischem Syndrom [50, 51] wurde auch von Gasser et al. berichtet. Sie betrachteten kalte Hände in der Vorgeschichte als das wichtigste Anzeichen, weil dieses bei den meisten ihrer Patienten vorhanden war. Sie fanden heraus, daß durch Eintauchen einer Hand in kaltes Wasser (bei 4 °C) für die Dauer von 15 min bei manchen dieser Patienten eine Visusverschlechterung eintrat, während bei Anwendung von Kalziumblockern (wie z. B. 10–20 mg oral verabreichtes Nifedipin) eine markante Verbesserung stattfand [50, 51]. Andere Autoren berichteten über ähnliche Verbesserungen des Gesichtsfelds durch Nifedipin bei Patienten mit GOH [86]. Guthauser et al. [60] stellten fest, daß eine lokale Abkühlung der Finger von Patienten mit Neigung zu Vasospasmus zu einer signifikanten Korrelation zwischen der Vorgeschichte mit kalten Händen und den Gesichtsfelddefekten sowie dem kapillären Blutstrom der Finger führte, wobei die perimetrischen Ergebnisse auf signifikante Weise mit den Kapillardruckwerten korrelierten.

Anomalien im Gerinnungs- und gerinnungshemmendem System

Aus einigen Berichten geht hervor, daß diese bei GOH häufiger vorkommen [26, 29, 139], besonders bei hämodynamischen Krisen [29]. Andere wiederum fanden keine Hinweise darauf [16, 83, 100].

Hypercholesterinämie und Hyperlipidämie

Beides wurde in einigen Studien bei GOH nachgewiesen [111, 156], jedoch durch andere Forscher nicht bestätigt [16, 21, 100, 149].

Hämatologische und/oder biochemische Anomalien

Es gibt keinen Hinweis darauf, daß solche Anomalien bei irgendeinem Glaukom im Vergleich zur entsprechenden Normalbevölkerung vorkommen [16, 56].

Arterielle Hypertonie

Einige bevölkerungsbezogene Studien zeigten einen Zusammenhang zwischen arterieller Hypteronie und hohem IOD [98, 99]. Loebl u. Schwartz [102] entdeckten bei Patienten mit okulärer Hypertension eine signifikante Korrelation zwischen lokalisierten Arealen der Sehnervenscheibe mit Durchblutungsverschlechterung (die aus Füllungsdefekten bei der Fluoreszenzangiographie erkennbar waren) und systolischem BD sowie Alter. Leighton u. Phillips [97], die den Blutdruck bei hinsichtlich Alter, Geschlecht und Refraktion angepaßten Patienten mit GOH, POWG und gesunden Personen verglichen, stellten bei Gesunden und Patienten mit GOH einen ähnlichen BD fest, bei POWG jedoch war der BD signifikant erhöht. Auch der Zusammenhang zwischen GOH und arterieller Hypertonie wurde aufgezeigt [17, 56, 70, 100]. Chumbley u. Brubaker [17] fanden heraus, daß die arterielle Hypertonie bei GOH mit fortschreitenden Gesichtsfelddefekten zusammenhängt. Andere jedoch stellten bei GOH und POWG keinen solchen Zusammenhang fest [21, 27].

Diabetes

In der Framingham-Augenstudie war die Prävalenz der Diabetes bei Personen mit einem IOD > 21 mgHg 2- bis 3mal höher als bei anderen [99]. In einigen anderen Studien wurde ebenfalls eine höhere als die normale Diabetesinzidenz bei GOH festgestellt [61, 139], die durch andere Studien nicht bestritten wurde [21, 29, 100].

Alter

Es ist allgemein bekannt, daß verschiedene Augengefäßerkrankungen bei älteren Menschen viel häufiger als bei jüngeren auftreten. In einer umfangreichen Gemeinschaftsstudie, die das Ziel hatte, den intraokularen Druckwert und die Flüssigkeitsdynamik bei Entstehung glaukomatöser Gesichtsfelddefekte zu prognostizieren, stellte sich das Alter als der am stärksten beteiligte Risikofaktor heraus [4, 5]. In einer anderen prospektiven Studie über GOH erwies sich das Alter als signifikanter Risikofaktor [70]. Es scheint, daß das Alter ein indirekter Indikator für die Rolle der vaskulären Faktoren bei Glaukomdefekten ist.

Körperliches Aktivitätsniveau

Goldberg et al. [56] stellten diesbezüglich einen signifikanten Unterschied zwischen GOH und okulärer Hypertension fest, demzufolge Personen mit GOH eine überwiegend stitzende Lebensweise haben. Dies kann auf die höhere Prävalenz der systemischen Erkrankung bei GOH zurückzuführen sein.

Drance et al. [30] fanden mit einer Diskriminanzanalyse heraus, daß 92% der Fälle mit Glaukomschäden und 95% der Fälle ohne Gesichtsfelddefekte anhand von 7 Variablen korrekt identifiziert werden konnten. Diese Variablen waren in der Reihenfolge ihrer Wichtigkeit: Anomalie des neuroretinalen Randsaums, IOD, Cup-disk-Ratio (horizontal), Papillenblutungen, hämodynamische Krisen in der Vorgeschichte. Als sie den IOD aus ihrer Analyse ausschlossen, konnte die Diskriminante dennoch 90% der ganzen Gruppe anhand der folgenden 7 Variablen korrekt klassifizern: Anomnalie des neuroretinalen Randsaums, Cup-disk-Ratio, Glaukom in der Familiengeschichte, Papillenblutungen, Koronararterienerkrankung, hämodynamische Krisen und Refraktion. Carter et al. [16] stellten beim Vergleich einer Patientengruppe mit GOH, einer weiteren mit POWG und einer altersangepaßten Kontrollgruppe bei den verschiedenen Gerinnungs-, Blut- und biochemischen Tests sowie nichtinvasiven Gefäßuntersuchungen keine Anomalien fest; sie kamen zu der Schlußfolgerung, daß wenn Gefäßerkrankungen bei der Ätiologie des GOH eine wichtige Rolle spielen, es sich um eine lokalisierte oder vasospatische Gefäßerkrankung handeln müsse. Später wurde dieselbe Gruppe [133] als eine Gruppe mit Fällen von GOH und POWG zusammengefaßt; die Analyse der Variablen der Gesichtsfeldindizes, des Blutflusses in den Fingern, der Blut-, Gerinnungs-, biochemischen und rheologischen Tests ließen 2 statitisch unterschiedene Patientengruppen mit gleicher Verteilung der Glaukomfälle ohne und mit Hochdruck in jeder Gruppe erkennen.

Die Autoren schlußfolgerten, daß es 2 verschiedene Glaukomuntergruppen gibt, so daß auch die Möglichkeit unterschiedlicher pathogenetischer Mechanismen besteht:

1) eine kleine Gruppe mit vasospastischen Tendenzen, bei der ein ausgeprägter Zusammenhang zwischen Gesichtsfeldstörungen und höchstem IOD vorliegt; und

2) eine größere Gruppe, die höhere Durchschnittswerte bei den Gerinnungs- und biochemischen Parametern und elektrokardiographischen Anomalien der Gefäßerkrankungen aufweist, ohne daß ein Zusammenhang zwischen Gesichtsfeldstörung und höchstem IOD vorliegt.

Den Blutfluß des Sehnervenkopfs kontrollierende Faktoren

Bevor über die verschiedenen vaskulären Faktoren, die den Blutfluß des Sehnervenkopfs kontrollieren, diskutiert werden kann, ist es wesentlich, über ein bestimmtes Grundwissen darüber zu verfügen.

Die Ernärung des SNK hängt vom Blutfluß ab. Der Blutfluß im SNK kann durch die Poiseuille-Gleichung (zum Flüssigkeitsstrom durch starre Röhren) errechnet werden. Die Gleichung lautet wie folgt:

$$\text{Flüssigkeitsstrom} = \frac{\text{Perfusionsdruck (PD)}}{\text{Fließwiderstand}}$$

Der Fließwiderstand hängt direkt von der Röhrenlänge und der Viskosität der Flüssigkeit ab und ist mit der 4. Kraft, d. h. dem Röhrenradius, invers verbunden. Im Gefäßsystem ist die Lumengröße der präkapillären Arteriolen (die ersten Gefäße, in denen der Fließwiderstand sich manifestiert) der wichtigste Faktor, der normalerweise über den Gefäßwiderstand entscheidet.

Ausgehend von diesen grundlegenden Informationen können wir die verschiedenen physiologischen Faktoren betrachten, die für den Blutfluß im SNK des Menschen bestimmend sind. Diese Faktoren sind die folgenden:

Perfusionsdruck

Im intraokulären Gefäßbett ist der PD genauso hoch wie der durchschnittliche Blutdruck minus dem IOD.

Durchschnittlicher Blutdruck in den Kapillaren des Sehnervenkopfes

Der durchschnittliche Blutdruck (BD) ist gleich dem diastolischen BD plus 1/3 der Differenz zwischen systolischem und diastolischem BD. Beim Blutfluß im SNK ist der durchschnittliche BD in den peripapillären Choriodialarterien (die gewöhnlich die Hauptquelle der Blutversorgung des SNK darstellen [68, 71, 73] relevant und in den Kapillaren des SNK (jedoch nicht so sehr der an anderer Stelle gemessene) systemische BD. Indirekt hängt der durchschnittliche BD der Kapillaren des SNK natürlich vom systemischen BD ab, weil dieser in starkem Maß den BD der Ernährungskanälchen des SNK beeinflußt.

Intraokularer Druck

Dieser spielt natürlich bei der Bestimmung des Perfusionsdrucks in den intraokulären Gefäßpolstern, einschließlich der Chorioidea und des SNK eine wichtige Rolle.

Gefäßwiderstand

Wie oben erörtert, spielt dieser auch beim Blutfluß eine wichtige Rolle. Eine Erhöhung des Gefäßwiderstands muß zur Verringerung des Blutflusses führen.

Wirkung der Autoregulation im SNK

Das Ziel der Autoregulation in einem Gewebe besteht in der Aufrechterhaltung eines relativ konstanten Blutflusses, während der Perfusionsdruck sich verändert. Bei den Augengeweben ist bekannt, daß der retinale Blutkreislauf normalerweise über eine wirksame Selbstregulation verfügt. Vor kurzem wurde in zahlreichen experimentellen und klinischen Studien über die Existenz einer wirkungsvollen Autoregulation im normalen SNK berichtet [11, 14, 38–41, 53, 112, 118, 122, 129, 138, 140, 152], obwohl diese in früheren Studien abgelehnt worden war [2]. In der Chorioidea liegt keine Autoregulation vor. Die Autoregulation wird als ein Merkmal der Endarteriolen betrachtet, obwohl der genaue Mechanismus und die Lokalisation noch nicht ganz verstanden werden. Wenn der Blutdruck auf abnorme Werte ansteigt oder fällt, kommt es gewöhnlich jeweils zur Konstriktion oder Dilatation der Arteriolen zwecks Regulation des Blutflusses. Die Autoregulation versagt jedoch, wenn die Blutdruckerhöhung oder -senkung eine gewisse Grenze über- oder unterschreitet, was zum *Zusammenbruch der Selbstregulation* führt. Daher schützt die Autoregulation das Gewebe nicht zu jeder Zeit, sondern nur innerhalb einer gewissen Schwankungsbreite des Perfusionsdrucks.

Pathophysiologie der verschiedenen vaskulären Faktoren, die den Blutfluß des SNK beeinflussen

Vor dem Hintergrund der dargestellten Kenntnisse und der weiteren in der Literatur zu diesem Thema verfügbaren Informationen sowie unserer eigenen Studien [64–76] würde ich gern kurz die Pathophysiologie der verschiedenen vaskulären Faktoren diskutieren, die beim Glaukom die Blutversorgung des SNK beeinflussen. Wie oben bereits erörtert wurde, hängt der Blutfluß im Gefäßbett des SNK von 1) dem Perfusionsdruck, 2) der Wirksamkeit der Autoregulation und 3) dem Gefäßwiderstand ab.

Perfusionsdruck (PD)

Der Perfusionsdruck ist der wichtigste den Blutfluß im SNK beeinflussende
Faktor. Wie oben erwähnt, entspricht der PD dem durchschnittlichen BD minus
IOD. Eine Verringerung des PD in den Kapillaren des SNK kann entweder auf
eine Senkung des durchschnittlichen arteriellen BD oder eine Erhöhung des IOD
oder eine Kombination aus beidem zurückzuführen sein. Experimentelle und
klinische Studien zeigten, daß bei künstlich hervorgerufener okulärer Hypertension eine Wechselbeziehung zwischen dem zur Erzeugung von Gesichtsfeldstörungen im Bjerrum-Bereich erforderlichen IOD und dem Druck der A. ophthalmica oder dem systemischen arteriellen BD bestand. Drance [24] und Vanderburg
u. Drance [148] fanden heraus, daß der zu Verzeichnung der visuellen Stimuli in
allen Teilen des Bjerrum-Bereichs erforderliche IOD proportional zum Druck in
der A. ophthalmica ist; dies stimmte mit früheren Beobachtungen überein [48, 63,
127]. In Augen mit fortgeschrittenem Glaukom war jedoch eine geringere
intraokulare Druckerhöhung erforderlich, eine um einen ähnlichen Gesichtsfelddefekt zu erzeugen [24]. Die Anfälligkeit für eine druckbedingte Amaurose wurde
von Phelps u. Phelps [117] bei jungen Freiwilligen gemessen, wobei sie zu der
Schlußfolgerung kamen, daß bei erhöhtem IOD die Resistenz eines Auges gegen
eine druckbedingte Amaurose vom systemischen BD abhängt. Jaeger et al. [81]
stellten fest, daß Gesichtsfelddefekte bei 8–25 mmHg über dem diastolischen
Druck der A. ophthalmica auftraten. Lobstein u. Herr [11] fanden heraus, daß die
Unterschiede zwischen dem durchschnittlichen Blutdruck der A. ophthalmica
und dem IOD mit dem Gesichtsfeldverlust bei Glaukompatienten in Verbindung
stehen kann, so daß die individuelle Toleranzfähigkeit eines erhöhten IOD mit
dem Druck in der A. ophthalmica zusammenhängen kann, wobei ein hoher
arterieller BD dazu neigt, die dilatierenden Wirkungen des erhöhten IOD
aufzuheben. Eine Studie berichtete, daß der intraokulare Druck bei POWG mit
Gesichtsfelddefekten durch Verabreichung von systemisch wirkendem Clonidin
und Acetazolamid gesenkt wurde, die Gesichtsfelder jedoch nur durch Acetazolamid und nicht durch Clonidin reversibel waren [78]; dies liegt daran, daß das
Clonidin nicht nur eine Senkung des IOD bewirkt, sondern den Blutfluß der Uvea
durch Vasokonstriktion [12] vermindert, wohingegen das Acetazolamid den IOD
ohne Auswirkungen auf den Blutfluß der Uvea senkt [10].
 Ausgehend von unseren Untersuchungen definiere ich das Glaukom als eine
Erkrankung, bei der das normale Gleichgewicht zwischen IOD und BD in den
Gefäßen der peripapillären Chorioidea, die den SNK versorgen, gestört ist, was zu
Verminderung des Perfusionsdrucks und vaskulärer Insuffizienz im SNK und
somit zu Gesichtsfelddefekten und pathologischen Veränderungen des SNK führt
[64, 67].
 Bei Glaukom ohne Hochdruck oder gut kontrolliertem POWG befindet sich
der IOD innerhalb der normalen Grenzen, so daß die Variable, die den PD in den
Kapillaren des SNK bestimmt, ihr durchschnittlicher BD ist.

Rolle des systemischen arteriellen Blutdrucks

Der durchschnittliche BD hängt offenbar vom systemischen BD ab. In der Literatur ist ein Zusammenhang zwischen systemischer arterieller Hypotonie/ Hypertonie und der Entstehung von Gesichtsfeldausfällen bei Glaukom, insbesondere beim Glaukom ohne Hochdruck, beschrieben. Dies verlagert den Diskussionsgegenstand von der Rolle des durchschnittlichen systemischen BD zum durchschnittlichen BD in den Kapillaren des SNK.

Systemische arterielle Hypotonie

Es ist leicht nachzuvollziehen, daß eine Gesamtsenkung des durchschnittlichen systemischen BD eine Senkung des durchschnittlichen BD im SNK bewirken würde, was zu einem niedrigen Perfusionsdruck und verringertem Blutfluß im SNK führt.

Systemische arterielle Hypertonie

Aus oben Gesagtem könnte der Anschein entstehen, daß der Blutfluß im SNK durch systemische arterielle Hypertonie verbessert und der SNK vor Ischämie geschützt würde. Dies ist jedoch nicht der Fall. Anderersetis erfolgt bei systemischer arterieller Hypertonie eine Verringerung des Blutflusses im SNK auf zumindest eine der folgenden 4 Arten:

1) Bei systemischer arterieller Hypertonie besteht die grundlegende pathologische Läsion fast unterschiedslos in der Verengung der Endarterien des Körpers, die den peripheren Gefäßwiderstand erhöht und dadurch zu arterieller Hypertonie führt. Der Blutfluß im SNK ist wie oben erwähnt umgekehrt proportional zum Gefäßwiderstand, so daß ein erhöhter Gefäßwiderstand bei den Endarteriolen den Blutfluß in den Kapillaren des SNK verringern würde. Unsere experimentellen Untersuchungen haben gezeigt, daß es bei maligner arterieller Hypertonie trotz sehr hohem BD im SNK in unterschiedlichem Ausmaß zu Ischämien und ischämischer Neuropathie des vorderen Sehnervenabschnitts während der akuten Phase [77, 85] kommt.
2) Systemische arterielle Hypertonie führt zu sekundären hypertensiven Veränderungen der kleinen Blutgefäße des SNK, die den SNK für ischämische Schädigungen anfälliger machen.
3) Systemische arterielle Hypertonie beeinflußt den Blutfluß im SNK, indem sie die normale Autoregulation des SNK beeinträchtigt. Dies wird unten diskutiert.
4) Vor kurzem lieferte die ambulante 24-h-Überwachung des systemischen Blutdrucks neue und wichtige Informationen zum Blutdruckmuster von Hypertonikern, besonders jenen, die eine antihypertensive Behandlung erhielten. Das Blutdruckmuster ist folgendermaßen gekennzeichnet:
   a) Stark schwankender Blutdruck: tritt von einer Minute zur anderen in Abhängigkeit vom physischen und psychischen Zustand der Person auf [44]. Die Veränderlichkeit des durchschnittlichen Blutdrucks nimmt mit zunehmendem Alter und bei Hypertonie zu.

b) Ungleichheit der Blutdruckmanschette bei klinischen und ambulanten Messungen: das Gerät in der Klinik ist oft höher eingestellt als das bei ambulanten Messungen verwendete, so daß 1/3 der Patienten, die durch eine klinische Blutdruckmessung als hyperton klassifiziert wurden, im Wachzustand ambulant gemessene Blutdruckwerte von weniger als 140/90 mmHg aufwiesen [45]. Daher werden viele Patienten, bei denen keine arterielle Hypertonie vorliegt, unnötigerweise mit Antihypertensiva behandelt und erleiden nächtliche hypotensive Episoden (s. unten).

c) Hypotonia nocturna: Infolge der oben genannten Überwachung ist die Senkung des arteriellen BD während des Schlafs inzwischen gut untersucht [43, 44, 87], obwohl sie bis vor kurzem noch sehr unklar war. Es wurde gezeigt, daß der arterielle BD zwischen 2 und 4 Uhr am tiefsten ist [43, 44, 87]. Es gibt Berichte über eine Senkung des systolischen und diastolischen Blutdrucks während des Schlafs um ungefähr 26% im Vergleich zum BD während der Wachzeit [44]. Floras entdeckte, daß bei mit β-Blockern behandelten Hypertonikern während des Schlafs sehr viel häufiger ein stündlicher durchschnittlicher diastolischer Blutdruck von 50 mmHg oder weniger gemessen wurde – sogar ein durchschnittlicher diastolischer BD von 30 mmHg oder weniger während einer 7stündigen Schlafzeit und während einer 10stündigen Schlafzeit zwischen 30 und 40 mmHg. Diese nächtliche Hypotonie ist klinisch von großer Bedeutung. Zum Beispiel ist dies die Zeit, in der Myokardischämien am häufigsten auftreten [43, 44, 87]. In ähnlicher Weise zeigten unsere Erfahrungen mit über 600 Patienten mit ischämischer Neuropathie des anterioren Sehnerventeils, daß die Neuropathie in der Mehrzahl der Fälle während des Schlafens entsteht. Dasselbe trifft auf zerebrovaskuläre Zwischenfälle zu. In einer Reihe von Studien wird darauf hingewiesen, daß bei Glaukompatienten bei der Behandlung der arteriellen Hypertonie Vorsicht geboten ist [115, 128, 154].

d) Während unserer Erfahrungen mit der ambulanten Blutdrucküberwachung haben wir Patienten untersucht, deren arterieller BD während des Tages trotz antihypertensiver Therapie im hypertensiven Bereich lag, deren Blutdruckwerte jedoch während des Schlafs oder zu anderen Tageszeiten auf ein gefährlich niedriges Niveau herabsanken. Einer unserer Patienten mit GOH bei fortschreitendem Gesichtsfeldzerfall (trotz sehr niedrigem IOD), bei dem eine arterielle Hypertonie vorlag und der deshalb eine antihypertensive Behandlung erhielt, wies z. B. während des Tages einen Druck von 166/135 mmHg auf. Während des Schlafs lag der Druck jedoch bei 102/41 mmHg. Bei einem solchen Patienten würde der Internist gern wegen der tagsüber gemessenen Blutdruckwerte eine aggressivere antihypertensive Therapie durchführen, um den BD auf „normale Werte" zu senken, dies würde jedoch die nächtliche Hypotonie verschlimmern und für den Patienten das Risiko einer Ischämie des SNK oder anderer systemischer Komplikationen erhöhen.

Zusammengefaßt zeigt die ambulante Blutdrucküberwachung, daß eine Diagnose der Hypertonie aufgrund der routinemäßigen klinischen BD-Messung bei einigen

Patienten sehr irreführend sein kann. Dies liegt daran, weil ein Patient zu gewissen Zeiten innerhalb des 24stündigen Zeitraums, gewöhnlich während des Schlafens, tatsächlich an ernsten hypotensiven Episoden leiden kann oder diese durch antihypertensive Medikamente erzeugt werden. Daher kann bei diesen Patienten das eigentliche Problem in der Hypotonie statt in der Hypertonie liegen.

Anstelle der systemischen arteriellen Hypotonie oder in Ergänzung dazu kann es zu einer regionalen Senkung des durchschnittlichen BD in den Blutgefäßen des Auges kommen. Dies kann eine Folge der Verengung der regionalen Arterien sein. Langham et al. [93] fanden z. B. heraus, daß bei 95–100% der Stenosen der A. carotis interna der systolische BD der ipsilateralen A. ophthalmica 50 mmHg (33% des systolischen BD der A. brachialis) betrug im Vergleich zu 89 mmHg (66% des systolischen BD der A. brachialis) bei normalen Personen selben Alters. Sie entdeckten, daß eine Endarteriektomie der okkludierten A. carotis interna eine signifikante Erhöhung des systolischen BD der ipsilateralen A. ophthalmica bewirkte. Dies deutet darauf hin, daß nur eine schwere Stenose der A. carotis interna den durchschnittlichen BD im SNK erheblich senken würde. In ähnlicher Weise könnte eine lokale Gefäßerkrankung des Auges, z. B. Verengung der A. ophthalmica oder einer oder mehrerer ACPs, die den SNK versorgen, für die Senkung des durchschnittlichen BD im SNK verantwortlich sein. Unsere experimentellen und klinischen Untersuchungen zum Blutfluß in der Chorioidea und im Sehnervenkopf am gesunden und erkrankten Auge zeigten, daß der durchschnittliche BD aller größeren von der A. ophthalmica abstammenden Augenarterien im Gegensatz zur akzeptierten Meinung nicht immer gleich ist. Dies ist wichtig, weil das durch eine Arterie versorgte Gefäßbett im Fall einer Senkung des PD früher und schwerer affektiert werden kann als andere. Ich habe dies bereits an anderer Stelle diskutiert [68, 71, 72]. Dies könnte durch Athero- und Arteriosklerose unterschiedlichen Grades bei verschiedenen Arterien verschlimmert werden.

Autoregulation des Blutflusses im SNK

Wie oben erörtert liegt beim Blutfluß des SNK eine Autoregulation vor. Jedoch kann die Autoregulation unter gewissen Umständen zusammenbrechen.

Ernest [41] vermutete, daß die glaukomatöse Sehnervenschädigung auf einen möglicherweise stattfindenden Zusammenbruch des autoregulativen Mechanismus zurückgeführt werden könnte, der normalerweise den Blutfluß auf einem angemessenen, den Erfordernissen des Gewebes entsprechenden, Niveau hält. Er vermutete darüber hinaus, daß die Annahme, der autoregulative Mechanismus werde durch Systemerkrankungen (insbesondere hypertensive kardiovaskuläre Erkrankungen) und Alter gestört, nicht sinnvoll sei. Doch verfügte er bis dahin noch nicht über Daten, die seine Vermutungen bestätigt hätten. In ähnlicher Weise vermuteten Sossi u. Anderson [137], daß die glaukomatöse Sehnervenfaserschädigung auf eine unzureichende, vielleicht im Alter erworbene Autoregulation zurückzuführen sei. Pillunat et al. [118, 119, 121, 122] fanden Hinweise darauf, daß bei POWG und GOH im SNK eine defekte Autoregulation vorliegt.

Robert et al. [131] entdeckten, daß bei glaukomatösen Augen eine im Vergleich zu gesunden erheblich verringerte Fähigkeit (p < 0,001) zur Anpassung der Blutversorgung der Sehnervenscheibe an den erhöhten IOD vorliegt. Grunwald et al. [59] berichteten, daß ihre Ergebnisse im Falle des POWG beim Menschen auf eine abnorme Autoregulation des retinalen Blutflusses in der Makula hindeuten. Somit gibt es Anhaltspunkte dafür, daß bei POWG und GOH eine defekte Autoregulation des Blutflusses im SNK vorliegt.

Vieles deutet stark darauf hin, daß das Gefäßbett des zentralen Nervensystems normalerweise über eine sehr wirksame Autoregulation verfügt. Trotzdem ist bekannt, daß es im Fall einer Senkung des Perfusionsdrucks im Gehirn zu transienten ischämischen Zwischenfällen oder ischämischen Läsionen kommen kann. In ähnlicher Weise kommt es im SNK, obwohl bei diesem normalerweise eine Selbstregulation vorhanden ist, infolge eines vorübergehenden Perfusionsdruckabfalls während des Schlafens zu einer ischämischen Neuropathie des anterioren Sehnervenabschnitts. Diese Patienten stellen klassischerweise beim morgendlichen Aufwachen Visusverluste fest.

Wie aus dem folgenden hervorgeht, kann die vaskuläre Autoregulation unter gewissen Umständen zusammenbrechen:

1) Wenn der Perfusionsdruck (PD) ein gewisses kritisches Niveau über- oder unterschreitet; dies würde zum Zusammenbruch der Selbstregulation führen. In verschiedenen experimentellen Studien wurde über das Perfusionsdruckniveau, durch dessen Unterschreitung die Autoregulation im SNK zusammenbricht, Unterschiedliches berichtet, wobei bei gesunden Jungtieren Schwankungen zwischen 15 und 30 mmHg festgestellt wurden [11, 14, 40, 53, 138, 140].

2) Vieles deutet darauf hin, daß die verschiedenen Blutkreislaufsysteme des Körpers, die über einen autoregulativen Mechanismus verfügen, durch *systemische arterielle Hypertonie* beeinflußt werden. Es wurde gezeigt, daß die Autoregulation bei hypertensiven Patienten infolge eines Anpassungsphänomens im Gehirnkreislauf [13, 15, 35, 42, 84, 103, 142–145] und Koronarkreislauf [43] auf einem höheren Niveau als bei normalen Personen erfolgt. Durch diese Anpassung wird der hohe Blutdruck vom Betroffenen zwar besser toleriert, gleichzeitig jedoch verringert sich die Toleranzfähigkeit des Individuums gegenüber niedrigem Blutdruck. Es gibt eine Reihe von Berichten über Patienten mit maligner Hypertonie, deren BD zwecks Verhinderung schwerer neurologischer und kardiovaskulärer Komplikationen plötzlich gesenkt wurde, und die daraufhin sofort und permanent erblindeten oder ernste Gesichtsfeldausfälle infolge ischämischer Neuropathie des anterioren Sehnervenabschnitts erlitten [19, 80, 123, 146, 155]. Dies ist ein ziemlich schlüssiger Beweis dafür, daß der autoregulative Mechanismus des SNK bei Hypertonie gestört ist [77]. Dasselbe trifft für den Koronarkreislauf zu, wo eine signifikante BD-Senkung bei Hypertonikern während des Schlafens zur Myokardischämie führen kann, besonders bei Patienten mit obstruktiver Koronararterienerkrankung [43]. Alderman et al. [1] entdeckten einen Zusammenhang zwischen starker BD-Senkung ($\geq$ 18 mmHg) infolge antihypertenisver Behandlung und Myokardischämie. Daher könnte die nächtliche Hypotonie wie oben erörtert

bei Hypertonikern zu Ischämien im Herz, Gehirn und Sehnerv führen, bedingt durch die defekte Autoregulation in diesen Organen infolge Hypertonie.

3) Andere Gründe. Störungen der Autoregulation des SNK können durch andere bisher unbekannte Faktoren verursacht werden. Diese können altersbedingte Prozesse, Arteriosklerose und Atherosklerose beinhalten, was heute noch nicht hinreichend erforscht ist.

4) Schließlich haben Anders Bill aus Uppsala und ich vor kurzem in einer Gemeinschaftsstudie den Status des Blutflusses und der Autoregulation in der Retina und im SNK an alten Rhesusaffen untersucht. Diese Affen litten an Arteriosklerose, Atherosklerose (wegen der atherogenen Nahrung, die sie seit ungefähr 13 Jahren erhielten) und Hypertonie (chronische arterielle Hypertonie infolge eines modifizierten Goldblatt-Verfahrens). Die Untersuchungen dieser Affen zeigten eine defekte Autoregulation des Blutflusses sowohl in der Retina als auch im SNK ebenso wie einen gestörten chorioidalen Blutfluß.

Somit häufen sich sowohl aus klinischen als auch experimentellen Studien die Anhaltspunkte dafür, daß der Blutfluß im SNK unter bestimmten Umständen z. B. Verringerung oder Erhöhung des PD unter oder über ein bestimmtes Niveau, Alter, Arteriosklerose und Atheriosklerose, verringert sein kann, obwohl er normalerweise autoreguliert wird. Bei solchen Augen mit schlechter Autoregulation besteht ein größeres Risiko zur Entwicklung eines ischämischen Defekts als bei Augen mit wirksamer Autoregulation. Deshalb könnte der Anschein entstehen, daß Störungen der Autoregulation des SNK eine wichtige Rolle bei der ischämischen Schädigung des SNK spielen können. Viele Fragen zu diesem Thema bleiben jedoch weiterhin unbeantwortet.

Erhöhter Gefäßwiderstand in den Gefäßen des Sehnervenkopfs

Wie oben erwähnt ist der Blutfluß im SNK umgekehrt proportional zum Gefäßwiderstand in den kleinen Gefäßen des SNK, so daß ein erhöhter Gefäßwiderstand zur Verringerung des Blutflusses im SNK führen würde. Der erhöhte Gefäßwiderstand kann bei einer Vielfalt systemischer, vaskulärer und hämatologischer Zustände auftreten, einschließlich arterieller Hypertonie, Arteriosklerose, Atherosklerose und hämatologischer Störungen. Bei arterieller Hypertonie kann der erhöhte periphere Gefäßwiderstand letztlich tatsächlich trotz des erhöhten durchschnittlichen Blutdrucks den Blutfluß im SNK erheblich verringern, wie oben bereits erörtert wurde.

Langham [92] entdeckte durch seine Untersuchungen der Pulsamplitude und des IOD, daß manche Patienten mit Gesichtsfeldausfällen abnorm hohe Gefäßwiderstände in den Augengefäßen aufweisen, einige Patienten mit minimalen oder gar keinen Gesichtsfeldausfällen zeigten jedoch keinen erhöhten Gefäßwiderstand. Er stellte darüber hinaus fest, daß hypotensive Augenmedikamente wie β-Blocker (z. B. Timolol) den vasokonstriktorischen Tonus und Gefäßwiderstand der Augengefäße erhöhen können, was darauf hindeutet, daß diese Wirkstoffe in der Tat eine schädliche Wirkung auf den Blutfluß im SNK haben.

Zu dieser Kategorie zählen auch die verschiedenen vasospastischen Zustände. Beim Vasospasmus findet eine episodische, reversible Verengung der Blutgefäße statt, die den Blutfluß verringert. Dies kann in Abhängigkeit vom Ausmaß der Gefäßverengung zu verschiedenen Ischämien führen. Typische Beispiele für diese Störungen sind Migräne und Morbus Raynaud. Migräne geht mit einem vermindertem Blutfluß im Gehirn einher [33, 34, 95, 96]. Es wurde berichtet, daß Migräneanfälle ischämische Infarkte im Gehirn [18, 23], der Retina [18, 58, 114], dem Sehnerv [106, 151] und in der hinteren Ziliararterie (ACP) hervorrufen. Zwischen GOH und Migräne wurde ein Zusammenhang aufgezeigt [30, 86, 116].

Interindividuelle Unterschiede in den Strukturen der Blutversorgung des Sehnervenkopfs

Ich vermute, daß diese Unterschiede im Hinblick auf die Anfälligkeit, Entstehung, Lokalisation und das Ausmaß von Ischämien des Sehnervenkopfs durch den ischämischen Prozeß eine wichtige Rolle spielen können. Dies geht aus unseren Untersuchungen zur ischämischen Neuropathie des anterioren Sehnervenabschnitts, POWG und GOH hervor. Das Thema wurde an anderer Stelle ausführlich diskutiert [68, 71, 72]; im folgenden ist eine kurze Zusammenfassung widergegeben

Da die ACPs, via peripapilläre Chorioidea und kurze ACPs, die Hauptquelle der Blutversorgung des SNK darstellen [68, 71, 73] (s. Abb. 1 a, Beitrag Hayreh, S. 4), ist es nur natürlich, daß die Verschiedenheit ihrer Strommuster die Struktur der Blutversorgung im SNK beeinflussen würde.

Die folgenden mit der Zirkulation der hinteren Ziliararterien zusammenhängenden Faktoren können zu interindividuellen Unterschieden führen:

1) Unterschiede in der Anzahl der einen Bulbus oculi versorgenden ACPs. Es können 1–5 hintere Ziliararterien vorhanden sein, doch gewöhnlich sind es 2 oder 3 (s. Tabelle 1, Beitrag Hayreh, S. 10).
2) Unterschiede der Versorgungsgebiete verschiedener ACPs im SNK. Der SNK kann durch eine, zwei oder selten sogar mehrere ACPs versorgt werden.
3) Lokalisation der Gabelungszone(n) zwischen verschiedenen ACPs. Eine Gabelungszone ist die Grenze zwischen den Stromgebieten zweier benachbarter Endarterien in einem Gewebe. Gabelungszonen zwischen den verschiedenen Gehirnarterien stellen ein bekanntes Beispiel dafür dar. Die Bedeutung der Gabelungszone besteht darin, daß sie im Fall einer Perfusionsdrucksenkung im Gefäßbett einer oder mehrerer Endarterien am anfälligsten für Ischämien ist, da sie im Vergleich zu anderen Arealen dasjenige mit der schlechtesten Gefäßversorgung darstellt. Unsere In-vivo-Untersuchungen [72] zeigten auf schlüssige Weise, daß die ACPs Endarterien sind und sich deshalb zwischen ihnen Gabelungszonen befinden (s. Abb. 8, Beitrag Hayreh, S. 13).
Abbildung 9 im Beitrag Hayreh, (s. S. 14) ist eine schematische Darstellung einiger Lokalisationsorte der Gabelungszone, wenn in einem Auge zwei

(eine mediale und eine laterale) ACPs vorhanden sind. Die Gabelungszone kann wie folgt lokalisiert sein:
- temporal zu peripapillären Chorioidea (Abb. 9b),
- durch die temporale Chorioidea verlaufen (Abb. 9c),
- durch den einen oder anderen Teil der Sehnervenscheibe verlaufen, oder die ganze Sehnervenscheibe kann in der Gabelungszone liegen (Abb. 9c, d, e).
- durch die nasale peripapilläre Chorioidea verlaufen (Abb. 9f),
- verschiedenen Kombinationen der oben genannten Möglichkeiten können auftreten (Abb. 8, Beitrag Hayreh, S. 13).

Bei 3 ACPs ist die Gabelungszone gewöhnlich y-förmig und verläuft durch einen Teil der Sehnervenscheibe; oder die ganze Sehnervenscheibe kann in der Gabelungszone liegen. Abbildung 11, (Beitrag Hayreh, S. 16) zeigt die verschiedenen Kombinationen von Gabelungszonen, die auftreten können, wenn in einem Auge mehr als 2 ACPs vorhanden sind. Viele davon haben wir selbst bei unseren Untersuchungen gesehen [68, 71, 72]. Wenn 3 oder mehrere ACPs vorhanden sind, wird die vertikale Gabelungszone in 2 Hälften, eine obere und untere Hälfte geteilt, statt eine in ihrer ganzen Längsausdehnung ununterbrochene Gabelungszone zu bilden, was der Fall ist, wenn 2 ACPs wie in Abb. 8 (s. S. 13), 9 (s. S. 14) und Abb. 1 vorhanden sind. Es treten nicht nur solche, sondern auch horizontale oder schräge Gabelungszonen auf (Abb. 11B–E, S. 16). Die praktische Auswirkung davon ist, daß Füllungsdefekte nicht immer in der ganzen vertikalen Ausdehnung auftreten, sondern möglicherweise nur in der oberen oder unteren Hälfte (Abb. 12b, Beitrag Hayreh, S. 17).

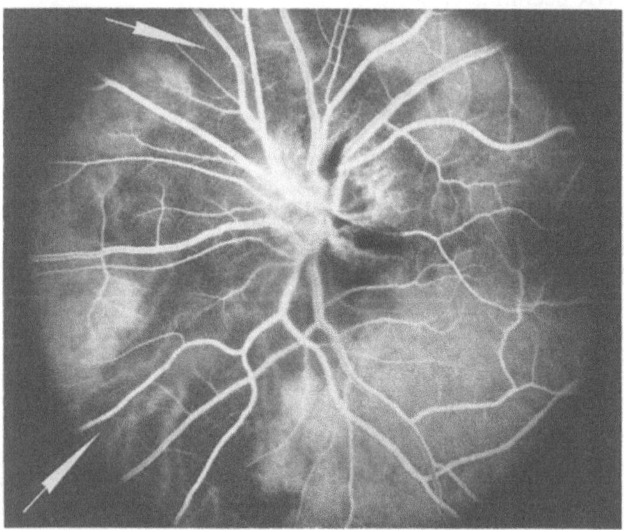

Abb. 1. Das Fluoreszenzangiogramm des Augenhintergrunds eines 74jährigen mit arteriitischer Neuropathie des anterioren Sehnervenabschnitts zeigt die Nichterfüllung im Gabelungsbezirk (angezeigt durch *Pfeile*) zwischen lateraler und medialer ACP. (Nach [68])

Aus dieser kurzen Darstellung geht hervor, daß Gabelungszonen der ACPs gewöhnlich entweder in der Nähe oder in der Region der Sehnervenscheibe lokalisiert sind. Die genaue Lokalisation der Gabelungszonen der ACPs im Verhältnis zur Sehnervenscheibe ist sehr wichtig, da unsere Untersuchungen zeigen, daß die Lokalisation der Gabelungszone die Ischämieanfälligkeit des entsprechenden Papillenabschnitts beeinflußt. Wenn z. B. die Gabelungszone von der Sehnervenscheibe entfernt lokalisiert ist (Abb. 9B, s. S. 14), ist der SNK verhältnismäßig weniger ischämieanfällig, als wenn die Gabelungszone durch diesen hindurch verläuft. Der in der Gabelungszone liegende Teil der Sehnervenscheibe ist stärker ischämieanfällig als der nicht dort befindliche Teil. Wenn die ganze Sehnervenscheibe innerhalb der Gabelungszone liegt, ist die Sehnervenscheibe am stärksten ischämieanfällig (Abb. 9D, S. 14, und Abb. 1). In unseren Untersuchungen zum Glaukom und Glaukom ohne Hochdruck mittels der Fluoreszenzangiographie des Augenhintergrunds bei Augen, deren Gabelungszone deutliche Umrisse aufwies, fanden wir die in Abb. 10 (s. S. 15) dargestellte Inzidenz verschiedener Lokalisationsorte der Gabelungszone vor. Die Lokalisation im temporalen Teil der Sehnervenscheibe kam mit 60% am häufigsten vor; dies kann der Grund für den beim Glaukom häufig feststellbaren nasalen Sprung sein, ebenso wie der Grund dafür, daß die temporale Gesichtsfeldinsel zuletzt verloren geht.

Zweifellos ist die Lokalisation der Gabelungszone der ACPs im Verhältnis zur Sehnervenscheibe ein wichtiger Faktor bei der Bestimmung der Lage und Ernsthaftigkeit von Ischämien im Sehnervenkopf.

Regionale strukturelle Unterschiede der Lamina cribosa

In morphologischen Studien zur Lamina cribosa wurden im inferioren und superioren Quadranten weniger Bindegewebe und größere Poren als im nasalen und temporalen Quadranten der Lamina cribosa festgestellt [20, 124, 125]. Dieser Unterschied war in den peripheren Regionen stärker ausgeprägt als in der Mitte der Lamina cribosa [20] (Abb. 2). Daher wurde vermutet, daß die Nervenfasern im oberen und unteren Quadranten des SNK in geringerem Maße durch Bindegewebe abgestützt sind, wodurch in diesen Regionen infolge intraokulärer Druckerhöhung eine größere Verzerrung möglich wäre. Es wurde berichtet, daß in der inferotemporalen Region der Lamina cribosa die geringste Bindegewegsabstützung vorliegt [20], eine Tatsache, die den Autoren zufolge mit der bei Glaukom größeren Häufigkeit von Gesichtsfeldverlusten im superioren Bereich zusammenhängen kann. Da die Septen in der Lamina cribosa in der Tat von Blutgefäßen durchzogene fibrovaskuläre Bündel darstellen (Abb. 3), wäre es logisch, daß die mechanische Verzerrung der Septen infolge erhöhten Augeninnendrucks den Blutfluß in ihren Blutgefäßen beeinträchtigen würde, und zwar in Bereichen mit dünnen Septen zu einen früheren Zeitpunkt und in stärkerem Maße als in Bereichen mit dicken Septen. Daher könnten Verzerrungen der Kollagensepten (und folglich der feinen darin befindlichen Blutgefäße) statt der von vielen Autoren befürworteten mechanischen Kom-

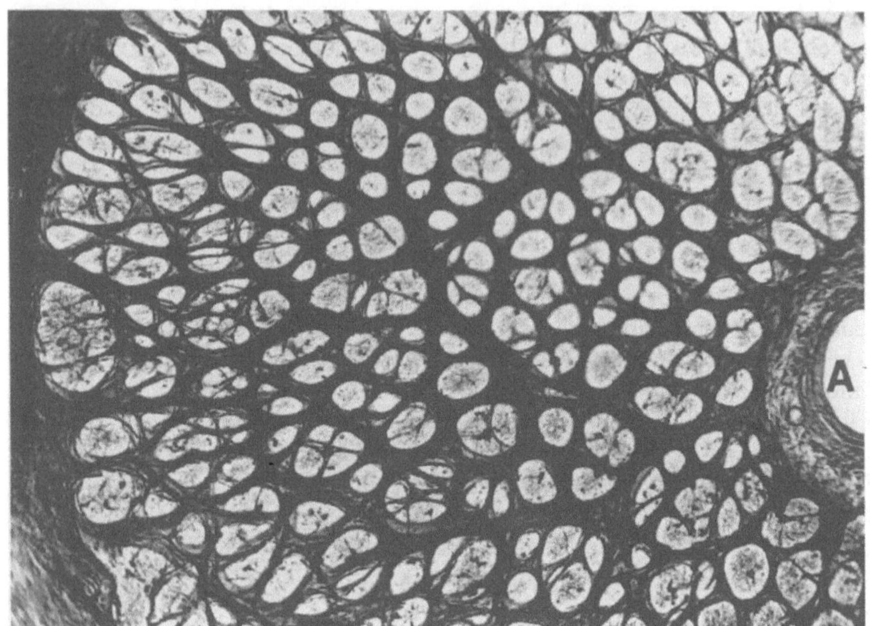

Abb. 2. Der Querschnitt der Lamina cribosa zeigt die Bindegewegssepten, die rundlichen Öffnungen für die Nervenfaserbündel und in der Peripherie die Öffnungen überkreuzende Gliafasern (*A* Arteria centralis retinae). (Nach [74])

pression der dazwischen lokalisierten Nervenfaserbündel tatsächlich Ischämien verursachen. Miller u. Quigley [110] berichteten, daß die bei glaukomatöser Sehnervenschädigung ophthalmoskopisch erkennbaren Poren der Lamina cribosa in Augen mit geringfügigem Gesichtsfeldverfall überwiegend klein und rund waren, bei mäßigem Gesichtsfeldverlust dagegen oval, und streifen- oder schlitzförmig bei fortgeschrittenem Gesichtsfeldzerfall. Das heißt, daß die Poren in der Lamina cribosa sich mit fortschreitender glaukomatöser Optikusatrophie elongierten. Diese Veränderungen in der Lamina cribosa wirken sich so aus, daß mit der zahlenmäßigen Verringerung der fibrösen Septen eine dementsprechende Verringerung der Anzahl der Blutgefäße stattfindet, was zu progredienter vaskulärer Insuffizienz mit Progredienz der glaukomatösen Optikusatrophie führt.

Schlußfolgerung

Aus dieser Diskussion geht hervor, daß der Ursprung der glaukomatösen Neuropathie des Sehnervs multifaktoriell ist. Jeder einzelne dieser Faktoren könnte vielleicht nicht immer signifikante Zirkulationsstörungen im SNK erzeugen, doch eine Kombination mehrerer dieser Faktoren könnte schwerwiegende Auswirkungen haben. Arteriosklerotische Gefäßveränderungen im SNK

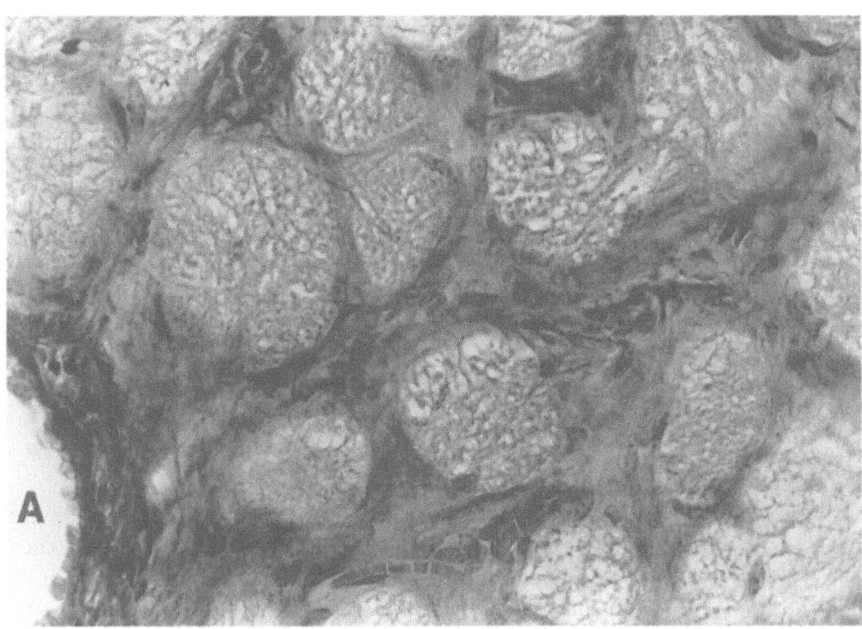

Abb. 3. Der Querschnitt durch die Region der Lamina cribosa zeigt die Bindegewebssepten mit darin befindlichen Blutgefäßen und rundlichen Öffnungen für die Nervenfaserbündel (*A* Arteria centralis retinae). (Nach [74])

können z. B. als solche keine Zirkulationsstörungen auslösen, doch wenn sie zusammen mit einer gestörten Autoregulation, niedrigem BD, Perfusionsdruckabfall usw. auftreten, können sie zu Ischämie führen. Drance [25, 26] z. B. entdeckte, daß hämodynamische Krisen bei jungen Menschen praktisch niemals zu GOH führen, sehr wohl aber bei älteren Menschen mit geringfügigen oder starken Gefäßveränderungen. Es ist inzwischen bekannt, daß Gesichtsfelddefekte und Papillenveränderungen infolge hämodynamischer Krisen keine Progredienz zeigen, da die Schädigung in solchen Fällen durch einen einzigen Anfall erzeugt wurde, während bei progredientem GOH die beteiligten Faktoren fortschreitende Gesichtsfeldverluste und Veränderungen des Discus opticus bewirken. Das Glaukomauge scheint also ein krankes Auge in einem entweder schwachen oder kranken Körper zu sein.

Unglücklicherweise ist der IOD von all den oben diskutierten Faktoren der einzige Faktor, den wir genau einschätzen und in vielen Fällen bei der Behandlung des glaukomatösem Defekts entweder medikamentös oder chirurgisch kontrollieren können. Solange wir keine Mittel und Wege finden, um den Blutfluß im Sehnervenkopf zu beeinflussen und klinisch zu behandeln, wird es Kontroversen zur Pathogenese der glaukomatösen Neuropathie des Sehnervs und ihrer Behandlung geben.

Zusammenfassung

Bei Durchsicht der Literatur findet man viele Anhaltspunkte dafür, daß Gefäßerkrankungen des Sehnervenkopfs eine wichtige Rolle bei der Entstehung der glaukomatösen Neuropathie des N. opticus spielen. Vor dem Hintergrund der in der Literatur enthaltenen Anhaltspunkte und der vom Autor selbst durchgeführten Untersuchungen zu diesem Thema wird die Pathophysiologie der verschiedenen vaskulären Faktoren (einschließlich des Perfusionsdrucks, der Selbstregulation und des Gefäßwiderstands in den Gefäßen des Sehnervenkopfs und der interindividuellen Unterschiede bei der Blutversorgung) erörtert, die die glaukomatöse Neuropathie des N. opticus beeinflußt. Die Schlußfolgerung besteht darin, daß der Ursprung der glaukomatösen Neuropathie des N. opticus multifaktoriell ist, wobei die verschiedenen vaskulären Faktoren eine wichtige Rolle bei der Pathogenese spielen.

Danksagungen

Ich danke meiner Ehefrau für ihre Hilfe bei der Manuskriptabfassung, ebenso Frau Jill House für ihre Sekretaritatstätigkeit, und unserer photographischen Abteilung danke ich für die Illustrationen. Diese Forschungsarbeit wurde durch Forschungsmittel des Nationalen Instituts für Gesundheit (EY-1151 und EY-1576) unterstützt ebenso wie durch frei verfügbare Mittel der „Research to Prevent Blindness" (Forschung zur Verhinderung von Erblindung), New York sowie der „Alcon Research Foundation".

Literatur

1. Alderman MH, Ooi WL, Madhavan S, Cohen H (1988) Treatment-induced blood pressure reduction and the risk of myocardial infarction. JAMA 262:920–924
2. Alm A, Bill A (1973) Ocular and optic nerve blood flow at normal and increased intraocular pressures in monkeys (Macaca irus): a study with radioactively labeled microspheres including flow determinations in brain and some other tissues. Exp Eye Res 15:15–29
3. Anderson DR (1989) Glaucoma: the damage caused by pressure. Am J Ophthalmol 108:485–495
4. Armaly MF (1980) Lessons to be learned from the collaborative glaucoma study. Surv Ophthalmol 25:139–144
5. Armaly MF, Krueger DE, Maunder L, Becker B et al. (1980) Biostatistical analysis of the collaborative glaucoma study. I. Summary report of the risk factor for glaucomatous visual-field defects. Arch Ophthalmol 98:2163–2171
6. Bailliart P (1928) La pression arterielle retinienne. Ann Oculist (Paris) 165:321–348
7. Bailliart P (1929) Les relations entre la pression arterielle et la tension oculaire. Bull Soc Ophthalmol Fr 29:712–716
8. Bailliart P (1933) Considerations cliniques sur l'excavation atrophique du nerf optique sans hypertension oculaire. Bull Soc Ophthalmol Fr 46:407–409
9. Best F (1931) In: Schieck F, Bruckner A (Hrsg) Kurzes Handbuch der Ophthalmologie, Bd 6. Springer, Berlin, S. 545–546
10. Bill A (1974) Effects of acetazolamide and carotid occlusion on the ocular blood flow in unanesthetized rabbits. Invest Ophthalmol 13:954–958

11. Bill A (1985) Some aspects of the ocular circulation. Invest Ophthalmol Vis Sci 26:410–424
12. Bill A, Heilmann K (1975) Ocular effects of clonidine in cats and monkeys (Macaca irus). Exp Eye Res 21:481–488
13. Bill A, Linder J (1976) Sympathetic control of cerebral blood flow in acute arterial hypertension. Acta Physiol Scand 96:114–121
14. Bill A, Sperber GO (1987) Blood flow and glucose consumption in the optic nerve: Effects of high intraocular pressure. In: Krieglstein GK (ed) Glaucoma update III. Springer, Berlin Heidelberg New York, pp 51–57
15. Boisvert DJP, Jones JV, Harper AM (1977) Cerebral blood flow autoregulation to acutely increasing blood pressure during sympathetic stimulation. Acta Neurol Scand 56 (Suppl 64):46–47
16. Carter CJ, Brooks DE, Doyle DL, Drance SM (1990) Investigations into a vascular etiology for low-tension glaucoma. Ophthalmology 97:49–55
17. Chumbley LC, Brubaker RF (1976) Low-tension glaucoma. Am J Ophthalmol 81:761–767
18. Connor RCR (1962) Complicated migraine: a study of permanent neurological and visual defects caused by migraine. Lancet II:1072–1075
19. Cove DH, Seddon M, Fletcher FR, Dukes DC (1979) Blindness after treatment for malignant hypertension. Br Med J 2:245–246
20. Dandona L, Quigley HA, Brown AE, Enger C (1990) Quantitative regional structure of the normal human lamina cribrosa A racial comparison. Arch Ophthalmol 108:393–398
21. Demailly P, Cambien F, Plouin PF, Baron P et al. (1984) Do patients with low tension glaucoma have particular cardiovascular characteristics? Ophthalmologica 188:65–75
22. Dobree JH (1956) Calibre changes in retinal vessels occurring in raised ocular tension. Circulatory compensation in chronic glaucoma. Br J Ophthalmol 40:1–13
23. Dorfman LJ, Marshall WH, Deiter ER 81979) Cerebral infarction and migraine: clinical and radiological correlations. Neurology 29:317–322
24. Drance SM (1962) Studies in the susceptibility of the eye to raised intraocular pressure. Arch Ophthalmol 68:478–485
25. Drance SM (1972) Some factors in the production of low tension glaucoma. Br J Ophthalmol 56:229–242
26. Drance SM (1972) Some factors involved in the production of low tension glaucoma. In: The optic nerve, Kimpton, London, pp 339–366
27. Drance SM, Wheeler C, Pattullo M (1968) Uniocular open-angle glaucoma. Am J Ophthalmol 65:891–902
28. Drance SM, Morgan RW, Sweeney VP (1973) Shock-induced optic neuropathy. A cause of nonprogressive glaucoma. N Engl J Med 288:392–395
29. Drance SM, Sweeney VP, Morgan R, Feldman F (1973) Studies of factors involved in the production of low tension glaucoma. Arch Ophthalmol 89:457–465
30. Drance SM, Schulzer M, Douglas GR, Sweeney VP (1978) Use of discriminant analysis. II. Identification of persons with glaucomatous visual field defects. Arch Ophthalmol 96:1571–1573
31. Drance SM, Douglas GR, Wijsman K, Chulzer M, Britton RJ (1988) Response of blood flow to warm and cold in normal and low-tension glaucoma patients. Am J Ophthalmol 105:35–39
32. Duke-Elder S (1953) Primary glaucoma as a vascular disease. Ulster Med J 22:1–16
33. Dukes HT, Vieth HG (1964) Cerebral arteriography during migraine prodrome and headache. Neurology 14:636–639
34. Edmeads J (1977) Cerebral blood flow in migraine. Headache 17:148–152
35. Edvinsson L, Owman C, Siesjo B (1976) Physiological role of cerebrovascular sympathetic nerves in the autoregulation of cerebral blood flow. Brain Res 117:519–523
36. Ekbom KA (1973) Scotoma due to arterial hypotension. Acta Ophthalmol 51:375–382
37. Elwyn H (1940) Calcified carotid artery with atrophy of the optic nerve, cupping, and low tension. Arch Ophthalmol 24:476–478

38. Ernest JT (1974) Autoregulation of optic-disk oxygen tension. Invest Ophthalmol Vis Sci 13:101–106
39. Ernest JT (1976) Optic disc blood flow. Trans Ophthalmol Soc UK 96:348–351
40. Ernest JT (1977) Optic disk oxygen tension. Exp Eye Res 24:271–278
41. Ernest JT (1979) Autoregulation of blood flow in the distal segment of the optic nerve. In: Krieglstein GK, Leydhecker W (eds) Glaucoma update, Springer, Berlin Heidelberg New York, pp 93–100
42. Fitch W, MacKenzie ET, Harper AM (1975) Effects of decreasing arterial blood presure on cerebral blood flow in the baboon; influence of the sympathetic nervous system. Circ Res 37:550–557
43. Floras JS (1988) Antihypertensive treatment, myocardial infraction, and nocturnal myocardial ischaemia. Lancet II:994–996
44. Floras J, Sleight P (1983) Ambulatory monitoring of blood pressure. In: Sleight P, Jones JV (eds) Scientific foundations of cardiology. Heinemann, London, pp 155–164
45. Floras JS, Jones JV, Hassan MO et al. (1981) Cuff and ambulatory blood pressure in subjects with essential hypertension. Lancet II:107–109
46. Francois J (1972) The glaucomatous optic disk. Isr J Med Sci 8:1373–1381
47. Francois J, Neetens A (1970) The deterioration of the visual field in glaucoma and the blood pressure. Doc Ophthalmol 28:70–132
48. Gafner F, Goldmann H (1955) Experimentelle Untersuchungen über den Zusammenhang von Augendrucksteigerung und Gesichtsfeldschädigung. Ophthalmologica (Basel) 130:357–377
49. Gallois J (1933) Glaucome chronique et abaissement de la tension artérielle générale. Bull Soc Ophthalmol Fr (Feb):110–112
50. Gasser P, Flammer J (1987) Influence of vasospasm on visual function. Doc Ophthalmol 66:3–18
51. Gasser P, Flammer J, Guthauser U, Niesel P (1986) Bedeutung des vasospastischen Syndroms in der Augenheilkunde. Klin Monatsbl Augenheilkd 188:398–399
52. Gasteiger H (1936) Über den Wert der Röntgendiagnose bei unklaren Sehnervenleiden. Klin Monatsbl Augenheilkd 96:589–601
53. Geijer C, Bill A (1979) Effects of raised intraocular pressure on retinal, prelaminar, laminar, and retrolaminar optic nerve blood flow in monkeys. Invest Ophthalmol Vis Sci 18:1030–1042
54. Geijssen HC, Greve EL (1987) Vascular risk factors in progressive low tenison glaucoma. In: Krieglstein GK (ed) Glaucoma update III. Springer, Berlin Heidelberg New York, pp 77–83
55. Ghislanzoni R, Ramella G (1959) Gli elementi radiologici nella diagnosi di sclerosi dei vasi della base cerebrale in rapporto sopratutto collc alterazioni del nerve ottico. Minerva Med 50:1546–1549
56. Goldberg I, Hollow FC, Kass MA, Becker B (1981) Systemic factors in patients with low-tension glaucoma. Br j Ophthalmol 65:56–62
57. Gramer E, Leydhecker W (1985) Glaucom ohne Hochdruck: eine klinische Studie. Klin Monatsbl Augenheilkd 186:262–267
58. Graveson GS (1949) Retinal arterial occlusion in migraine. Br Med J 2:838–840
59. Grunwald JE, Riva CE, Stone RA, Keates EU et al. (1984) Retinal autoregulation in open-angle glaucoma. Ophthalmology 91:1690–1694
60. Guthauser U, Flammer J, Mahler F (1988) The relationship between digital and ocular vasospasm. Graefe's Arch Clin Exp Ophthalmol 226:224–226
61. Haas JS (1962) Low tension glaucoma. Trans Pac Coast Otoophthalmol Soc 43:153–160
62. Harrington DO (1959) The pathogenesis of the glaucoma field. Am J Ophthalmol 47:177–185
63. Harrington DO (1960) Pathogenesis of the glaucomatous field defects: individual variations in pressure sensitivity. In: Glaucoma, Trans 5th Conf Josiah Macy Jr Found, New York
64. Hayreh SS (1972) Optic disc changes in glaucoma. Br J Ophthalmol 56:175–185

65. Hayreh SS (1974) Pathogenesis of cupping of the optic disc. Br J Ophthalmol 58:863–876
66. Hayreh SS (1976) The pathogenesis of optic nerve lesions in glaucoma. Trans Am Acad Ophthalmol Otolaryngol 81:OP-197-213
67. Hayreh SS (1978) Pathogenesis of optic nerve damage and visual field defects. In: Heilmann K, Richardson KT (eds) Glaucoma: conceptions of a disease. Thieme, Stuttgart, pp 104–137
68. Hayreh SS (1985) Inter-individual variation in blood supply of the optic nerve head. Its importance in various ischemic disorders of the optic nerve head, and glaucoma, low-tension glaucoma and allied disorders. Doc Ophthalmol 59:217–246
69. Hayreh SS (1987) Anterior ischemic optic neuropathy. VIII. Clinical features and pathogenesis of post-hemorrhagic amaurosis. Ophthalmology 94:1488–1502
70. Hayreh SS (1987) Factors determining the glaucomatous optic nerve damage. In: Krieglstein GK (ed) Glaucoma update III. Springer, Berlin Heidelberg New York, pp 40–46
71. Hayreh SS (1989) Blood supply of the optic nerve head in health and disease. In: Lambrou GN, Greve EL (eds) Ocular blood flow in glaucoma: means, methods and measurements. Kugler & Ghedini, Amstelveen, pp 3–54
72. Hayreh SS (1990) In vivo chorodial circulation and its watershed zones. Eye 4:273–289
73. Hayreh SS (in press) Blood supply of the optic nerve head. Fortschr Ophthalmol
74. Hayreh SS, Vrabe F (1966) Am J Ophthalmol 61:136–150
75. Hayreh SS, Revie IHS, Edwards J (1970) Vasogenic origin of visual field defects and optic nerve changes in glaucoma. Br J Ophthalmol 54:461–472
76. Hayreh SS, March W, Anderson DR (1979) Pathogenesis of block of rapid orthograde axonal transport by elevated intraocular pressure. Exp Eye Res 28:515–523
77. Hayreh SS, Servais GE, Virdi PS (1986) Fundus lesions in malignant hypertension. V. Hyperensive optic neuropathy. Ophthalmology 93:74–87
78. Heilmann K (1972) Augendruck, Blutdruck und Glaukomschaden. Enke, Stuttgart
79. Heilmann K (1974) Clonidin in der Augenheilkunde. Enke, Stuttgart
80. Hulse JA, Taylor DSI, Dillion MJ (1979) Blindness and paraplegia in severe childhood hypertension. Lancet II:553–556
81. Jaeger AE, Weeks SD, Duane TD (1964) Perimetric and visual acuity changes during ophthalmodynamometry. Arch Ophthalmol 71:484–488
82. Johnson DG, Drance SM (1968) Some studies on the circulation in patients with advanced open angle glaucoma. Can J Ophthalmol 3:149–153
83. Joist JH, Lichtenfeld P, Mandell AI, Kolker AE (1976) Platelet function, blood coagulability, and fibrinolysis in patients with low tension glaucoma. Arch Ophthalmol 94:1893–1895
84. Jones JV, Fitch W, MacKenzie ET et al. (1976) Lower limit of cerebral blood flow autoregulation in experimental renovascular hypertension in the baboon. Circ Res 39:555–557
85. Kishi S, Tso MOM, Hayreh SS (1985) Fundus lesions in malignant hypertension. II. A pathological study of experimental hypertensive optic neuropathy. Arch Ophthalmol 103:1198–1206
86. Kitazawa Y, Shirai H, Go JF (1989) The effect of Ca^{2+}-antagonist on visual field in low-tension glaucoma. Graefe's Arch Clin Exp Ophthalmol 227:408–412
87. Kleiman N, Goodman D, Schechtman K, Robert R (1988) Diltiazem reinfarction study. Lack of diurnal variation in the occurrence of non-Q-wave myocardial infarcton: results of a prospective tusy. J Am Coll Cardiol 11:27A
88. Knapp A (1932) Association of sclerosis of the cerebral basal vessels with optic atrophy and cupping: report of 10 cases. Arch Ophthalmol 8:637–648
89. Knapp A (1940) Course in certain cases of atrophy of the optic nerve with dupping and low tension. Arch Ophthalmol 23:41–47
90. Kolker AE, Jois JH, Mandell AI, Becker B (1976) Platelet function, blood coagulability, and fibrinolysis in patients with low tension glaucoma. In: Abstr ARVO Meet, Sarasota, Fla

91. Laatikainen L (1971) Fluorescein angiographic studies of the peripapillary and perilimbal regions in simple, capsular and low-tension glaucoma. Acta Ophthalmol (Suppl 111):9–83

92. Langham ME (1987) Ocular blood flow and visual loss in glaucomatous eyes. In: Krieglstein GK (ed) Glaucoma update III. Springer, Berlin Heidelberg New York, pp 58–66

93. Langham ME, To'mey KF, Preziosi TJ (1981) Carotid occlusive disease: effect of complete occlusion of internal carotid artery on introacular pulse/pressure relation and on ophthalmic arterial pressure. Stroke 12:759–765

94. Lauber H (1936) Treatment of atrophy of the optic nerve. Arch Ophthalmol 16:555–568

95. Lauritzen M, Olsen TS, Paulson OB (1982) Regional cerebral blood flow in classic migraine: a possible relationship to the spreading depression of Leao? In: Rose FC (ed) Advances in migraine research and therapy. Raven, New York, pp 105–115

96. Lauritzen M, Olsen TS, Larsen NA, Paulson OB (1983) Changes in the regional cerebral blood flow during the course of classic migraine attacks. Ann Neurol 13:633–641

97. Leighton DA, Phillips CI (1972) Systemic blood pressure in open-angle glaucoma, low-tenison glaucoma, and the normal eye. Br J Ophthalmol 56:447–453

98. Leske MC (1983) The epidemiology of open-angle glaucoma: a review. Am J Epidemiol 118:166–191

99. Leske MC; Podgor MJ (1983) Intraocular pressure, cardiovascular risk variables, and visual field defects. Am J Epidemiol 118:280–287

100. Levene RZ (1980) Low-tension glaucoma: a critical review and new material. Surv Ophthalmol 24:621–664

101. Lobstein A, Herr FJ (1966) L'ophtalmodynamomètre dans le glaucome. Ann Oculist (Paris) 199:38–69

102. Loebl M, Schwartz B (1977) Fluorescein angiographic defect of the optic disc in ocular hypertension. Arch Ophthalmol 95:1980–1984

103. MacKenzie ET, McGerorge AP, Graham DI et al. (1977) Breakthrough of cerebral autoregulaton and the sympathetic nervous system. Acta Neurol Scan (Suppl 64): 56:48–49

104. Magiot A (1938) Glaucomes sans hypertension. Ann Oculist (Paris) 175:349–368

105. Magnus JA (1947) A case of pseudo-glaucoma. Br J Ophthalmol 31:692–696

106. McDonald WI, Sanders MD (1971) Migraine complicated by ischaemic papillopathy. Lancet II:521–523

107. McLean JM (1957) Management of the primary glaucomas. Am J Ophthalmol 44:323–334

108. McLean JM, Ray BS (1947) Soft glaucoma and calcificaton of the internal carotid arteris. Ach Ophthalmol 38:154ff

109. Meyer J (1928) Un cas d'atrophie du nerf optique avec excavation et sans hypertension. Arch Ophthalmol (Paris) 45:46

110. Miller KM, Quigley HA (1988) The clinical appearance of the lamina cribrosa as a function of the extent of glaucomatous optic nerve damage. Ophthalmology 95:135–138

111. Miller S (1972) The enigma of glaucoma simplex. Trans Ophthalmol Soc UK 92:561–584

112. Novack RL, Stefansson E, Hatchell DL (1990) Intraocular pressure effects on optic nerve-head oxidative metabolism measured in vivo. Graefe's Arch Clin Exp Ophthalmol 228:128–133

113. Pasteur VR, Blamoutier P, Mawas L, Hamburger J (1937) Access de migraine ophtalmique suivie d'une hémorragie rétinienne. Ann Med 42:132–137

114. Pearce JMS; Foster JB (1965) An investigaton of complicated migraine. Neurology 15:333–340

115. Phelps CD (1972) The pathogenesis of optic nerve damage in glaucoma – a review of the vascular hypothesis. In: Blodi FC (ed) Current concepts in ophthalmology. Masby, St. Louis, pp 142–161

116. Phelps CD, Corbett JS (1985) Migraine and low-tension glaucoma: a case control study. Invest Ophthalmol Vis Sci 26:1105–1108

117. Phelps GK, Phelps CD (1975) Blood pressure and pressure amaurosis. Invest Ophthalmol 14:237–240
118. Pillunat LE, Stodtmeister R, Wilmanns I, Christ T (1985) Autoregulation of ocular blood flow during changes in intraocular pressure – preliminary results. Graefe's Arch Clin Exp Ophthalmol 223:219–223
119. Pillunat LE, Stodtmeister R, Wilmanns I, Christ T (1985) New aspects in pressure tolerance of the optic nerve head. Invest Ophthalmol Vis Sci 26 (ARVO Suppl):223
120. Pillunat LE, Stodtmeister R, Wilmanns I, Metzner D (1986) Effect of timolol on optic nerve head autoregulation. Ophthalmologica 193:146–153
121. Pillunat LE, Stodtmeister R, Wilmanns I, Christ T (1986) Drucktoleranztest des Sehnervenkopfes bei okulärer Hypertension. Klin Monatsbl Augenheilkd 186:39–44
122. Pillunat LE, Stodtmeister R, Wilmanns I (1987) Pressure compliance of the optic nerve head in low tension glaucoma. Br J Ophthalmol 71:181–187
123. Pryor JS, Davies PD, Hamilton DV (1979) Blindness and malignant hypertension Lancet II:803
124. Quigley HA, Addicks EM (1981) Regional differences in the structure of the lamina cribrosa and their relation to glaucomatous optic nerve damage. Arch Ophthalmol 99:137–143
125. Radius RL, Gonzales M (1981) Anatomy of the lamina cribrosa in human eyes. Arch Ophthalmol 99:2159–2162
126. Redslob E (1941) Glaucome sans hypertension et excavation glaucomateuse. An Oculist (Paris) 177:323–340
127. Reese AB, McGavic JS (1942) Relation of field contraction to blood pressure in chronic primary glaucoma. Arch Ophthalmol 27:845–850
128. Richardson KT (1972) Diagnostic evaluation and therapeutic decision in the glaucomas. Br J Ophthalmol 56:216–222
129. Robert Y, Maurer W (1984) Pallor of the optic disc in glaucoma patients with artificial hypertension. Doc Ophthalmol 57:203–214
130. Robert Y, Grauwiller T, Hendrickson PH, Brunner HR (1988) Die Autoregulation der Papillengefäße und ihr Verhalten unter Halothan. Klin Monatsbl Augenheilkd 192:117–121
131. Robert Y, Steiner D, Hendrickson P (1989) Papillary circulation dynamics in glaucoma. Graefe's Arch Clin Exp Ophthalmol 227:436–439
132. Sachsenweger R (1963) Der Einfluß des Bluthochdrucks auf die Prognose des Glaukoms. Klin Monatsbl Augenheilkd 142:625–633
133. Schulzer M, Drance SM, Carter C, Brooks DE, Douglas GR, Lau W (1990) Biostatistical evidence for two distinct chronic open angle glaucoma populations. Br J Ophthalmol 74:196–200
134. Siegert P (1938) Die ursächliche Bedeutung einer Verkalkung oder Thrombose der Carotis interna für Funktionsstörungen des Auges. Graefe's Arch Ophthalmol 138:798–844
135. Sjogren H (1946) A study in pseudoglaucoma. (Glaucoma without hypertension) Acta Ophthalmol (Kbh) 24:239–294
136. Sobanski J (1935) Der intraokulare Druck und sein Einfluß auf die Zirkulation in der Netzhaut. Klin Oczna 13:214–237
137. Sobanski J (1936) Der Augendruck und sein Einfluß auf den Blutkreislauf in der Netzhaut. Graefe's Arch Ophthalmol 185:383–400
138. Sossi N, Anderson DR (1983) Effect of elevated intraocular pressure on blood flow; occurrence in cat optic nerve head studies with iodantipyrine. I 125. Arch Ophthalmol 101:98–101
139. Spaeth GL (1975) Fluorescein angiography: ist contributions towards understanding the mechanism of visual loss in glaucoma. Trans Am Ophthalmol Soc 73:491–553
140. Sperber GO, Bill A (1985) Blood flow and glucose consumption in optic nerve, retina and brain: effects of high intraocular pressure. Exp Eye Res 41:639–653
141. Stief A (1930) Zur Histopathologie des Sehnerven bei der Arteriosklerose und bei der senilen Demenz. Z Augenheilkd 70:41–52

142. Strandgaard S (1976) Autoregulation of cerebral blood flow in hypertensive patients: the modifying influence of prolonged antihypertensive treatment on the tolerance to acute, drug-induced hypotension. Circulation 53:720–727
143. Strandgaard S, Olesen J, Skinhoj E, Lassen NA (1973) Autoregulation of brain circulation in severe arterial hypertension. Br Med J 1:507–510
144. Strandgaard S, Jones JV, MacKenzie ET, Harper AM (1975) Upper limit of cerebral blood flow autoregulation in experimental renovascular hypertension in the baboon. Circ Res 37:164–167
145. Strandgaard S, MacKenzie ET, Jones JV, Harper AM (1976) Studies on the cerebral circulation of the baboon in acutely induced hypertension. Stroke 7:287–290
146. Taylor D, Ramsay J, Day S, Dillion M (1981) Infarction of the optic nerve head in children with accelerated hypertension. Br J Ophthalmol 65:153–160
147. Thiel R (1930) Glaukom ohne Hochdruck. Ber Dtsch Ophthalmol Gesellsch 48:133–136
148. Vanderburg D, Drance SM (1966) Studies on the effects of artificially raised intraocular pressure. Am J Ophthalmol 62:1049–1063
149. Walker WM, Walton KW, Magnani HN, Marsters JB et al. (1976) Glaucoma and ischaemic vascular disease risk factors. Trans Ophthalmol Soc UK 96:237–240
150. Weekers R (1942) Le glaucome incomplet. Contribution á l'étude du glaucome sans hypertension. Ophthalmologica (Basel) 104:316–331
151. Weinstein JM, Feman SS (1982) Ischemic optic neuropathy in migraine. Arch Ophthalmol 100:1097–1100
152. Weinstein JM, Duckrow RB, Beard D, Brennan RW (1983) Regional optic nerve blood flow and ist autoregulation. Invest Ophthalmol Vis Sci 24:1559–1565
153. Weinstein P (1963) Data concerning the pseudoglaucoma. Acta Ophthalmol (Kbh) 41:275–278
154. Weinstock FJ (1973) Ophthalmic hazards of hypotensive drugs. JAMA 224:1039
155. Wetherill JH (1979) Blindness after treatment for malignant hypertension. Br Med J 2:550
156. Winder AF, Paterson G, Miller SJH (1974) Biochemical abnormalities associated with ocular hypertension and low tension glaucoma. Trans Ophthalmol Soc UK 94:518–524
157. Yancey CM, Linsenmeier RA (1988) The electroretinogram and choroidal PO_2 in the cat during elevated intraocular pressure. Invest Ophthalmol Vis Sci 29:700–707

1.5 Rundtischgespräch und Zusammenfassung

Rundtischgespräch

Teilnehmer: R. David, A. Sommer, S. S. Hayreh, G. K. Krieglstein,
R. Hitchings, T. Christ

Nach David handelt es sich beim Glaukom um eine multifaktorielle Erkrankung. Deshalb muß für jeden Patienten ein individuelles Diagnose- u. Therapieschema maßgeschneidert werden. Die Bedeutung einer positiven Familienanamnese im Hinblick auf die Glaukomerkrankung wird kontrovers diskutiert. Hat z. B. die Großmutter eines Patienten an einem Glaukom gelitten, so ist dies sicherlich weniger besorgniserregend im Hinblick auf die Familienanamnese, als wenn die Mutter, der Vater und zwei Geschwister des Patienten an Glaukom im Alter von 40 Jahren erblindet sind. Man kann diese Situation damit vergleichen, ob ein Patient einen Augeninnendruck von 21 oder 41 mmHg aufweist.

Nach David soll mit diesem Beispiel ausgesagt werden, daß ein Risiko allein Beachtung verdient, aber das Vorhandensein von einer Reihe von Risikofaktoren sicherlich von größerer Bedeutung ist. Dies bedeutet im individuellen Fall, daß bei vorhandenen Risikofaktoren der Augeninnendruck auf ein niedrigeres Niveau eingestellt werden sollte als beim Nichtvorhandensein von zusätzlichen Risikofaktoren für die Glaukomerkrankung.

Nach Sommer sollte in der Glaukomtherapie bzw. Bewertung des Glaukoms umgedacht werden. So lautet die Devise, für jeden Patienten ein individuelles Diagnostik- u. Therapieschema zu entwickeln. In Bezug auf den Augeninnendruck heißt dies, daß für jeden Patienten ein individueller Zieldruck gefunden werden muß. Ist der individuelle Zieldruck therapeutisch erreicht, so sollte eine Stabilisierung des Gesichtsfeldverfalles und eine Konstanz des Sehnervenbefundes zu beobachten sein.

Für die praktische Tätigkeit bedeutet dies, daß nicht unbedingt ein Augeninnendruck von weniger als 20 mmHg angestrebt werden muß, andererseits jedoch auch ein Augeninnendruck von 20 mmHg unter Therapie für den individuellen Patienten zu hoch sein kann. Die Augeninnendruckeinstellung muß sich somit am individuellen Patienten und dessen Befunden orientieren. Trotz dieser Aussagen erscheint ein Handlungsregiem für die Augeninnendruckeinstellung wünschenswert.

Nach Sommer kann jedoch ein generelles Handlungsregiem nicht verfolgt werden. So wird z. B. ein Patient, der bei der Erstuntersuchung einen Augeninnendruck von 27 mmHg aufweist und dessen Gesichtsfeld und Sehnerven leicht geschädigt sind, zunächst auf einen Zieldruck von 21 mmHg eingestellt. Sollte jedoch der gleiche Patient bei mehreren Untersuchungen nur einen Augeninnendruck von 23 mmHg ohne Therapie aufweisen, muß davon ausgegangen werden, daß ein Zieldruck von 21 mmHg in der Regel zu hoch sein wird. Andererseits führt Hayreh an, daß Patienten, die i. allg. unter der Diagnose okuläre Hypertension geführt werden, oftmals keine erhöhten Augeninnendrücke aufweisen.

Er erklärt dies damit, daß einige Patienten aufgeregt sind, wenn die Augenuntersuchung erfolgt und bei der Augeninnendruckmessung den Atem anhalten. Wenn der Atem angehalten wird, kommt es jedoch zu einer deutlichen Druckerhöhung im uvealen Gefäßsystem, so daß der Augeninnendruck um 8–10 mmHg ansteigen kann. Werden diese Patienten in ruhiger Atmosphäre bei zügiger, normaler Atmung untersucht, so kann oftmals die Diagnose okuläre Hypertension fallengelassen werden.

Zusammenfassung

1) Die Prävalenz der Glaukomerkrankung beträgt in der Bevölkerung der über 40jährigen zwischen 0,4 und 1,4%, wobei Männer doppelt so häufig betroffen sind als Frauen (Framingham-Studie); die Inzidenz der Glaukomerkrankung steigt mit höherem Lebensalter. So liegt die Inzidenz bei Personen jenseits des 60. Lebensjahrs um 7mal höher als bei Personen unter dem 40. Lebensjahr. Des weiteren ist die pigmentierte Rasse wesentlich häufiger von der Glaukomerkrankung betroffen und erblindet im Durchschnitt 8mal häufiger an dieser Erkrankung als Weiße.

2) Isolierte genetische Faktoren sind bisher für die Glaukomerkrankung nicht bekannt. Jedoch beträgt das Vererbungsrisiko ca. 20% und das Erkrankungsrisiko bei erkrankten Verwandten 1. Grades 4–16%.

3) Der Zusammenhang von Augeninnendruck und glaukomatösem Sehnervenschaden ist unbestritten. Dennoch handelt es sich bei dem intraokularen Druck um einen Risikofaktor für die Entstehung des glaukomatösen Sehnervenschadens und nicht um dessen Ursache. Der Augeninnendruck ist in der Bevölkerung als Kontinuum verteilt. Somit steigt das Risiko einer glaukomatösen Sehnervenschädigung mit zunehmendem Augeninnendruck. Bei einem Augeninnendruck von 30 mmHg oder mehr ist das Risiko 40mal höher, einen glaukomatösen Sehnervenschaden zu erleiden, als bei einem Augeninnendruck von 15 mmHg oder weniger. Wichtig ist jedoch, daß es keinen Augeninnendruck gibt, durch den normale Individuen von denjenigen unterschieden werden können, bei denen es zu einer glaukomatösen Sehnervenschädigung kommen wird. Somit ist der individuelle Zieldruck für den individuellen Patienten entscheidend. Ein individueller Zieldruck ist dann erreicht, wenn ein bestehender glaukomatöser Sehnervenschaden und Gesichtsfelddefekt keine weitere Progredienz zeigt.

4) Vaskuläre Faktoren sind in der Pathogenese des Glaukomschadens ebenso von Bedeutung. So kann ein niedriger Blutdruck (insbesondere diastolisch)

und Blutverluste zu einer deutlichen Verschlechterung des Gesichtsfeldbefunds führen. Auch Vasospasmen (anamnestisch kalte Hände, kalte Füße;
Migräne etc.) können einen Glaukomschaden verursachen oder verschlechtern. Bei der arteriellen Hypertonie kommt es zur Verengung der Endarterien
auch im Sehnervenkopf, so daß eine verminderte Perfusion resultiert. Des
weiteren führt die arterielle Hypertonie zu einer vermehrten Arteriosklerose
und zur Beeinträchtigung der Autoregulation der Mikrozirkulation. Somit
kann durch eine arterielle Hypertension ebenfalls ein Glaukomschaden
progredient werden. Andererseits muß bei der Applikation von systemischen
Antihypertensiva darauf geachtet werden, daß keine nächtlichen hypotensiven
Perioden auftreten, die wiederum eine deutliche Verschlechterung des Befun-
des bewirken können.

2 Perimetrie

2.1 Perimetrische Untersuchungsmethoden bei Glaukom

E. Gramer

Manuelle Perimetrie

Bei der manuellen Perimetrie werden die Testreize zur Bestimmung der Lichtunterschiedempfindlichkeit der Netzhaut entsprechend dem individuellen Vorgehen des Untersuchers dargeboten. Wird dabei ein Stimulus definierter Größe und Leuchtdichte vom nichtsehenden in den sehenden Bereich oder umgekehrt bewegt, so spricht man von kinetischer Perimetrie. Wird die Lichtintesität einer unbewegten (statischen) Prüfmarke soweit in ihrer Helligkeit verändert, bis die vom Patienten wahrgenommen wird, so spricht man von statischer Perimetrie. Bei beiden Formen der manuellen Perimetrie liegt der Untersuchungsablauf in der Entscheidungsfreiheit des Untersuchers, womit die zahlreichen Variablen der Beobachtervarianz der manuellen Perimetrie verständlich werden, wie z. B. die Geschwindigkeit der Bewegung der Prüfmarke, die Dauer der Darbietung einer unbewegten Prüfmarke, die Führung des Patienten oder die Beeinflussung der Befunderhebung durch eine vorgefaßte Meinung des Untersuchers über die zu erwartende Gesichtsfeldstörung. Andererseits kann mit der manuellen Perimetrie bei Patienten, die bei der automatischen Perimetrie keine Mitarbeit zeigen, durch individuelle Anpassung des Untersuchungsablaufs und der Untersuchungsgeschwindigkeit an das Reaktionsvermögen des Patienten doch noch ein verwertbarer Gesichtsfeldbefund erhoben werden. Dies ist u. a. für gutachterliche Fragen von besonderer Bedeutung.

Kinetische Perimetrie

Zum Verständnis des Prinzips der kinetischen Perimetrie geht man am besten vom Modell des Gesichtsfeldbergs aus (Abb. 1). Dabei entspricht die Grundfläche des Gesichtsfeldbergs der flächigen Ausdehnung des Gesichtsfeldes und die Höhe des Berges der Funktionshöhe jeder einzelnen Netzhautstelle [1, 2]. Ein Prüfpunkt von konstanter, definierter Leuchtdichte und Größe wird bei kinetischer Untersuchungsmethode aus einem Gesichtsfeldbereich mit geringerer Empfindlichkeit mit langsamer, möglichst gleichbleibender Bewegung in einen Bereich höherer Empfindlichkeit geführt, bis die Prüfmarke wahrgenommen wird. Die kinetische Perimetrie ist somit gekennzeichnet durch:

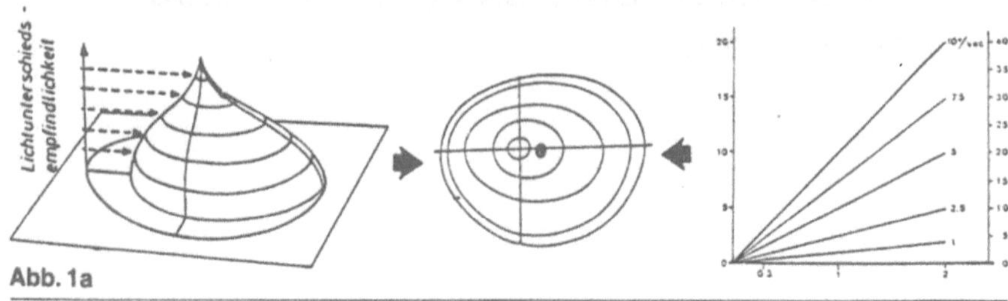

Abb. 1a

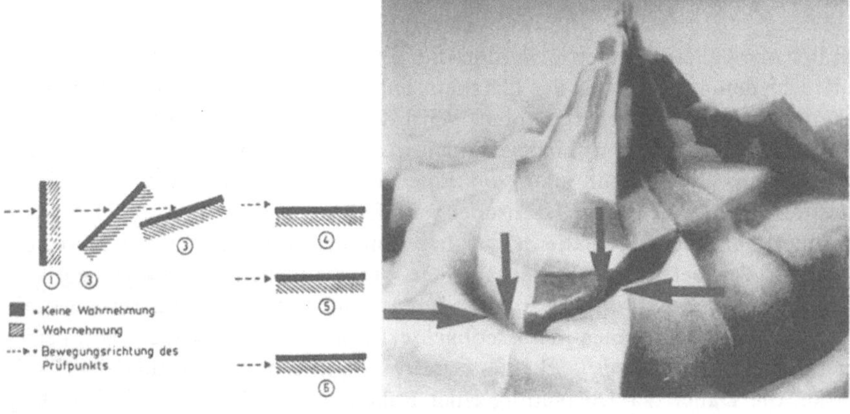

Abb. 1b   Abb. 1c

Abb. 1a, *links:* Gesichtsfeldberg mit unterschiedlichen Höhenlinien gleicher Lichtunterschiedsempfindlichkeit, *Mitte:* zweidimensionale Isopterendarstellung entsprechend den Höhenlinien des Gesichtsfeldberges als gemeinsamen Ort gleicher Lichtunterschiedsempfindlichkeit (nach [3]), *rechts:* der Einfluß der Führungsgeschwindigkeit der Testmarke *(linke Ordinate)* auf den noch auflösbaren Skotomdurchmesser *(rechte Ordinate)* als Funktion der Führungsgeschwindigkeit der Testmarke und der kombinierten Reaktionszeit von Arzt und Patient (nach [4]. Je schneller die Prüfmarke bewegt wird, um so wahrscheinlicher wird ein kleiner Defekt überfahren. Darin liegt eine der Fehlermöglichkeiten der manuellen kinetischen Perimetrie; **Abb 1b:** kinetische Perimetrie (waagerechte Untersuchungsrichtung, dargestellt durch *horizontalen Pfeil* bei unterschiedlichem Gefälle *1–6* des Empfindlichkeitsberges. Je flacher das Gefälle ist, desto weniger eindeutig ist das Ergebnis der Schwellenbestimmung (nach [5]. **Abb. 1c:** Modell des Gesichtsfeldberges (nach [4]) mit dem absoluten, physiologischen Skotom des blinden Flecks *(links)* und einem Bogenskotom *(Mitte),* das mit der kinetischen Untersuchungsmethode allein *(waagerechter Pfeil)* bei bestehendem flachen Gefälle der Netzhautempfindlichkeit mit hoher Wahrscheinlichkeit „überfahren" und damit nicht aufgedeckt wird. Mit der statischen Prüfmethode *(senkrechter Pfeil)* ist es bei ausreichender Rasterdichte aufdeckbar und in der Skotomtiefe auslotbar

1) horizontale Untersuchungsrichtung in Bezug auf den „Berg" des Gesichtsfelds,
2) konstante Leuchdichte,
3) variable Ortskoordinaten.

Die durch wiederholte Messung mit gleicher Prüfmarke ermittelten Lichtunterschiedsempfindlichkeiten werden durch lineare Interpolation zu einer Isoptere verbunden, die mit der Höhenlinie eines Berges vergleichbar ist. Die dreidimensionale Empfindlichkeitsverteilung der Netzhaut wird so zweidimensional dargestellt (Abb. 1a, Mitte). Die Schwellenmessung ist um so genauer ausführbar, je mehr die gewählte Untersuchungsrichtung senkrecht zum Gefälle der Netzhautempfindlichkeit liegt. Ein flaches Empfindlichkeitsgefälle der Netzhaut wirkt sich daher ungünstig auf die Exaktheit der Messung bei der kinetischen Perimetrie aus. Bei ganz flachem Gefälle der Netzhautempfindlichkeit ist eine Schwellenbestimmung nicht mehr möglich, da der Prüfpunkt dann entweder unterschwellig ist oder im Schwellenbereich bleibt oder ständig überschwellig ist [5]. Die kombinierte Reaktionszeit von Arzt und Patient und die Führungsgeschwindigkeit der Testmarke beeinflussen das Auflösungsvermögen. Bei schneller Bewegung der Testmarke wirken sich Schwankungen der Reaktionszeit des Patienten, die unvermeidlich sind, stärker aus. So wird als Normwert für die kombinierte Reaktionszeit 0,4–1 Sekunde angegeben. Sie liegt jedoch bei älteren Menschen meist höher. Diese längeren Reaktionszeiten müssen dann, um ein brauchbares Ergebnis zu erzielen, mit kleineren Bewegunsgeschwindigkeiten der Prüfmarke ausgeglichen werden. Bei einer durchschnittlichen Bewegungsgeschwindigkeit von 2°/Sekunde und bei einer kombinierten Reaktionszeit von Arzt und Patient von 0,5 Sekunde ist das kleinste auflösbare Skotom theoretisch 2° [4]. Daraus wird deutlich, daß bei flachem Empfindlichkeitsgefälle der Netzhaut, wie Abb. 1b veranschaulicht, die kinetische Schwellenbestimmung eine größere Variabilität aufweist [1, 6–10]. Bei Vorhandensein kleiner, punktförmiger Ausfälle können diese leicht überfahren werden. Die Bestimmung der Skotomtiefe bei kleinen, parazentralen frühglaukomatösen Skotomen ist kinetisch ebenfalls nur schwer möglich, da hier in einem kleinen Bereich sehr viele Isopteren gelegt werden müßten, die sich dann nur auf wenige untersuchte Punkte stützen können. Für großflächige glaukomatöse Gesichtsfelddefekte läßt sich dagegen mit der kinetischen Perimetrie rascher ein Überblick über Form und Größe des Gesichtsfeldausfalls gewinnen als mit der statischen Prüfmethode. Hinsichtlich weiterer Einzelheiten zur Untersuchungsmethodik der kinetischen Perimetrie und des Goldmann-Perimeters sei auf ein Lehrbuch von D. Anderson [11] verwiesen.

Statische Perimetrie

Das Untersuchungsprinzip der manuellen statischen Gesichtsfelduntersuchung beruht darauf, daß die Leuchtdichte eines Prüfpunktes an einer räumlich definierten Netzhautstelle so lange in Stufen erhöht wird, bis der Stimulus vom Patienten wahrgenommen wird [1, 12–15]. Die manuelle statische Perimetrie ist zeitaufwendig, so daß i. allg. nur 2 Profilschnitte durch den Gesichtsfeldberg

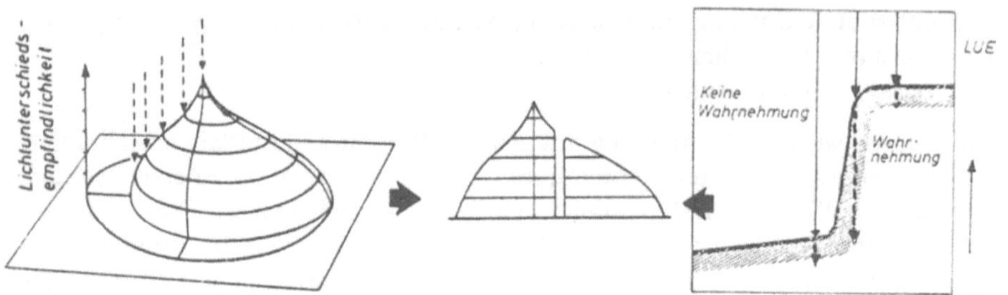

Abb. 2. Schematische Darstellung der statischen Perimetrie, *links:* Darstellung des Gesichts-feldberges mit der Untersuchungsrichtung der statischen Perimetrie, *Mitte:* zweidimensionale Darstellung eines Profilschnittes als einen Querschnitt durch den Gesichtsfeldberg, wie er sich bei der statischen Perimetrie als Aufzeichnung des Gesichtsfeldbefunds ergibt, *rechts:* Schwellenbestimmung der statischen Perimetrie bei verschiedenem Gefälle der Netzhautemp-findlichkeit. Bei sehr starkem Gefälle ergibt sich eine große Streuung der Ergebnisse *(mittlerer Pfeil),* bei flachem Gefälle *(benachbarte Pfeile)* läßt sich die Netzhautempfindlichkeit sehr exakt bestimmen. (Nach [5])

ermittelt werden. Es werden also begrenzte Areale des Gesichtsfelds, allerdings mit geringerem Beobachtungsfehler als bei der kinetischen Perimetrie, unter-sucht. Andere Teile des Gesichtsfelds bleiben jedoch ungeprüft. Die Wiederho-lung der Messungen entlang eines Meridians ergibt durch Verbindung der Wahrnehmungspunkte eine Profilkurve, vergleichbar einem Querschnitt durch den Gesichtsfeldberg. Die statische Perimetrie arbeitet also mit:

1) vertikaler Untersuchungsrichtung im Bezug auf den „Berg" des Gesichtsfelds,
2) variablen Leuchtdichten,
3) konstanten Ortskoordinaten.

Während bei der kinetischen Perimetrie die Unsicherheit der Befunderhebung im Bereich des flachen Gefälles der Netzhautempfindlichkeit liegt, ist die Schwellen-bestimmung mit der statischen Perimetrie bei sehr starkem Gefälle mit Unsicher-heiten belastet und ergibt in diesem Bereich eine größere Streuung (Abb. 2). Dies ist eine der Ursachen für die erhöhten Fluktuationen im Randbereich von Skotomen. In den Nachbarbereichen werden jedoch exakte Schwellenwerte gefunden [1], wie Abb. 2 (rechts) veranschaulicht. An den dem steilen Gefälle benachbarten Netzhautort sind die Höhenunterschiede im Gesichtsfeld gut reproduzierbar zu erfassen, so daß unter der Voraussetzung eines engen Prüfpunktabstands auch kleine, tiefe Skotome exakt auslotbar sind. Die gleiche Information wäre bei der Isopterenperimetrie theoretisch nur durch die Bestim-mung sehr vieler Isopteren möglich. Für die Aufdeckung parazentraler Skotome beim Glaukom ist daher die statische Perimetrie besser geeignet, während umgekehrt die Isopterenperimetrie in der raschen Erfassung von Ausdehnung und Form des Gesichtsfelddefekts der Profilperimetrie überlegen ist.

Kombination kinetischer und statischer Perimetrie

Jede der oben in ihrem Untersuchungsprinzip dargestellten Methoden hat somit Vor- und Nachteile, je nachdem, welches Stadium des Gesichtsfeldausfalls und welche krankheitsspezifische perimetrische Fragestellung untersucht wird. Für die Aufdeckung früher glaukomatöser Ausfälle wurde daher für die manuelle Perimetrie eine kombinierte Methode aus statischer und kinetischer Untersuchungsmethode, die sog. Armaly-Drance-Untersuchungstechnik beschrieben. Bei dieser von Armaly [16] beschriebenen und von Drance [17, 18] modifizierten Methode läßt sich am Goldmann-Perimeter die Findungswahrscheinlichkeit für isolierte, kleine, zentrale und parazentrale Gesichtsfeldausfälle erhöhen [19]. Der mit der kinetischen Methode schwer erfaßbare zentrale Gesichtsfeldbereich wird dabei zusätzlich durch überschwellige statische Messungen innerhalb einer Isoptere geprüft [4, 20, 21]. Im zentralen Gesichtsfeldbereich werden zwischen den Isopteren an definierten Positionen zusätzlich statische Schwellenbestimmungen ausgeführt, wobei mit einem gering überschwelligen Stimulus untersucht wird [22]. Die durch die zusätzliche statische Untersuchung verbesserte Empfindlichkeit im Auffinden früher Defekte geht dabei mit einer gewissen Anzahl falschpositiver Befunde einher [23]. Hinsichtlich der Beschreibung der Methode wird auf ein spezielles Perimetrielehrbuch verwiesen [11].

Automatisierte Rasterperimetrie

Der automatisierten Rasterperimetrie liegt das Untersuchungsprinzip der statischen Prüfmethode zugrunde. Die prinzipielle Überlegenheit dieser statischen Untersuchungstechnik oder einer kombinierten statisch-kinetischen Methode beim Auffinden frühglaukomatöser Ausfälle wurde für die manuelle Perimetrie vielfach beschrieben [11]. Die Netzhautempfindlichkeit, also die „Höhe des Gesichtsfeldbergs", wird mit Hilfe statischer Schwellenbestimmungen, die vergleichbar mit Planquadraten über den Berg der Empfindlichkeit gelegt sind, bestimmt.

Unter dem Begriff der automatisierten Perimetrie werden technisch sehr unterschiedliche Geräte [24–26, 29, 31, 33, 35, 46] zusammengefaßt, die sich in den im folgenden genannten 3 Punkten wesentlich unterscheiden.

Die Wahrscheinlichkeit, mit der computergesteuerten Rasterperimetrie ein frühglaukomatöses Skotom aufzufinden, ist u. a. abhängig von

1) der angewandten statischen Prüfmethode,
2) der Rasterdichte,
3) der Prüffeldgröße.

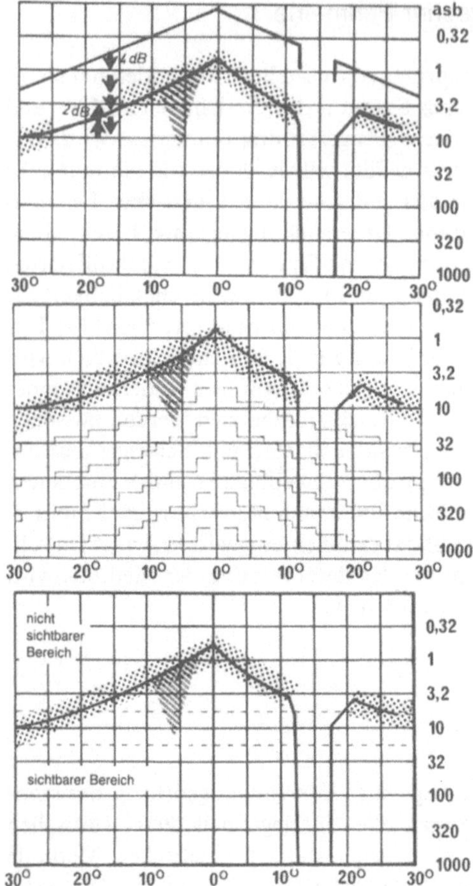

Abb. 3. Prinzipielle Unterschiede der statischen Untersuchungsmethode bei der computergesteuerten Rasterperimetrie, *oben:* quantitative oder adaptive oder eingabelnde Prüfmethode. Die Empfindlichkeitsschwelle wird aus dem überschwelligen und unterschwelligen Bereich durch Änderung der Leuchtdichte in Schritten von 4 dB bestimmt. Ein relatives glaukomatöses Skotom *(schraffiert)* ist damit genau auslotbar, *Mitte:* schwellennah-überschwellige Untersuchungsmethode. Durch peripher hellere Prüfpunkte und im Zentrum weniger helle Stimuli wird das Empfindlichkeitsgefälle der Netzhaut berücksichtigt. Diese zur Peripherie hin abgestufte, nach peripher größer werdende Prüfmarkenleuchtdichte ermöglicht eine gleichmäßig überschwellige Perimetrie bei gleicher Stimulusgröße an jedem Netzhautort. Auch relative Skotome lassen sich damit mit hoher Sensitivität und hoher Spezifität in relativ kurzer Untersuchungszeit aufdecken. Dieses qualitative Testverfahren nimmt jedoch keine exakte Tiefenauslotung relativer Skotome vor. Bei verschiedenen Perimetern ist eine Klassifizierung in flache und tiefe Skotome möglich oder eine zusätzliche Auslotung, *unten:* linear-überschwellige Untersuchungsmethode. Das gesamte Prüffeld wird mit einer einheitlichen, also linearen Überschwelligkeit bei gleicher Prüfpunktgröße untersucht. Wie die *gestrichelten Linien* zeigen, muß dabei der zentrale Gesichtsfeldbereich sehr überschwellig geprüft werden, wenn man in der Peripherie falsch-positive Antworten vermeiden will. Relative, frühglaukomatöse Skotome werden damit dann entweder mit hoher Wahrscheinlichkeit nicht erfaßt, wenn sie im Zentrum liegen, oder in der Peripherie werden Ausfälle angegeben, die in Wahrheit nicht vorhanden sind (falsch-positive Antworten). Diese Untersuchungsmethode ist für Glaukomperimetrie nicht geeignet

Prüfmethoden bei der Computerperimetrie

Die Sensitivität und Spezifität der Befunderhebung bei den verschiedenen automatischen Perimetern [24, 25] ist im wesentlichen abhängig von der gewählten statischen Untersuchungsmethode, wobei unterschieden werden muß, ob eine linear überschwellige [27–31], eine schwellennah überschwellige [27, 29, 30, 32] oder eine quantitative, eingabelnde Prüfmethode [29, 30, 33, 34] angewandt wird. Dies ist auch bei der Interpretation der Befunde zu berücksichtigen (Abb. 3).

Bei der schwellenbestimmenden Untersuchungsmethode ist wiederum zu unterscheiden, ob nur eine Schnellversion (Schwellenbestimmung erfolgt nur im pathologisch veränderten Gesichtsfeld) oder eine sog. Normalversion zur Anwendung kommt, bei der in jedem Prüfpunkt, also auch im Normalbereich, eine eingabelnde Schwellenbestimmung ausgeführt wird [35].

Für die Aufdeckung und Quantifizierung frühglaukomatöser Gesichtsfeldausfälle, insbesondere für die Beurteilung einer Befundänderung in relativen Skotombereichen, ist ein schwellenbestimmendes Untersuchungsverfahren am besten geeignet. Dies ist für das Glaukom von besonderer Bedeutung, da Gesichtsfeldverschlechterungen trotz Regulierung des intraokularen Drucks vorwiegend eine Tiefenzunahme bestehender relativer Skotome zeigen [36–41]. Hinsichtlich der Unterschiede in der Sensitivität und Spezifität der einzelnen computergesteuerten Prüfmethoden und der unterschiedlichen automatischen Perimeter (vergleiche Abb. 5) sei auf eigene klinische Studien mit weiterführenden Literaturangaben verwiesen [24, 25, 29–35, 42–46].

Rasterdichte bei der Computerperimetrie

Die Findungswahrscheinlichkeit für beginnende glaukomatöse Gesichtsfeldausfälle ist ferner abhängig von Anordnung und Anzahl der Prüfpunkte pro Flächeneinheit (29, 30, 46, 47) (Abb. 4a). Die größtmögliche Rasterdichte wird durch die Belastungsfähigkeit des Patienten begrenzt. Die Möglichkeit zeitlich getrennter Untersuchungen verschiedener Gesichtsfeldabschnitte mit verschiedenen Programmen unterschiedlicher Prüfpunktanordnung und anschließender rechnerischer Kombination der Teilbefunde zu einem Gesichtsfeldausdruck erlaubt eine schwellenbestimmende Untersuchung, ohne dem Patienten eine zu lange Einzeluntersuchung zumuten zu müssen (Abb. 4b). Unter der Voraussetzung eines dichten Prüfpunktrasters ist nicht nur eine genaue Tiefenbestimmung selbst kleiner Skotome möglich, sondern es können auch Form und Größe der Skotome erfaßt werden. Bei dem automatischen Humphrey- oder Octopusperimeter [30, 35, 47] werden die Prüfpunkte in den schwellenbestimmenden Standardprogrammen in einem übereinstimmenden kartesischen 6°-Raster dargeboten. Bei Kombination von 2 Rastern (z. B. Programm 31 und 32) ergibt sich ein Prüfpunktabstand von 4,2°. Hinsichtlich des Prüfpunktrasters, das bei schwellenbestimmender Untersuchungsmethode in vertretbarer Zeit glaukomspezifisch ein Optimum an Informationen ergibt, gehen die Ansichten auseinander.

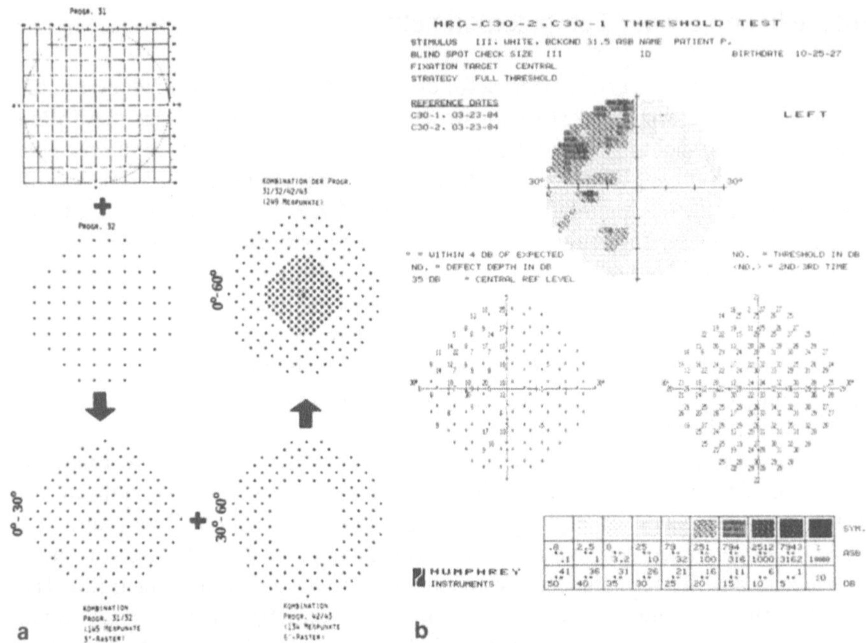

Abb. 4a. Kombinationsmöglichkeiten unterschiedlicher Prüfpunktraster, wie sie bei den Octopus- und Humphrey-Perimetern Anwendung finden, *Oben:* 6°-Raster des Programms 31 bzw. 30–1 zur Untersuchung des zentralen Gesichtsfeldes bis 30° Exzentrizität. Das Programm 32 bzw. 30–2 hat denselben Rasterabstand, wobei die Prüfpunkte um 3° im schrägen Durchmesser versetzt sind *(Mitte links),* so daß die Kombination der beiden Programme ein Auflösungsvermögen von 4,2° ergibt *(unten links).* Diese kombinierte Untersuchung läßt sich mit einem kombinierten Raster des peripheren Gesichtsfeldes kombinieren *(unten rechts),* so daß über eine zeitlich fraktionierte Untersuchung der Gesichtsfeldbereich bis 60° problemorientiert mit entsprechend hoher Rasterdichte untersucht werden kann; **Abb. 4b** glaukomatöser Gesichtsfeldausfall am linken Auge, dargestellt im Befundausdruck als Kombination der Programme 30–2 und 30–1 des Humphrey-Perimeters

Abbildung 5 zeigt ein glaukomatöses Skotom, dargestellt mit unterschiedlichen Perimetern (Abb. 5).

Aufdeckrate bei 6°-Rastern

In einer klinischen Studie [46] prüften wir daher, wie sich mit einem 6°-Raster das „Testskotom blinder Fleck" quantitativ erfassen läßt (Abb. 6). Bei 474 Gesichtsfeldern, die unter kontrollierten Bedingungen mit dem Raster des Programms 31 untersucht wurden, stellte sich der blinde Fleck nur bei 47,9% als absolutes Skotom dar (Abb. 7). Bei 1,7% wurde der blinde Fleck nicht aufgedeckt, und bei

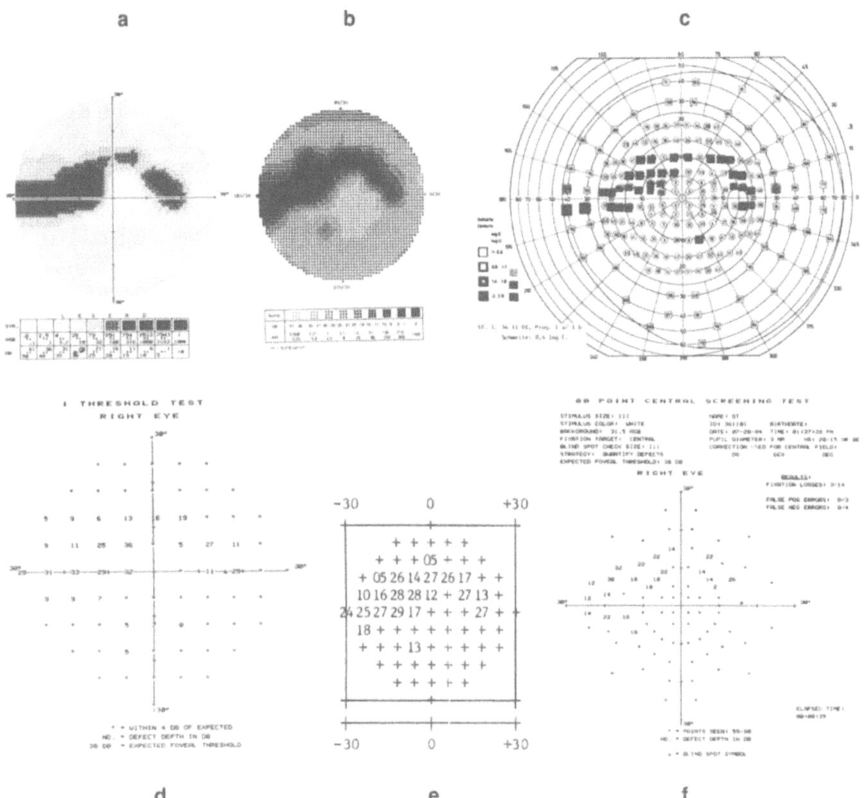

Abb. 5. Darstellung eines glaukomatösen Gesichtsfeldausfalls am rechten Auge einer Patientin mit Glaukom ohne Hochdruck mit unterschiedlichen Perimetern, **a:** Graustufendarstellung mit Programm 30–1 des Humphrey-Perimeters und mit **b:** Programm 31 des Octopus-Perimeters, **d:** Defektiefendarstellung mit Programm 30–1 des Humphrey-Perimeters, **e:** Differenzwertdarstellung mit dem Programm 31 des Octopus-Perimeters. Bedingt durch unterschiedliche Umfeldleuchtdichte u. a. ergeben sich Unterschiede in der Defekttiefendarstellung zwischen den beiden Perimetern trotz gleicher Prüfpunktanordnung. **f:** 80-Punkt Screeningtest des Humphrey-Perimeters mit kreisförmiger Prüfpunktanordnung, **c:** Befunddarstellung bei Untersuchung mit dem Peritest. Durch unterschiedliche Prüfmethoden, Rasterdichten und Umfeldleuchtdichten ist eine quantitative Verlaufskontrolle nur perimeter- und programmspezifisch möglich

der Hälfte aller Augen wurde der blinde Fleck als relatives Skotom dargestellt, also perimetrisch nur angeschnitten. Bei Untersuchung mit einem 6°-Raster kann sich somit hinter einer Empfindlichkeitsherabsetzung im Differenzwertausdruck von nur 5 dB ein absolutes Skotom von der Größe des blinden Flecks verbergen [46]. Bei Untersuchung von 132 Augen mit Programm 32 wurde das Testskotom „blinder Fleck" ebenfalls nur bei 41,7% als absolutes Skotom aufgedeckt. Bei Kombination der Raster der Programme 31 und 32 mit einer Rasterdichte von 4,2° wurde der blinde Fleck stets, wenigstens als tiefes relatives Skotom,

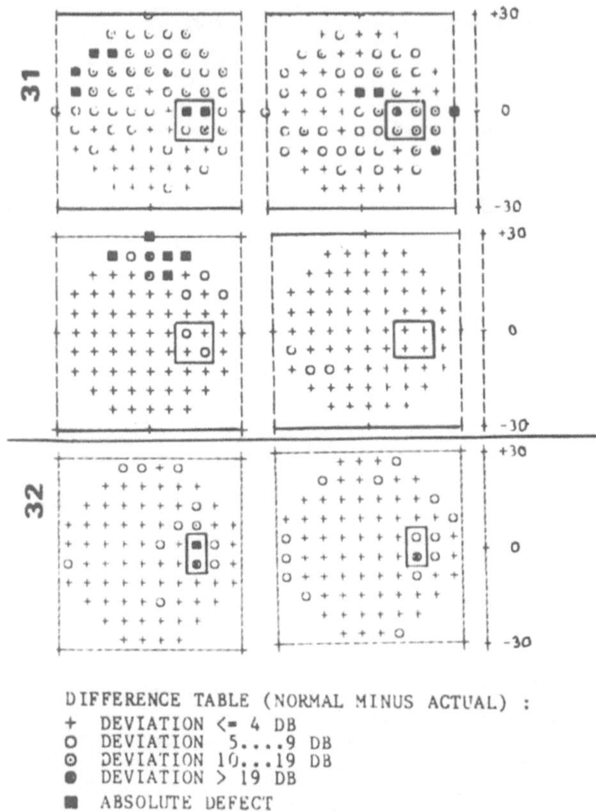

Abb. 6. Quantitative Erfassung des blinden Flecks (Testskotom für einen punktförmigen, absoluten Ausfall) mit 6°-Rastern (oben: Programm 31; unten: Programm 32)

aufgedeckt, so daß zur Aufdeckung lokalisierter Defekte ein Rasterabstand von 4,2° mit entsprechender räumlicher Auflösung als unbedingt erforderlich erscheint [46, 47].

Aufdeckrate von 6°-Rastern im Vergleich zum Programm G1

In einer weiteren Untersuchung [47] prüften wir die Unterschiede in der Aufdeckrate für frühglaukomatöse Gesichtsfeldausfälle zwischen dem Prüfpunktraster des Programms G1 mit seiner zentral dichteren Prüfpunktanordnung im Vergleich zum 6°-Raster des Programms 31. Dazu wurden 133 Augen mit frühglaukomatösen Gesichtsfeldausfällen oder okulärer Hypertension, die bei vorausgegangenen Untersuchungen mit Programm 31 reproduzierbar einen Ausfall oder reproduzierbar einen Normalbefund aufwiesen, mit Programm G1

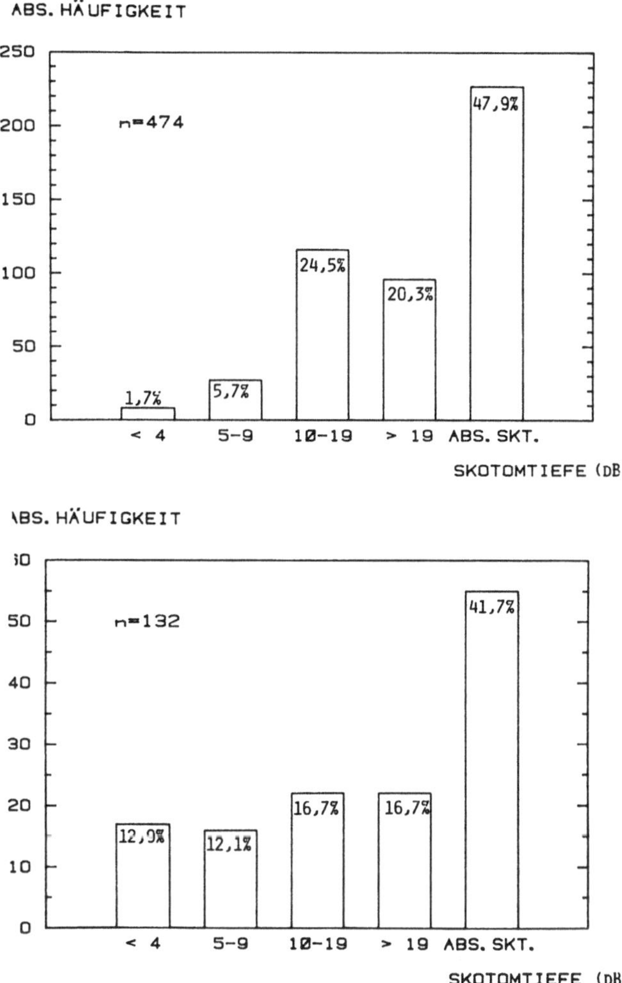

Abb. 7. Häufigkeit der quantitativen Erfassung des blinden Flecks als absolutes Skotom mit Programm 31 *(oben)* und Programm 32 *(unten)*

und Programm 31 randomisiert untersucht. Dabei zeigte sich u. a., daß mit dem Programm G1 bei ausschließlicher Bewertung des Differenzwertausdrucks 13,8% und unter Einbeziehung der Indizes 10,3% der zuvor in Programm 31 reproduzierbar als pathologisch ausgewiesenen beginnenden Skotome nicht aufgedeckt wurden. Die nicht aufgedeckten Skotome lagen häufig zwischen 8° und 28° Exzentrizität, also in einem Bereich, in dem beim Programm G1 ein Rasterabstand der Prüfpunkte von mehr als 6° besteht. Für die Glaukomperimetrie ist daher auch in diesem Bereich eine höhere Rasterdichte erforderlich [47, 49]. Ein Verzicht auf die Doppeluntersuchungen zur Ermittlung des CLV („corrected loss variance"-Werts) der sich u. E. nicht zur Verlaufsbeurteilung eignet, zugunsten einer größeren räumlichen Auflösung, also zugunsten einer höheren Zahl an Prüfpunkten, erscheint uns daher für die Routineperimetrie sinnvoll. Auf der Basis unserer früheren Untersuchungen zur Topographie der Gesichtsfeldausfälle [29, 32, 33, 37, 40, 44, 48] haben wir daher ein glaukomspezifisches Gesichtsfeldprogramm entworfen, das derzeit erprobt wird.

Glaukomgesichtsfeldprogramm (GG-Programm) und Bedeutung des nasalen peripheren Gesichtsfelds

Im Programm G1 wird das zentrale Gesichtsfeld bis 26° Exzentrizität mit 59 Prüfpunkten untersucht, wobei in diesen 59 Prüfpunkten 2mal eine Schwellenbestimmung zur Berechnung des CLV-Wertes ausgeführt wird. Zusätzlich werden 14 periphere Prüfpunkte mit dem 2-Niveautest, also ohne genaue Tiefenbestimmung, geprüft (Abb. 8). Das GG-Programm untersucht das zentrale Gesichtsfeld bis 30° Exzentrizität mit 115 Prüfpunkten mit eingabelnder Untersuchungsmethode. Im GG-Programm wird das periphere Gesichtsfeld im Bereich des nasalen Sprungs ebenfalls schwellenbestimmend in 18 Prüfpunkte untersucht (Abb. 9). Die Zahl der Messungen insgesamt ist somit zwischen den beiden Programmen nicht wesentlich unterschiedlich, so daß das GG-Programm eine mit dem Programm G1 vergleichbare Untersuchungszeit aufweist. Unsere Untersuchungen zum Phasenvergleich im Programm G1 [47] zeigen, daß die Untersuchungszeit des Programms G1 nicht zu einem Ermüdungseffekt beim Patienten führt und damit geeignet ist. Auch außerhalb 30° wird beim GG-Programm im Bereich des nasalen Sprungs schwellenbestimmend perimetriert, da ein Ausfall im Bereich des peripheren nasalen Sprungs stets darauf hinweist, daß mit hoher Wahrscheinlichkeit auch innerhalb 30° parazentrale Skotome vorliegen [47, 49]. Die Findungs-

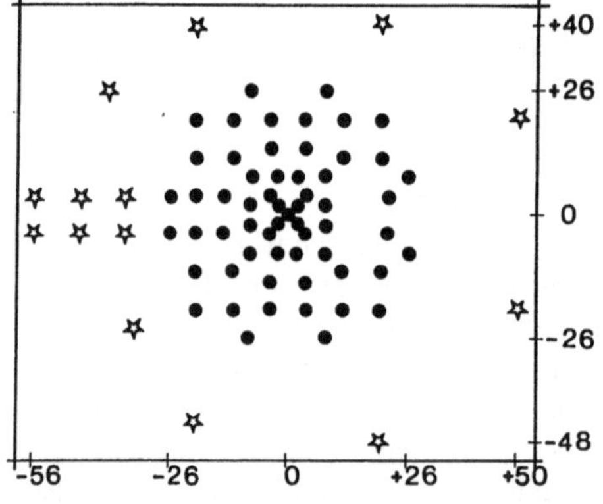

☆ Prüfpunkt, untersucht mit dem 2-Niveau-Test
● Prüfpunkt, untersucht durch Schwellenbestimmung

Abb. 8. Prüfpunktanordnung beim G1-Programm

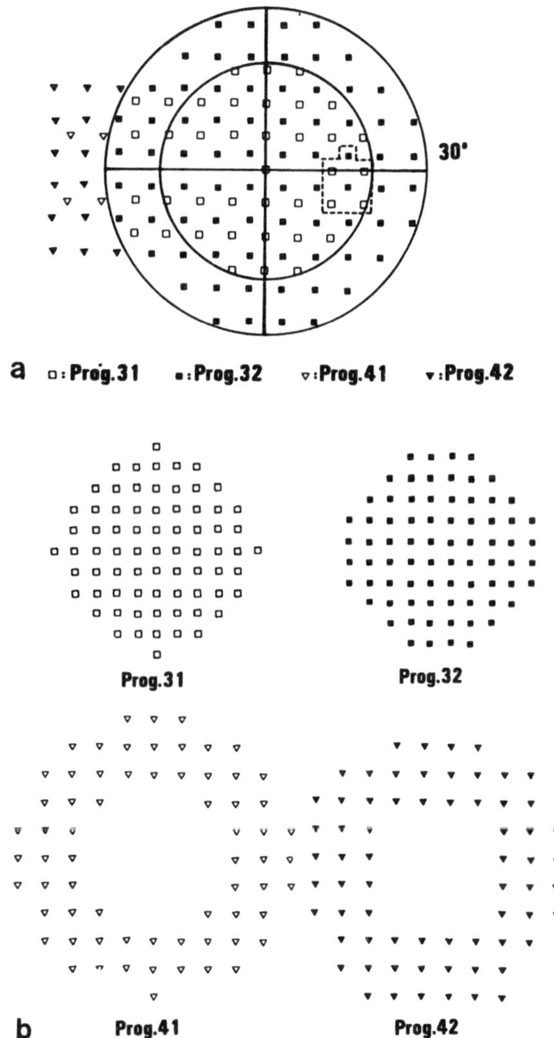

Abb. 9a: glaukomspezifisches Prüfpunktraster beim Glaukomgesichtsfeldprogramm (GG-Programm). Das zentrale Gesichtsfeld wird im Bjerrumbereich, einschließlich des Bereichs des blinden Flecks, mit einem Prüfpunktraster von 4,2° nasal bis 30° und nach oben und unten bis 24° untersucht. Im übrigen 30°-Gesichtsfeldbereich wird mit dem 6°-Raster untersucht. Außerhalb 30° erfolgt im Bereich des nasalen Sprungs ebenfalls eine schwellenbestimmende Untersuchung mit einem 8,4°- bzw. 12°-Raster. Es wurde eine paraxiale Prüfpunktanordnung gewählt. Mit diesem glaukomspezifischen Prüfpunktraster werden in einem Untersuchungsgang die glaukomspezifisch relevanten Prüfpunkte aus den Programmen 31, 32, 41, 42 zusammengefaßt. Die Auswahl der glaukomspezifisch relevanten Prüfpunkte erfolgte durch Untersuchung der Topographie der Ausfälle. Das GG-Programm weist insgesamt 133 Testpunkte auf.

Abb 9b: Prüfpunktanordnung der Programme 31, 32, 41, 42. Glaukomrelevante Testorte dieser Programme werden zum GG-Programm zusammengefaßt

wahrscheinlichkeit für einen glaukomatösen Gesichtsfeldausfall wird dadurch zusätzlich erhöht. Mit insgesamt 133 Prüfpunkten, 115 davon innerhalb 30°, wird eine für eine schwellenbestimmende Untersuchungsmethode hohe Rasterdichte erreicht [47, 49]. Von 0–25° Exzentrizität liegt ein homogenes Raster von 4,2° vor. Dieses 4,2°-Raster besteht auch für den gesamten nasalen Gesichtsfeldbereich oberhalb und unterhalb des 0°-Meridians bis 30°, da hier besonders häufig Skotome vorliegen. Nach oben, unten und temporal liegt zwischen 25° und 30° ein 6°-Raster vor. Außerhalb 30° wird nasal mit einem 8,4°-Raster untersucht. Bezogen auf die x-Achse haben wir eine paraxiale Prüfpunktanordnung gewählt, so daß glaukomspezifisch oberhalb und unterhalb der Raphe des Nervenfaserverlaufs untersucht wird. Im Gegensatz zum Programm G1 wird auch der blinde Fleck untersucht. Die Perimetrie des blinden Flecks hat zwar keine direkte glaukomspezifische Bedeutung, ist jedoch als Referenzskotom u. a. wichtig [1]. Alle Prüfpunkte des Programms 32 sind im GG-Raster enthalten. Dies ermöglicht einen problemlosen Übergang von Programm 32 zum GG-Programm und umgekehrt, ohne Informationsverlust in der Verlaufsbeobachtung. Die Prüfpunkte des Programms 32 werden zuerst dargeboten. Für den Fall eines vorzeitigen Abbruchs der Untersuchung, der bei älteren Patienten aufgrund der verminderten Konzentrationsfähigkeit immer möglich ist, kann so zumindest ein Befundausdruck auf der Basis der Prüfpunkte des Programms 32 erfolgen. Da alle Prüfpunkte des Programms 32 bzw. 30–2 enthalten sind, hat dies den Vorteil der Verlaufsbeurteilung unter Verwendung bisheriger Meßergenisse. Die MD („mean defect")- und MS („mean sensitivity")-Werte, die den Werten des Gesamtverlustes und der mittleren Netzhautempfindlichkeit im Programm Delta entsprechen, sind auch ohne Doppelstimmung errechenbar und könnten dem Programm angefügt werden. Das GG-Programm setzt sich somit aus den glaukomrelevanten Prüfpunkten der Programme 31, 32, 41 und 42 am Octopus-, bzw. den glaukomrelevanten Prüfpunkten der Programme 30–1, 30–2, 30/60–1, 30/60–2 THR des Humphrey-Perimeters zusammen (vgl. Abb. 9b). Das Meßergebnis läßt sich mit der Defekttiefendarstellung ausdrucken und in diesen Meßpunkten mit den Vorbefunden vergleichen. Abbildung 10 zeigt einen glaukomatösen Gesichtsfeldausfall, ausgedruckt in der Defekttiefendarstellung der GG-Programmprototypversion des Humphrey-Perimeters. Mit einer Untersuchung gibt das GG-Programm auf einem Befundausdruck in kürzerer Untersuchungszeit eine glaukomspezifische Information über das zentrale Gesichtsfeld und den nasalen Sprung. Eine Untersuchung liefert also vergleichbare Informationen, die zuvor durch die Anwendung von 4 Programmen gewonnen werden mußten (Abb. 10). Auch das GG-Programm stellt einen Kompromiß zwischen der erreichbaren räumlichen Auflösung und der zumutbaren Untersuchungszeit dar. Wesentlich mehr an Information wird sich, in anbetracht der zeitlich begrenzten Belastbarkeit der meist älteren Glaukompatienten, glaukomspezifisch in einem Untersuchungsgang vermutlich nicht erzielen lassen. Der diagnostische Wert dieses glaukomspezifischen Rasters im Vergleich zu den bisherigen wird derzeit in weiteren kontrollierten Studien von uns untersucht. Unsere Untersuchungen zur Topographie glaukomatöser Gesichtsfeldausfälle in den verschiedenen Erkrankungsstadien zeigen im nasalen Gesichtsfeldbereich bei Glaukom ohne

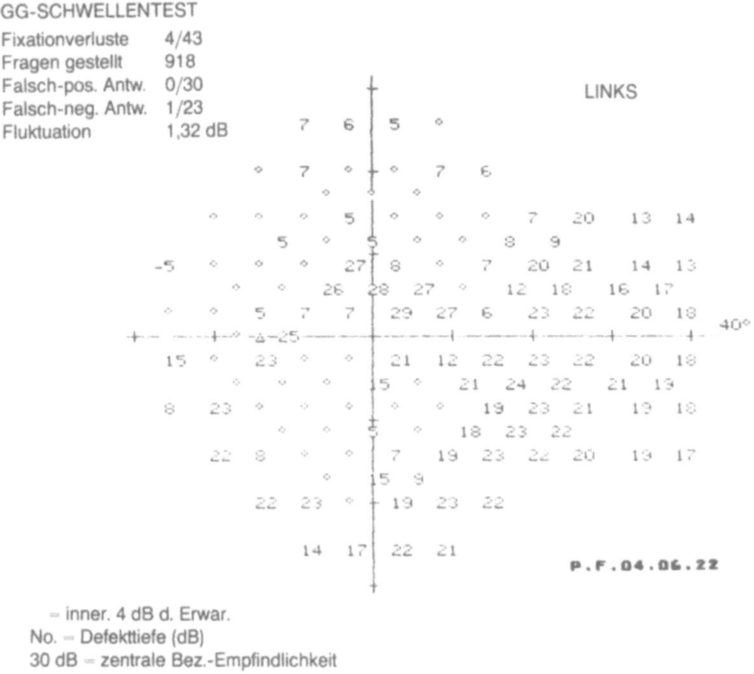

Abb. 10. GG-Programm: glaukomatöser Gesichtsfeldausfall am linken Auge eines Patienten mit Glaucoma chronicum simplex, ausgedruckt in der Defektiefendarstellung der GG-Programmprototypversion des Humphrey-Perimeters. In einem Untersuchungsgang gibt das GG-Programm in kürzerer Untersuchungszeit glaukomspezifisch die Informationen, zu deren Erfassung zuvor 4 Programme erforderlich waren

Hochdruck und Glaucoma chronicum simplex (Stadium II) eine von 6° nach 30° zunehmende Häufigkeit im nasalen Bereich oberhalb und unterhalb des 0°-Meridians, so daß gerade hier eine Erweiterung des Prüffeldes nach peripherer bei schwellenbestimmender Untersuchung notwendig erscheint. Bei Untersuchung von 96 Augen mit frühglaukomatösen Ausfällen lagen bei 80 (83%) gleichzeitig parazentrale Ausfälle und Ausfälle peripher vor. Bei Untersuchung des zentralen Gesichtsfeldes, wie auch der nasalen Peripherie, erhöht sich somit die Wahrscheinlichkeit der Aufdeckung einer glaukomatösen Veränderung. Eigene Untersuchungen von 214 Augen mit glaukomatösen Gesichtsfeldausfällen bis Stadium II zeigen, daß bei 70,2% der glaukomatösen Gesichtsfeldausfälle bis Stadium II [31, 44] eine Kombination peripherer Einbrüche mit parazentralen Skotomen vorliegt, wobei vereinzelt auch außerhalb 30° Exzentrizität ein isolierter nasaler Ausfall erstes Glaukomzeichen sein kann. Es erscheint daher glaukomspezifisch gerechtfertigt, diesen Bereich ebenfalls mit hoher Rasterdichte und schwellenbestimmender Untersuchungsmethode zu prüfen.

Prüffeldgröße

Früher ging man davon aus, daß frühglaukomatöse Gesichtsfeldausfälle überwiegend innerhalb 20° Exzentrizität auftreten und somit dieser Prüffeldbereich für die Glaukomdiagnostik ausreichend sei [50]. So untersuchte die erste Version des Competers nur den zentralen Gesichtsfeldbereich bis 20°, oben und unten sogar nur bis 15° Exzentrizität mit 64 kreisförmig angeordneten Prüfpunkten. Beim 50-Loch-Glaukomschirm des Friedmann-Analysators wird ein Untersuchungsbereich bis 20° geprüft, wobei die Testpunkte im Bereich der zu erwartenden Bjerrum-Skotome dichter angeordnet sind. Eine Untersuchung von 101 Augen mit glaukomatösen Ausfällen bis Stadium II mit dem Competer (20°-Prüffeld) ergab, daß 11,9% aller Skotome außerhalb des 20°-Testfelds, aber noch innerhalb des 30°-Prüffelds des Octopus-Programms 31 lagen und 83,1% der diagnostizierten Skotome zu mehr als 50% ihrer Gesamtfläche außerhalb des Untersuchungsbereiches bis 20° lagen und somit in ihrer tatsächlichen Größenausdehnung nicht erfaßt werden konnten ([33], Abb. 11). Für die Erstuntersuchung bei Glaukom-

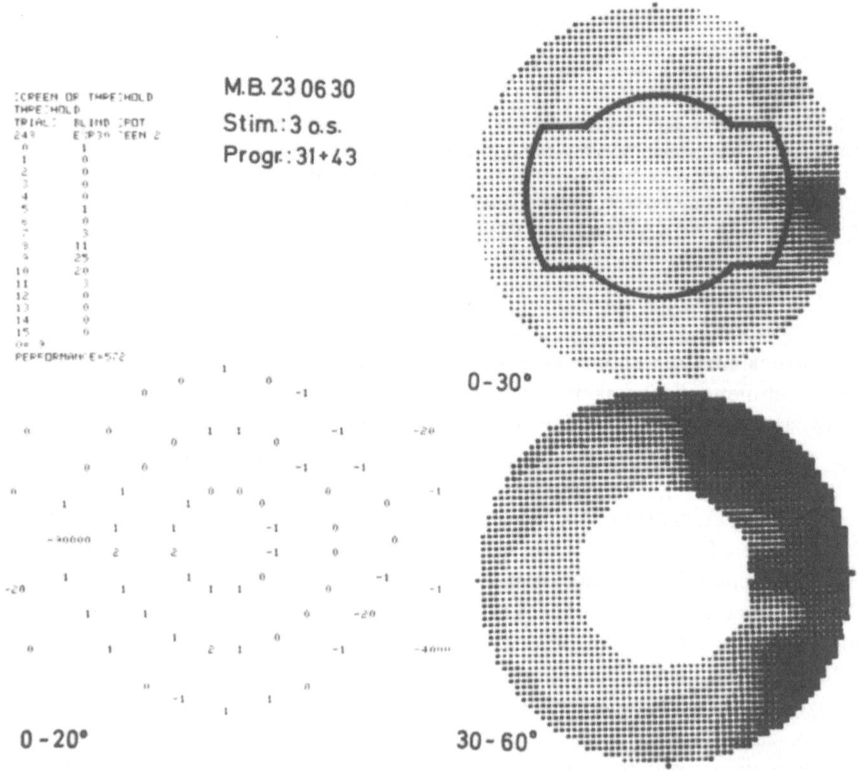

Abb. 11. Prüffeldgröße des Competer (0°–20°, *links*) im Vergleich zum Programm 31 (0°–30°, *rechts oben*) und dem Programm 41 (30°–60°, *rechts unten*). (Nach [30])

verdacht sollte daher mindestens eine Untersuchung bis 30° Exzentrizität gewählt [33] und dieser Bereich mit einem kombinierten Prüfpunktraster von 4,2° untersucht werden. Der Bereich von 30–60° sollte, zumindest im Bereich des nasalen Sprungs, zusätzlich schwellenbestimmend geprüft werden, wie oben ausgeführt [47, 49].

Rauschfeldkampimetrie

Mit der Rauschfeldkampimetrie nach Aulhorn u. Köst [51] kann der Patient seine Gesichtsfeldausfälle subjektiv wahrnehmen. Angaben zur Skotomtiefe sind nicht möglich, so daß es sich um eine Screeninguntersuchung handelt, die sich durch besonders kurze Untersuchungszeit auszeichnet. Mit Hilfe eines Fernsehbildes, das sich aus 120000 flimmernden Bildelementen zusammensetzt, und das der Gesunde als gleichmäßig helles und gleichmäßig rauschendes Blind wahrnimmt, kann der Glaukompatient seine Gesichtsfeldausfälle erkennen. Der Gesichtsfeldausfall kann sich dabei durch eine Änderung der Helligkeitswahrnehmung oder/ und durch eine Änderung der Rausch- bzw. Bewegungswahrnehmung für den Patienten zeigen. Der Patient sieht dann sein Skotom als einen hellen oder dunkleren Bereich oder als einen Bereich mit vermindertem oder fehlendem Rauschen. Um erste Hinweise zur Sensitivität dieser neuen Untersuchungsmethode zu erhalten, hatten wir 76 Augen mit glaukomatösen Gesichtsfeldausfällen (Stadium I–IV) und 20 Augen mit okulärer Hypertension vergleichend zur schwellenbestimmenden Untersuchungsmethode untersucht [52]. In einem qualitativen Vergleich prüften wir, wie häufig ein pathologischer oder ein Normalbefund im Rauschfeld als pathologisch oder normal bestätigt wird: von 76 Augen mit reproduzierbaren Skotomen wiesen bei Anwendung der Rauschfeldkampimetrie 65 Augen (85,5%) übereinstimmend einen pathologischen Befund auf. 11 Augen zeigten einen Normalbefund. Bei Gesichtsfeldausfällen des Stadiums I lag die Übereinstimmung nur bei 63,6%, bei Stadium II bei 90,9% und Stadium III und IV bei 95% vor. Bei relativen Skotomen besteht somit eine geringere Sensitivität. Bei der Bewertung dieser Zahlen muß jedoch bedacht werden, daß solche relativen Skotome, definiert als Empfindlichkeitsherabsetzung von 5 und mehr dB sich auch mit der Goldmann-Perimetrie unter Routinebedingungen schwer aufdecken lassen. Diese Ergebnisse lassen die Rauschfeldkampimetrie als brauchbare Screeninguntersuchung – jedoch nur für absolute Skotome – beim Glaukom im Rahmen von Reihenuntersuchungen erscheinen. Ein Vorteil stellt dabei die sehr kurze Untersuchungszeit dar. Bedacht werden muß jedoch, daß diese Untersuchungsmethode krankheitsspezifisch ist, und daß z.B. ältere supragenikuläre Ausfälle, und auch der blinde Fleck, im Rauschfeld nicht erfaßt werden können. Eine Hemianopsie kann so z.B. übersehen werden. Jeder Rauschfeldkampimetrie muß daher eine quantifizierte Untersuchung mit statischer Perimetrie, möglichst mit einem glaukomspezifischen Raster, folgen. Die Rauschfeldkampimetrie ist somit als eine ergänzende Screeningsmethode zum raschen Aufdecken absoluter Gesichtsfeldausfälle einsetzbar.

Die Automatisierung des Untersuchungsablaufs mit einer statischen, adapti-
ven, programmgesteuerten Prüftechnik und einem glaukomspezifischen Prüfpunktraster hat die Untersuchervarianz beseitigt und dadurch die Reproduzierbarkeit, besonders bei kleinen, parazentralen Gesichtsfeldausfällen erhöht.
Damit ist die Sicherheit der Befunderhebung und die gerätespezifische Vergleichbarkeit der Untersuchungsergebnisse, die Voraussetzung für eine Verlaufsbeobachtung ist, größer geworden als bei der traditionellen manuellen
Perimetrie. Eine Standardisierung der Untersuchungsbedingungen (Umfeldleuchtdichte, Prüfpunktraster etc.) für die verschiedenen Perimeter zumindest
in einzelnen Programmen wäre unter dem Aspekt der Langzeitbeobachtung
wünschenswert, die dann ohne Informationsverlust an unterschiedlichen Orten,
also z. B. in der Klinik und in der Praxis des Augenarztes, ausführbar und
vergleichbar wären. Zeit- und kostenintensive Doppeluntersuchungen könnten
dadurch entfallen.

Lokalisierte und generalisierte Herabsetzung der Netzhautempfindlichkeit und Stadieneinteilung der Glaukomerkrankung

Glaukomatöse Gesichtsfeldausfälle können, den typischen bogenförmigen Ner-
venfaserbündeldefekten entsprechend, bogenförmige lokalisierte Ausfälle sein
(Abb. 12). Ein Glaukomschaden kann sich aber auch in einer generalisierten
Herabsetzung der Lichtunterschiedsempfindlichkeit zeigen, was sich bei der
kinetischen Perimetrie als konzentrische Einengung der Isopteren darstellt. Für
das Glaukom wurden solche generalierten konzentrischen Einengungen als
häufig vorhanden beschrieben. Mit den Differenzwertausdrucken bei der computergesteuerten, schwellenbestimmenden Rasterperimetrie lassen sich die generalisierten Empfindlichkeitsherabsetzungen sowie ein lokalisiertes, z. B. relatives
parazentrales Skotom darstellen (Abb. 13a), was bei der schwellennah überschwelligen Untersuchungsmethode (Abb. 13b) nicht möglich ist. Aus der Differenz zwischen einem statistisch altersentsprechenden Normalgesichtsfeld (in
Abb 13a rechts oben) und der aktuell gemessenen Netzhautempfindlichkeit wird
die Defekttiefe in jedem Prüfpunkt errechnet, wodurch sich lokalisierte Ausfälle
wie auch eine generalisierte Empfindlichkeitsherabsetzung erfassen lassen. Zur
Erfassung des diffusen Glaukomschadens können auch kumulative Defekttiefen-
kurven (sog. Bebie-Kurven) berechnet werden. Generalisierte Empfindlichkeitsherabsetzungen müssen jedoch nicht glaukomspezifisch sein, sondern können
auch von anderen Faktoren, wie z. B. einer medikamentösen Miosis oder von
diffusen Trübungen der brechenden Medien abhängen [30, 35]. Eine generalisierte Empfindlichkeitsherabsetzung sollte daher stets im Vergleich zum Partnerauge
geprüft werden, wobei eine diffuse Herabsetzung der Netzhautempfindlichkeit an
einem Auge bei einseitiger Augeninnendruckerhöhung dann glaukombedingt
sein kann.

Ein diffuser Glaukomschaden äußert sich neben der generalisierten Herabsetzung der Lichtunterschiedsempfindlichkeit auch in Farbsinnstörungen, Herab-

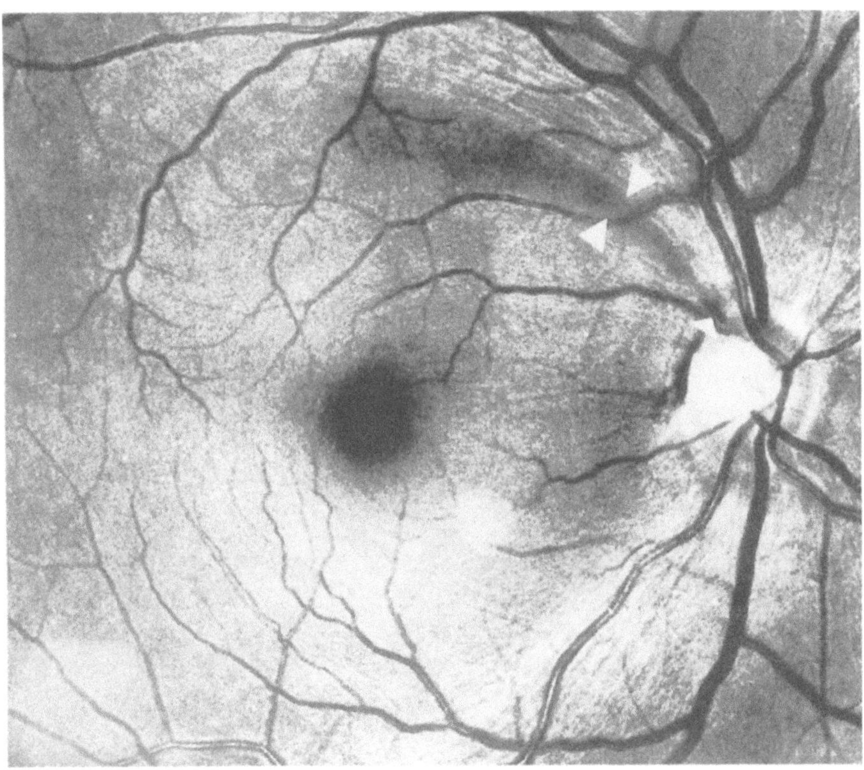

Abb. 12. Nervenfaserbündeldefekt, der einem lokalisierten Skotom entspricht

setzung der Kontrastsensitivität und in einer Herabsetzung der Amplitude im Muster-ERG. Diese sinnesphysiologischen und elektrophysiologischen Untersuchungen zeigen eine Korrelation zur Größe des Gesichtsfeldausfalls, sind jedoch im Vergleich zur schwellenbestimmenden, statischen Perimetrie in ihrer Spezifität und Sensitivität für eine diagnostische Aussage beim einzelnen Patienten der computergesteuerten statischen Rasterperimetrie unterlegen. Es handelt sich dabei um Zusatzuntersuchungen, die eine quantifizierende Untersuchung des Gesichtsfeldes nicht ersetzen, in Zweifelsfällen bei okulärer Hypertension jedoch ergänzen können. Dem Auftreten lokalisierter Ausfälle geht eine konzentrische Einengung der Isopteren, also eine generalisierte Empfindlichkeitsherabsetzung nicht immer voraus. Wie im folgenden weiter ausgeführt, werden beim Glaukom ohne Hochdruck häufiger tiefe, lokalisierte Skotome gefunden, während Skotome, die mit Augeninnendruckerhöhung einhergehen, in den Anfangsstadien häufiger flache, mehr diffus verteilte Ausfälle zeigen [31, 38, 40, 41]. In diesen Bereichen finden sich dann später relative und bei Fortschreiten der Gesichtsfeldausfälle absolute Skotome entsprechend der Stadieneinteilung nach Aulhorn. Diese klinisch übliche Stadieneinteilung, die für alle Perimetrieergebnisse an-

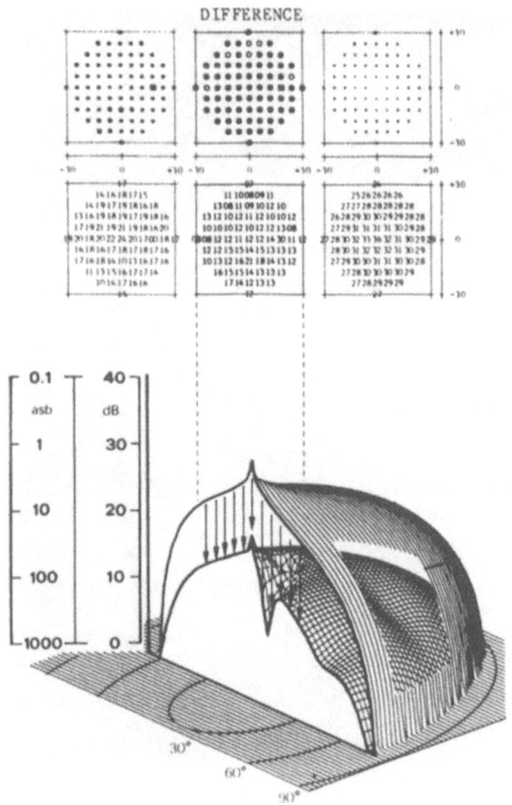

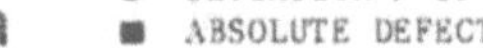

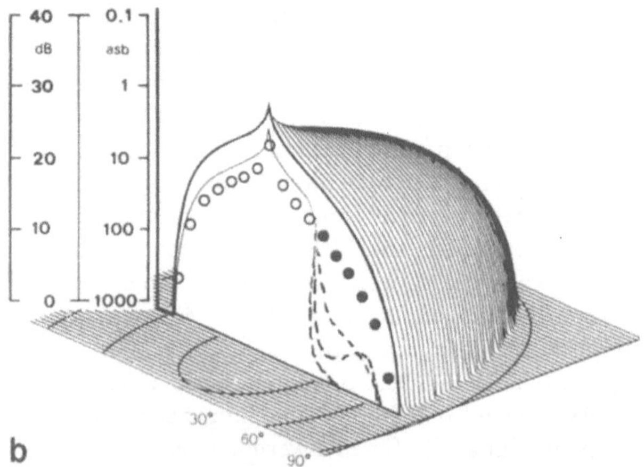

Abb. 13a. Differenzwertausdruck zur Erfassung des lokalisierten und diffusen Gesichtsfeldausfalls

Abb. 13b. Mit der überschwelligen Perimetrie lassen sich gestörte Gesichtsfeldbereiche *(dunkle Punkte)* rasch aufdecken, jedoch ohne Quantifizierung der Skotomtiefe

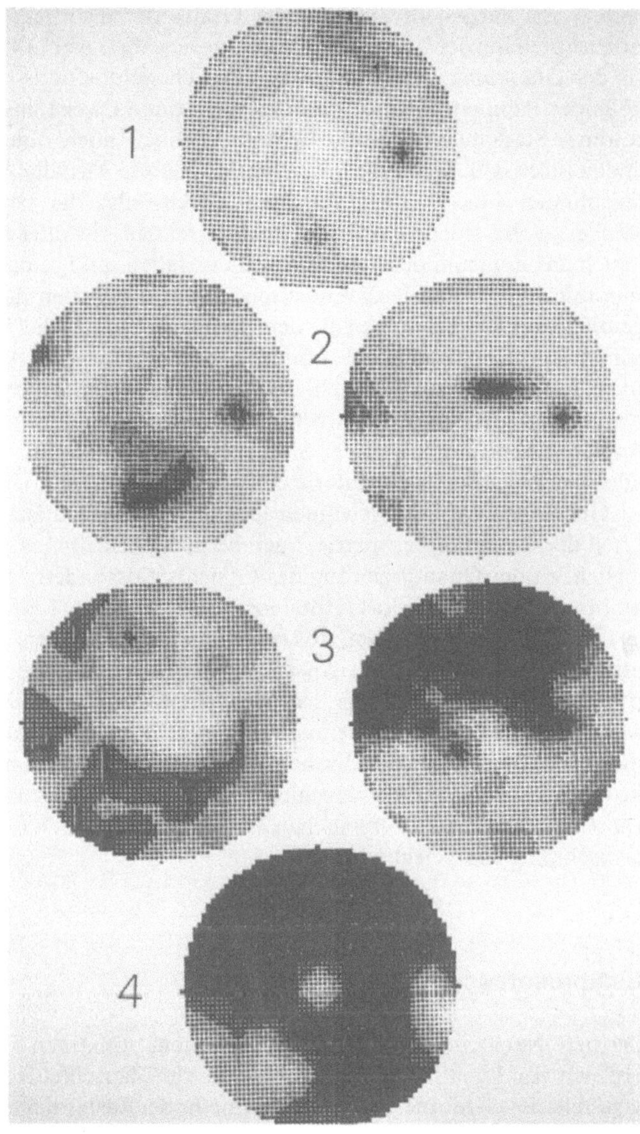

Abb. 14. Stadieneinteilung des glaukomatösen Gesichtsfeldausfalls, dargestellt als Stadium I-IV nach Aulhorn anhand von Graustufenausdrucken. Diese Einteilung hat den Vorteil, daß sie auf alle Perimeter anwendbar ist. Nicht dargestellt ist das Stadium V mit einem Verlust des Gesichtsfeldzentrums und noch bestehendem temporalem Restgesichtsfeld

wendbar ist, dargestellt anhand von Graustufenausdrucken, hat sich für die Stadieneinteilung der Glaukomerkrankung bewährt (Abb. 14). Die Stadieneinteilung der Glaukome sollte anhand des Gesichtsfeldbefunds und nicht durch die Größe der Papillenexkavation erfolgen. Stadium I weist ausschließlich relative Skotome, Stadium II absolute Skotome, jedoch noch ohne Verbindung zum Blinden Fleck, auf. Stadium III beschreibt absolute Ausfälle, die eine Verbindung zum blinden Fleck haben, Stadium IV Ausfälle, die bereits 2 Quadranten bedecken, wobei jedoch das Zentrum noch frei von Ausfällen ist. Beim Stadium V ist auch das Zentrum des Gesichtsfeldes verfallen, und es besteht nur noch eine temporale Restinsel. Die diagnostischen Schwierigkeiten der Perimetrie liegen eigentlich nur bei Skotomen in den Stadien I und II, die mit der kinetischen Perimetrie, wie oben ausgeführt, nur schwer erfaßbar sind. Ausgeprägte glaukomatöse Gesichtsfeldausfälle stellen dagegen kein diagnostisches Problem dar, da sie mit jeder perimetrischen Untersuchungsmethode oder mit der Rauschfeldkampimetrie mit hinreichender Sicherheit aufdeckbar sind, wobei sich mit der traditionellen Isopterenperimetrie meist sogar rascher ein Überblick über Form und Größe der Ausfälle gewinnen läßt als mit der statischen Perimetrie. Ein Vorteil der Computerperimetrie, auch bei fortgeschrittenen Stadien, liegt in der Möglichkeit der Quantifizierung des Gesichtsfeldschadens, z. B. im Gesamtverlust. Mit dem Gesamtverlust („total loss") z. B. wird eine Maßzahl für Fläche und Tiefe aller Skotome errechnet, was eine numerische Schadensquantifizierung und statistische Analyse von Gesichtsfeldbefunden erlaubt. Durch die Möglichkeit der Quantifizierung von Lage und Tiefe der Skotome, Festlegung des Gesamtschadens (Gesamtverlust), Erfassung von diffusen und lokalisierten Ausfällen usw. sind erstmals die methodischen Voraussetzungen geschaffen, um glaukomatöse Gesichtsfeldausfälle unterschiedlicher Glaukomformen auf statistisch signifikante Unterschiede untersuchen zu können, wie im folgenden Beitrag (s. Abschn. 2.2) dargelegt wird.

Zusammenfassung

Vor- und Nachteile der computergesteuerten, statischen Rasterperimetrie im Vergleich zur kinetischen Perimetrie und zur Rauschfeldkampimetrie wurden dargestellt. Die Anforderungen an Prüfmethode, Rasterdichte und Prüffeldgröße zur glaukomspezifischen computerperimetrischen Untersuchung sowie die Stadieneinteilung nach Aulhorn wurden besprochen.

Literatur

1. Aulhorn E (1973) Perimetrie. In: Almanach für die Augenheilkunde. München, S 209–220
2. Aulhorn E (1978) Visual field defects in chronic glaucoma. In: Heilmann K, Richardson KT (eds) Glaucoma, conception of a disease. Thieme, Stuttgart
3. Aulhorn E, Harms H (1967) Early visual field defects in glaucoma. In: Glaucoma, Symp. Tutzing Castle 1966. Karger, Basel New York, pp 151–186
4. Fankhauser F (1969) Kinetische Perimetrie. Ophthalmologica 158:406–418
5. Aulhorn E (1976) Einfache perimetrische Methoden für die Erfassung der glaukomatösen Frühausfälle. In: Leydhecker W (Hrsg) Glaukom-Symposion, Würzburg 1974. Enke, Stuttgart, S 117–129
6. Aulhorn E (1969) Glaukom-Gesichtsfeld. Ophthalmologica 158:469–487
7. Aulhorn E (1971) Klinische Funktionsprüfung beim Glaukom. In: Glaukom-Probleme. Bücherei des Augenarztes, Bd 56. Enke, Stuttgart, S 15–27
8. Portney GL, Krohn MA (1978) The limitations of kinetic perimetry in early scotoma detection. Ophthalmology 85:287–293
9. Radius RL (1978) Perimetry in cataract patients. Arch Ophthalmol 96:1574
10. Zingirian M, Calabria G, Gandolfo E (1978) The nasal step: an early glaucomatous defect? Doc Ophthalmol Proc Ser 19:273–277
11. Anderson DR (1982) Testing the field of vision. Mosby, St. Louis
12. Burde RM (1979) Static perimetry. In: Thompson HS, Daroff R, Frisén L (eds) Topics in neuro-ophthalmology. Williams & Wilkins, Baltimore
13. Ellenberger C (1980) Perimetry: principles, technique and interpretation. Raven, New York
14. Frisén L (1979) The cornerstones of perimetric strategy. In: Thompson HS, Daroff R, Frisén L (eds) Topics in neuro-ophthalmology. Williams & Wilkins
15. Harms H (1969) Die Technik der statischen Perimetrie. Ophthalmologica 158:387–405
16. Armaly MF (1969) Ocular pressure and visual fields. Arch Ophthalmol 81:25
17. Drance SM (1971) A modification of the armaly visual field screening technique for glaucoma. Can J Ophthalmol 6:283
18. Drance SM (1972) A screening method for temporal visual field defects in chronic simple glaucoma. Can J Ophtalmol 7:428
19. Drance SM, Wheeler C, Pattullo M (1967) The use of static perimetry in early detection of glaucoma. Can J Ophthalmol 2:249–258
20. Fitzgerald CR, Enoch JM, Temme LA (1981) Kinetic perimetry (in the plateau region of the field) as a sensitive indicator of visual fatigue or saturations-like defects in retrobulbar anomalies. Doc Ophthalmol Proc 26:293–303
21. Morin JD (1979) Changes in the visual fields in glaucoma: Static and kinetic perimetry in 2000 patients. Trans Am Ophthalmol Soc 77:622–642
22. Greve EL, Verduin WM (1977) Detection of early glaucomatous damage, pt 1: Visual field examination. Junk, The Hague
23. Krieglstein GK, Andrae K (1975) The screening of the cental visual field. Graefe's Arch Klin Exp Ophthalmol 193–145
24. Gramer E, Krieglstein GK, Leydhecker W (1980) Die Automatisation der Perimetrie (Teil 1). Z Prakt Augenheilk 1:5–26
25. Gramer E, Leydhecker W (1984) Zum gegenwärtigen Stand der Perimeterentwicklung (Teil 2). Z Prakt Augenheilkd 5:221–236
26. Gramer E (1985) Gegenwärtiger Stand der Perimeterentwicklung (Teil 3). Z Prakt Augenheilkd 6:334–346
27. De Natale R, Gramer E, Krieglstein GK (1985) Zur Spezifität überschwelliger Prüfmethoden bei der automatischen Perimetrie. Klin Monatsbl Augenheilkd 186:100–113
28. Gramer E, Steinhauser B, Krieglstein GK (1982) The specifity of the automated suprathreshold perimeter Fieldmaster 200. Graefe's Arch Klin Exp Ophthalmol 218:253–255

29. Gramer E (1982) Der Informationsgehalt der computergesteuerten Perimetrie für die Diagnostik und Verlaufskontrolle von Augenkrankheiten. Habilitationsschrift, Univ Würzburg
30. Gramer E (1982) Computerperimetrie bei Glaukom. In: Leydhecker W, Krieglstein GK (Hrsg) Programmgesteuerte Perimetrie. Heidelberg, Kaden, S 99–120
31. Krieglstein GK, Rüdiger E, Gramer E (1982) Der Informationsgehalt einfacher, halbautomatischer Screening-Perimeter in der Glaukomdiagnostik. Z Prakt Augenheilk 3:123–128
32. Gramer E, Krieglstein GK (1983) The role of computerized perimetry in the management of optic nerve disease. Chibret Int J Ophthalmol 1:41
33. Gramer E, Gerlach R, Krieglstein GK (1982) Zur Sensitivität des Computerperimeters Competer® bei frühen glaukomatösen Gesichtsfeldausfällen. Eine kontrollierte Studie. Klin Monatsbl Augenheilkd 180:203–209
34. Krieglstein GK, Schrems W, Gramer E, Leydhecker W (1981) Detectability of early glaucomatous field defects. A controlled comparison of Goldmann versus Octopus perimetry. Documenta Ophthalmol Proc Ser 26:19–24
35. Gramer E (1985) Lesen von Gesichtsfeldbefunden bei der automatischen Perimetrie. Z Prakt Augenheilkd 6:353–364
36. Gramer E (1990) Gesichtsfeldänderung bei der Langzeittherapie des Glaukoms. In: Mertz M (Hrsg) Neue Gesichtspunkte zur Entdeckung und Behandlung des Glaukoms. Zuckschwerdt, München, S 19–41
37. Gramer E, Cunha L (1989) Quantitative differences in location, size, depth and progression of visual field defects in glaucoma with different intraocular pressure. Chibret Int J Ophthalmol 1:22–36
38. Gramer E, Althaus G (1987) Risikofaktoren bei Niederdruckglaukom. Klinische Studie zur Quantifizierung der Gesichtsfeldverschlechterung bei Glaukom ohne Hochdruck und Glaucoma chronicum simplex mit reguliertem intraokularen Druck mit dem Programm Delta des Octopus-Perimeters 201. Z Prakt Augenheilkd 8:388–389
39. Gramer E, Althaus G (1988) Progredienz des glaukomatösen Gesichtsfeldschadens. Eine klinische Studie mit dem Programm Delta des Octopus-Perimeters 201 zum Einfluß des Vorschadens auf die Gesichtsfeldverschlechterung beim Glaucoma chronicum simplex. Fortschr Ophthalmol 85:620–625
40. Gramer E, Althaus G (1987) Quantifizierung und Progredienz des Gesichtsfeldschadens bei Glaukom ohne Hochdruck, Glaucoma chronicum simplex und Pigmentglaukom. Eine klinische Studie mit dem Programm Delta des Octopus-Perimeters 201. Klin Monatsbl Augenheilkd 191:184–198
41. Gramer E, Althaus G (1990) Bedeutung des erhöhten intraokularen Drucks für den glaukomatösen Gesichtsfeldschaden. Eine klinische Studie. Klin Monatsbl Augenheilkd 197:1–7
42. Gramer E, Pröll M, Krieglstein GK (1979) Die Perimetrie des blinden Fleckes. Ein Vergleich zwischen kinetischer und computergesteuerter statischer Perimetrie. Ophthalmologica 179:201–208
43. Gramer E, Kontic D, Krieglstein GK (1981) Die comuterperimetrische Darstellung glaukomatöser Gesichtsfelddefekte in Abhängigkeit von der Stimulusgröße. Ophthalmologica 183:162–167
44. Gramer E, Gerlach R, Krieglstein GK, Leydhecker W (1982) Zur Topographie früher glaukomatöser Gesichtsfeldausfälle bei der Computerperimetrie. Klin Monatsbl Augenheilkd 180:515–523
45. Gramer E, Pröll M, Krieglstein GK (1980) Die Reproduzierbarkeit zentraler Gesichtsfeldbefunde bei der kinetischen und computergesteuerten statischen Perimetrie. Klin Monatsbl Augenheilkd 176:374–384
46. Gramer E, Althaus G, Leydhecker W (1986) Die Bedeutung der Rasterdichte bei der computergesteuerten Perimetrie. Eine klinische Studie. Z Prakt Augenheilkd 7:197–202
47. Gramer E, Knaut-Spaeth M (1990) Glaukomspezifische Untersuchung des Gesichtsfeldes. Eine klinische Studie zum Informationsgehalt der Prüfpunktraster der Programme

G1 und 31 des Octopus-Perimeters 201. In: Gramer E (Hrsg) Glaukom-Diagnostik und Therapie. Enke, Stuttgart, S. 38–59

48. Gramer E, Mohamed J, Krieglstein GK (1982) Der Ort von Gesichtsfeldausfällen bei Glaucoma chronicum simplex, Glaukom ohne Hochdruck und ischämischer Neuropathie. Indikation zur vasoaktiven Therapie. In: Krieglstein GK, Leydhecker W (Hrsg) Medikamentöse Glaukomtherapie. Bergmann, München, S 59–72

49. Gramer E, Knaut-Spaeth M (1992) Das nasale Gesichtsfeld bei Glaukom. Eine klinische Studie zur glaukomspezifischen Perimetrie. In: Gramer E, Kampik A (Hrsg) Pharmakotherapie am Auge, Springer, Heidelberg, S. 158–183

50. Blum FG, Gates LK, James BR (1959) How important are peripheral fields? Arch Ophthalmol 61:1–8

51. Aulhorn E, Köst G (1988) Rauschfeldkampimetrie, eine neuartige perimetrische Untersuchungsweise. Klin Monatsbl Augenheilkd 192:284–288

52. Gramer E, Roesen B, Siebert M (1991) Sensitivität der Rauschfeldkampimetrie als Screeninguntersuchung bei Glaukom. Fortschr Ophthalmol 88, S. 538–545

2.2 Praktische Anwendung
   der automatisierten Perimetrie*

A. Heijl

Einleitung

Bei der Behandlung des Glaukoms ist die Perimetrie ein übliches und nützliches Werkzeug, sowohl bei der Diagnose als auch der Verlaufsuntersuchung, und es besteht kein Zweifel daran, daß die computergesteuerte Perimetrie der manuellen Gesichtsfelduntersuchung vorgezogen werden sollte. Die Testalgorithmen der computergestützten Perimeter sind vollständig reproduzierbar und gewöhnlich gut aufgebaut. Die automatische Perimetrie beseitigt den unvermeidbaren Einfluß eines menschlichen Untersuchers und entdeckt Gesichtfeldverluste in der Regel in einem früheren Stadium als manuelle Verfahren. Die automatische, standardisierte Schwellenwertperimetrie ermöglicht eine Untersuchungsqualität, die mit der manuellen Perimetrie in einer klinischen Sitzung fast unerreichbar ist.

Die computergesteuerte Perimetrie kann auch zeitsparend sein, wodurch sie die Untersuchung mehrerer Patienten ermöglicht, ebenso wie eine genauere Überwachung der Gesichtsfelder bei Patienten mit vorliegenden Gesichtsfelddefekten. Daher ermöglicht die automatische Perimetrie dem praktischen Arzt, den Patienten viel besser zu versorgen, sowohl was die Qualität als auch die Quantität betrifft.

Dennoch sind computergesteuerte Gesichtsfelduntersuchungen nicht unproblematisch. Sie können sowohl für den Patienten als auch den Arzt frustrierend sein infolge der Vielfalt der verfügbaren Tests und Instrumente, der Komplexität mancher Tests, der Andersartigkeit im Vergleich zu herkömmlichen manuellen kinetischen Verfahren und besonders wegen der Interpretationsschwierigkeiten, die diese neuen empfindlichen Prüfverfahren mit sich bringen können. Diese Probleme können dem vielbeschäftigten praktischen Augenarzt, der u. U. keine Zeit hat, sich damit auseinanderzusetzen, besonders stark auffallen.

Es kann sein, daß er es deshalb vorzieht, bei seinen traditionellen perimetrischen Verfahren zu bleiben, wodurch er sich selbst und seinen Patienten die Vorteile der modernen computergesteuerten Perimetrie vorenthält.

Das Ziel dieses Beitrags ist es, einige Ratschläge zur wirkungsvollen Anwendung der automatischen Perimetrie in der privaten Praxis, besonders im Hinblick auf die Glaukombehandlung, zu vermitteln.

---

* Übersetzung: Belinde Junkers, Heidelberg

Testauswahl

Obwohl automatische Perimeter oft eine verwirrende Vielfalt an Prüfpunktmustern und Prüfverfahren bieten, kann die Testauswahl durch einige einfache Grundsätze erleichtet werden.

Geprüfter Bereich

Zeitliche Zwänge können selbstverständlich der Untersuchung des ganzen Gesichtsfeldes im Wege stehen, so daß jede Gesichtsfeldüberprüfung einen Kompromiß zwischen der Konzentrationsfähigkeit des Patienten und des zur Eile drängenden klinischen Zeitplans darstellt. Bei der Auswahl eines Prüfprogramms steht die Überprüfung des relevantesten Gesichtsfeldbereichs an erster Stelle. Glaukomatöse Gesichtsfelddefekte können zwar in allen Teilen des Gesichtsfelds, sogar temporal (Drance 1972) auftreten. Es besteht jedoch kein Zweifel daran, daß die Mehrheit der Frühdefekte im zentralen Gesichtsfeld auftreten (Aulhorn u. Harms 1967). Frühe Gesichtsfelddefekte können auch nur den peripheren nasalen Bereich affektieren, die Häufigkeit solcher peripherer Defekte ist jedoch sehr umstritten. Einige aktuelle Studien haben keine isolierten Nasalsprünge entdeckt (Leblanc et al. 1985), andere dagegen bis zu 11% (Caprioli u.Spaeth 1985). Alle Studien haben pro geprüftem Punkt in den zentralen 30° des Gesichtsfelds eine höhere Defektausbeute nachgewiesen, und keine Studie schloß die Möglichkeit aus, daß durch eine wiederholte Überprüfung des zentralen Gesichtsfelds noch öfter eine Empfindlichkeitserhöhung entdeckt wird.

Meiner Meinung nach sollten 2 praktische Schlußfolgerungen gezogen werden. Diese sind bei allen Sitzungen gültig, sei es in einer privaten Praxis oder in einer Universitätsaugenklinik:

1) Die Suche nach frühen Gesichtsfelddefekten sollte sich auf die zentralen 30° des Gesichtsfelds konzentrieren oder beschränken.
2) Ein normales Prüfergebnis des Gesichtsfelds schließt das Vorhandensein eines Gesichtsfeldausfalls niemals ganz aus.

Defekte können aus mehreren Gründen verfehlt werden. Sie können sich in einem so frühen und veränderlichen Stadium befinden, daß sie vom Hintergrundrauschen der normalen Schwellenwertschwankungen nicht unterscheidbar sind. Oder sie sind nur in der Peripherie lokalisiert, was ziemlich unwahrscheinlich ist (s. oben). Nichtretinale Läsionen werden dennoch nicht einfach zwischen den geprüften Punkten verschwinden (s. unten).

Prüfpunktdichte

Die Prüfpunktdichte sollte zur Entdeckung relevanter Anomalien ausreichend sein, die Prüfzeit erhöht sich jedoch schnell mit der Anzahl der Prüfpunkte. Es wurde manchmal behauptet, daß die Punktmuster computergesteuerter Programme keine genügende Punktdichte aufweisen, z. B. weil sie oft den normalen blinden Fleck verfehlen (King 1986; Gramer et al. 1979). Es gibt jedoch Hinweise darauf, daß die reguläre Prüfpunktdichte der üblicherweise verwendeten 30°-Prüfverfahren ziemlich angemessen ist. In einer prospektiven Studie bei Patienten mit okulärer Hypertension haben wir beobachtet, wie sich entwickelnde Gesichtsfelddefekte gewöhnlich als untiefe und stark veränderliche Ausfälle in Erscheinung treten (Heijl 1989a). Wichtig ist, daß der betroffenen Gesichtsfeldbereich normalerweise groß genug ist, um mehrere Prüfpunkte abzudecken, bevor die Defekte sicher diagnostiziert werden können. Daher scheinen Frühdefekte fast nie nur einen sehr kleinen und scharfbegrenzten Bereich zu betreffen, so daß sie nur selten verfehlt werden. Deshalb ist die Prüfpunktdichte wahrscheinlich nicht sehr entscheidend. Es kann jedoch genauso wirkungsvoll sein, mit demselben 30-2-Muster 2mal Gesichtsfeldüberprüfungen vorzunehmen statt mit 2 sich ergänzenden Rastern, wie dem 30-1- und dem 30-2-Muster, Tests durchzuführen. Die genaue Gesichtsfeldüberprüfung an jedem Prüfpunkt kann wichtiger sein als die Überprüfung vieler Prüfpunkte.

Strategien

Die Unterschiede zwischen den Prüfstrategien sind groß. Ein überschwelliges Screening ist schnell und für den Patienten einfach. Schwellenprogramme, wie das 30-2- und 32-Programm der Humphrey- und Octopusperimeter oder das 24-2- sowie das G1-Programm stellen vom medizinischen Standpunkt aus fast immer die richtige Auswahl dar. Diese Programme sind bei der Entdeckung glaukomatöser Gesichtsfeldausfälle im Frühstadium, die hauptsächlich durch erhöhte lokalisierte Schwellen charakterisiert sind, am wirkungsvollsten.

Bei einer Überprüfung in der Praxis können Zeitzwänge es erforderlich machen, überschwellige Screeningprogramme zu verwenden. Dies ist zwar nicht optimal, jedoch gegenüber manuellen Verfahren vorzuziehen. Wenn Screeningtestprogramme verwendet werden, sollte man exzentrizitätskompensierte schwellenbezogene Screeeningprüfverfahren verwenden (Heijl 1985). Die Quantifizierung der Defekttiefe bei verfehlten Punkten wird die Interpretation erleichtern (Abb. 1).

Die Verlaufskontrolle festgestellter Gesichtsfelddefekte wird aus gutem Grund mit Schwellenprüfverfahren durchgeführt. Screeningtestverfahren stellen jedoch gegenüber dem totalen Verzicht auf perimetrische Verlaufskontrollen, z. B. bei sehr alten Patienten, die bessere Alternative dar (Keltner u. Johnson 1982).

Hardware-Betrachtungen

Die Perimeterauswahl kann einiger Überlegungen wert sein. Schwellenprüfverfahren sind selbstverständlich notwendig und werden bei fast allen modernen Instrumenten angeboten. Graustufenausdrucke sind leicht zu lesen und fast

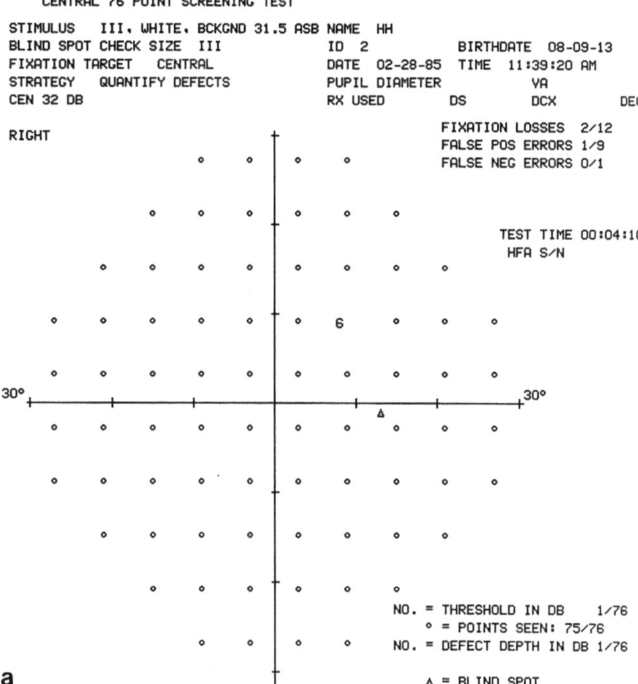

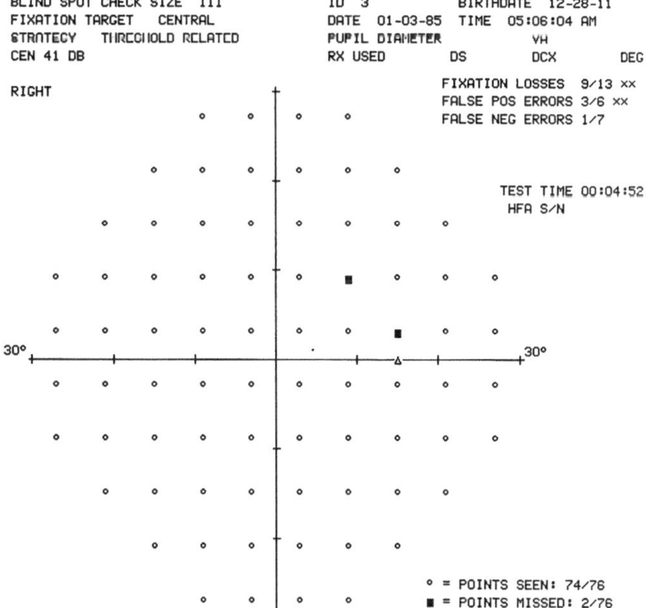

Abb. 1. Die Quantifizierung der Defekttiefe erleichtert oft die Interpretation der Testergebnisse. Geringe Defekttiefe bei einem einzigen verfehlten Punkt des *oberen* Gesichtsfeldes deutet auf einen unerheblichen Defekt hin. Die Interpretation verfehlter Punkte im *unteren* Gesichtsfeld ist schwieriger

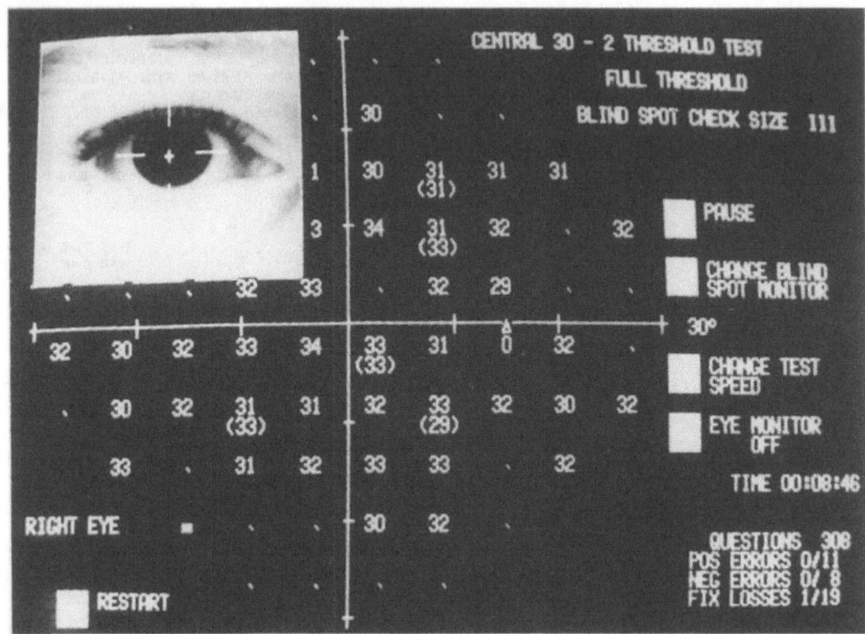

Abb. 2. Die Darstellung des geprüften Auges und Prüfvorgangs auf einem Fernsehschirm erleichtert die Arbeit des Untersuchers. Fixationsfehler werden erkennbar, falsch-positive und falsch-negative Irrtürmer werden angezeigt, und die noch verbleibende ungefähre Untersuchungsdauer kann eingeschätzt werden

standardisiert. Die Möglichkeit, den Testverlauf auf einem Fernsehschirm zu beobachten, ist ziemlich nützlich und bietet eine zusätzliche Möglichkeit, Testmarkenprobleme während der Untersuchung zu erkennen (Abb. 2). Man sollte sich dessen bewußt sein, daß es noch keine vollkommen zufriedenstellenden Methoden zur vollautomatischen Überwachung der Fixation gibt. Das Verfahren zur Überwachung des blinden Flecks (Heijl u. Krakau 1975) ist ein Musterverfahren, das die Fixation nicht die ganze Zeit kontrollieren kann. Die kontinuierliche automatische CRT-Überwachung muß gewöhnlich auf ein unempfindliches Niveau eingestellt werden, andernfalls würden unerhebliche translationale Augenbewegungen fälschlicherweise unrichtige Antwortreaktionen auslösen.

Projektionsperimeter bieten eine größere Flexibilität als LED-Instrumente. Mit Projektionsinstrumenten können fragliche Areale mit hochdichten Rastern und Profiltests untersucht werden. Die Projektion hat auch besondere Vorteile in sehr späten Glaukomstadien mit sehr kleinen Gesichtsfeldresten oder tunnelartigem Visus. Eine große Anzahl von Reizen kann im verbleibenden Sehbereich konzentriert werden, oder die Größe der Reizmarke kann erhöht werden. In beiden Fällen wird die Menge der verfügbaren perimetrischen Daten beträchtlich erhöht, wodurch die Früherkennung einer progredienten Verschlechterung erleichtert wird (Abb. 3). Mit Projektionsperimetern ist es auch möglich, eine große Vielfalt von Mustern, wie Profile oder hochdichte Raster, zu erzeugen.

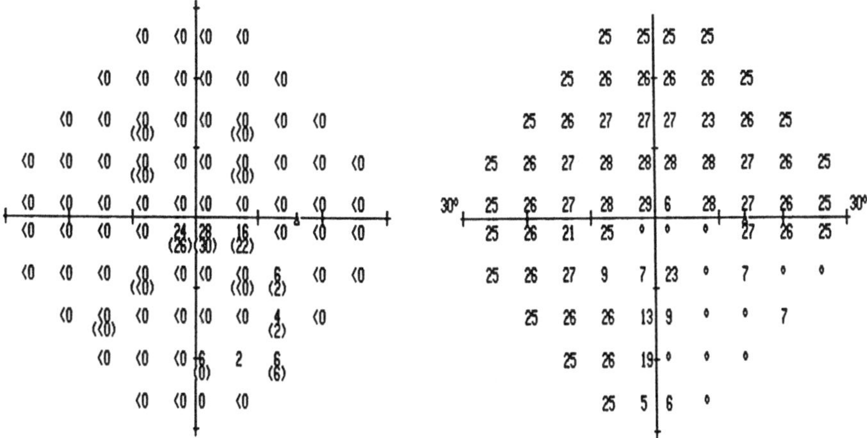

Abb. 3. Die Veränderung der Größe der Reizmarke von III beim linken Test auf V beim rechten Test, die beide am selben Tag erstellt wurden, erhöht die Datenmenge erheblich, wodurch die Entdeckung in der Zukunft weiter forschreitender Defekte erleichtert wird

Die Möglichkeit, Testergebnisse zu speichern, ist sehr wichtig. Speicherungsmöglichkeiten sind eine Voraussetzung für bequeme Analysen von Gesichtsfeldveränderungen, die im Lauf der Zeit stattfinden. Eine Praxis, die den Krankheitsverlauf vieler Glaukompatienten jahrelang beobachtet, wird mit Gewißheit in starkem Maße von diesen Speicherungsmöglichkeiten profitiern, insofern, als diese es ermöglichen, auf bequeme Weise Veränderungen bei einer Reihe von Überprüfungen zu entdecken, die andernfalls leicht übersehen werden (s. oben und Abb. 4). Zusammenfassende graphische Darstellungen sind nützlich und motivieren sicherlich zur Speicherung von Testergebnissen: fortgeschrittene statistische Analysen bieten weitere Verbesserungen und machen die Investitionen für „floppy discs" und „hard discs" rentabel. Gespeicherte Gesichtsfelder können in der Zukunft für Analysemethoden, die entweder noch nicht erfunden oder noch nicht allgemein zur Verfügung stehen, verwendet werden.

Praktische Durchführung des Testverfahrens

Anweisung des Patienten

Es ist extrem wichtig, dem Patienten richtige Anweisungen zu geben. Die automatische Perimetrie sollte möglichst frei von den Einflüssen des Untersuchers sein, dem Patienten muß jedoch vor Testbeginn gesagt werden, was ihn erwartet. Dies ist besonders wichtig, wenn der Patient vorher mit der Handperimetrie untersucht wurde. Bei einer automatischen Schwellenwertprüfung findet das Gerät automatisch die Grenze der Wahrnehmungsfähigkeit des Patienten. Als Folge davon wird ungefähr die Hälfte der dargebotenen Reizmarken nicht wahrgenommen werden. Das ist für Patienten, die an die manuelle kinetische

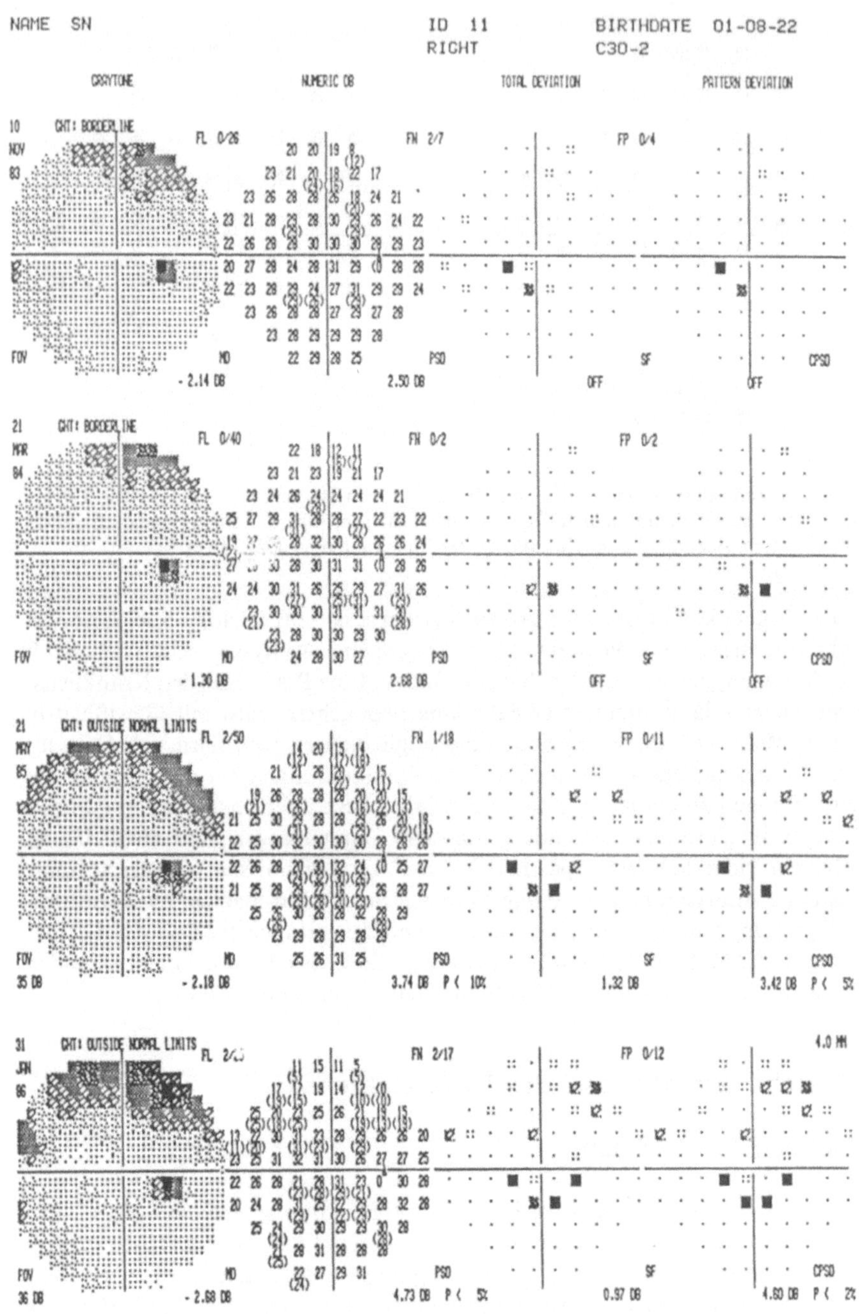

oder überschwellige Testverfahren gewöhnt sind, wo sie ständig durch Wahrnehmung der Reizmarke belohnt wurden, sehr frustrierend. Wenn man dem Patienten vor dem Test sagt, daß nicht von ihm erwartet wird, daß er alle Reizmarken wahrnimmt, wird seine Besorgtheit verschwinden und die Testqualität sich verbessern.

Ein überschwelliges automatisches Prüfverfahren ist viel einfacher. Der Patient wird viele Reizmarken wahrnehmen, wodurch die Wahrscheinlichkeit, daß er frustriert ist, viel geringer ist.

Wenn von manuellen zu computergelenkten Verfahren gewechselt wird, ist anfangs viel Zeit zur Instruktion des Patienten erforderlich. Es kann dann tröstlich sein, sich daran zu erinnern, daß der Zeitbedarf sich schrittweise verringert; erfahrene Patienten brauchen nicht viele Erklärungen.

Unterstützung durch den Untersucher

Patienten können mit dem Perimeter nicht lange Zeit allein gelassen werden. Gewöhnlich ist es jedoch ausreichend, in kurzen Zeitabständen kurz nach ihnen zu schauen. Selbst wenn es nicht erforderlich ist, daß der Untersuchende die ganze Zeit anwesend ist, muß er in der Nähe sein; er muß in der Lage sein, zu beurteilen, wie der Patient sich verhält und dessen Fragen beantworten können. Idealerweise sollte das Perimeter in einem halbdunklen, getrennten und ruhigen Raum untergebracht sein, wo der Patient und der Bildschirm des Gerätes beobachtet werden können. Der Patient und das Gerät sollten niemals hinter einer verschlossenen Tür ohne jegliche Überwachung oder Hilfe bleiben.

Instruktion des Bedienungspersonals

Fast jeder kann ein automatisches Perimeter handhaben, jedoch nur wenn er den Test versteht und dem Patienten erklären kann, was zu erwarten ist. Jeder, der das Gerät bedient, sollte den Test an sich selbst durchführen. Man kann von einer Sekretärin verlangen, das Gerät zu bedienen, doch muß sie zuerst dazu angeleitet werden. Andererseits wird selbst eine Augenarzthelferin das Gerät ohne vorherige Anleitung niemals gut handhaben können. Theoretische Kenntnisse über Perimetrie und den Aufbau der Testalgorithmen sind für die Personen, die das Gerät bedienen, sehr wertvoll.

Die Einstellung, desjenigen, der das Gerät bedient, ist sehr wichtig. Falls er davon überzeugt ist, daß der Test schwierig, zeitaufwendig, langweilig und bedeutungslos ist, wird dieses Gefühl auf den Patienten übertragen. Die

Abb. 4. Durch Vergleich mehrerer aufeinanderfolgender Überprüfungen werden frühe Anomalien als verstärkte lokalisierte Streuung sowie stark veränderliche und feine Empfindlichkeitsvertiefungen erkennbar, bevor ein einzelnes Gesichtsfeld als abnorm beurteilt werden kann

Ergebnisse werden dann nicht sehr brauchbar sein, wodurch der falsche Eindruck entsteht, daß ein hoher Prozentsatz von Patienten nicht mit automatischen Verfahren untersucht werden kann. Dies stimmt jedoch nicht. Fast alle Patienten, die mit dem Goldmann-Perimeter erfolgreich untersucht werden können, sind auch für die automatische Perimetrie geeignet, jedoch nur, wenn sie gut instruiert, ermutigt und überwacht werden.

Interpretation

Anfängliche Schwierigkeiten

Beim Wechsel von der kinetischen manuellen zur computergesteuerten Perimetrie haben die meisten Anwender Schwierigkeiten mit der Interpretation der Ergebnisse, insbesondere der Schwellenwertprüfungen. Diese Probleme werden mit der wachsenden Erfahrung geringer. Gesichtsfeldschwellen weisen oft kleine Unregelmäßigkeiten auf. Der unerfahrene Anwender sollte daher besonders vorsichtig damit sein, nicht alle diese kleinen Vertiefungen im gemessenen Gesichtsfeldberg als Krankheitszeichen zu betrachten.

Lokalisierter vs. diffuser Gesichtfeldverfall

Die Testergebnisse können mit einem intuitiven Verfahren, ähnlich dem gemeinhin bei Isopteren in Gesichtsfelddiagrammen verwendeten, erfolgreich interpretiert werden. Das Gesichtsfeld wird nach lokalisierten Gesichtsfeldverlusten abgesucht, d. h. Arealen, die im Vergleich zu den sie umgebenden Arealen oder den entsprechenden Arealen in der anderen Gesichtsfeldhälfte vertieft sind. Dabei wird auf vertiefte Punktgruppen stärker geachtet als auf isolierte Punkte mit geringerer Empfindlichkeit (s. S. 102, Abb. 8). Bei Glaukomverdacht sollte man in Zweifelsfällen niemals nur das letzte Gesichtfeld beurteilen, sondern die Ergebnisse mehrerer aufeinanderfolgender Prüfungen vergleichen, um festzustellen, ob die Befunde reproduzierbar sind, oder ob ein Gesichtsfeldbereich eine erhöhte Streuung in Form stark veränderlicher und feiner Vertiefungen der Empfindlichkeit aufweist (Abb. 4).

In den letzten Jahren ist die Diskussion über diffuse Gesichtsfeldausfälle als Glaukomzeichen beliebt geworden (Anctil u. Anderson 1984; Caprioli u. Sears 1987; Drance et al. 1987). Es stimmt, daß Glaukome in der Regel nicht fokal sind und die Früherkrankung sich deshalb nicht in Form von extremen schmalen, reproduzierbaren und scharfbegrenzten Skotomen bemerkbar macht. Unserer Erfahrung zufolge tritt bei Glaukom fast nie ein vollständig diffuser Gesichtsfeldzerfall auf (vgl. Abb. 5; Heijl 1989a). Statt dessen sind manche Bereiche immer stärker affektiert als andere, was zu lokalisierten glaukomatösen Gesichtsfelddefekten führt. Daher sollte man angesichts der Tatsache, daß bei Glaukom eine weitverbreitete Empfindlichkeitsverminderung typisch ist, andere Gründe als ein Glaukom als Erklärung suchen, wenn die Testergebnisse nur eine diffuse

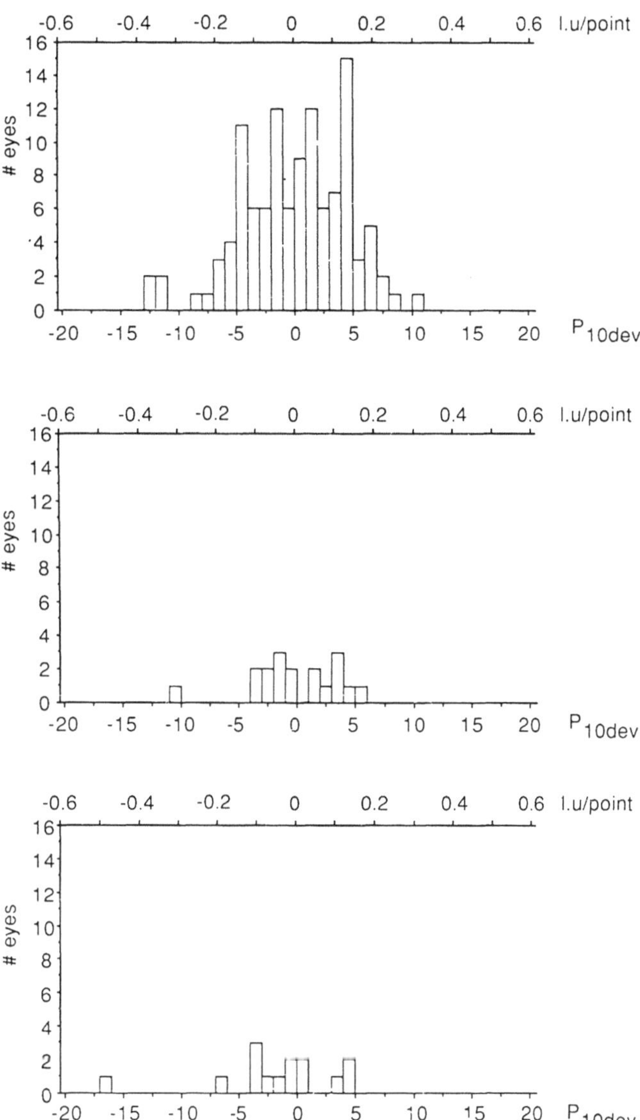

Abb. 5. Die Verteilung der Abweichung der 10 besten Punkte jedes Gesichtsfeldes von
alterskorrigierten Normalwerten bei 3 Gruppen von Augen: Augen mit okulärer Hypertension (*oben*), normale Augen (*Mitte*), Augen mit Frühglaukom (*unten*). Die Verteilung ist bei
allen drei Gruppen sehr ähnlich, was darauf hindeutet, daß die Empfindlichkeit in den besten
Teilen des Gesichtsfeldes der verschiedenen Augen sich nicht unterschied. (Nach Heijl 1989a)

Empfindlichkeitsverminderung und überhaupt keine lokalisierten Ausfälle zeigen. Im allgemeinen wird man mediale Verschattungen oder eine pharmakolo-
gisch hervorgerufene Miosis feststellen.

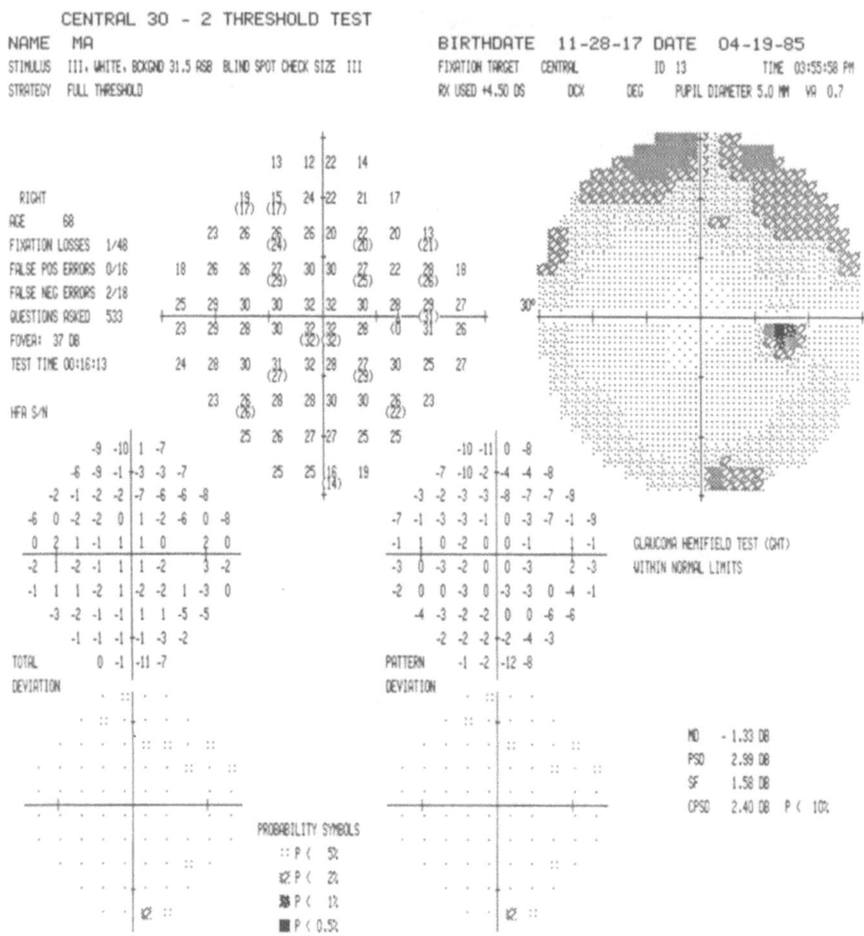

Abb. 6. Falsch-positive Vertiefungen der Empfindlichkeit in der oberen mittleren Peripherie sind üblich, wie auch aus dem Fehlen hochsignifikanter Punkte in den Wahrscheinlichkeitsdiagrammen hervorgeht

Falsch-positive Defekte

Falsch-positive Gesichtsfelddefekte treten oft in der mittleren Peripherie außerhalb der 20°-Exzentrizität auf (Abb. 6). Sie sind im oberen Bereich häufiger, oft verursacht durch Ptosis der Augenlider. Positive Defekte im peripheren Mittelfeld können jedoch in jeder Richtung auftreten, wo sie z. B. durch schlecht angepaßte Kontaktlinsen verursacht sein können.

Nichtglaukomatöse Gesichtsfelddefekte sind ziemlich häufig, selbst bei sog. gesunden Individuen (Heijl 1987). Bei Augen mit Glaukomverdacht und Gesichtsfelddefekten ohne gleichzeitige Papillenanomalie sollte man deshalb ver-

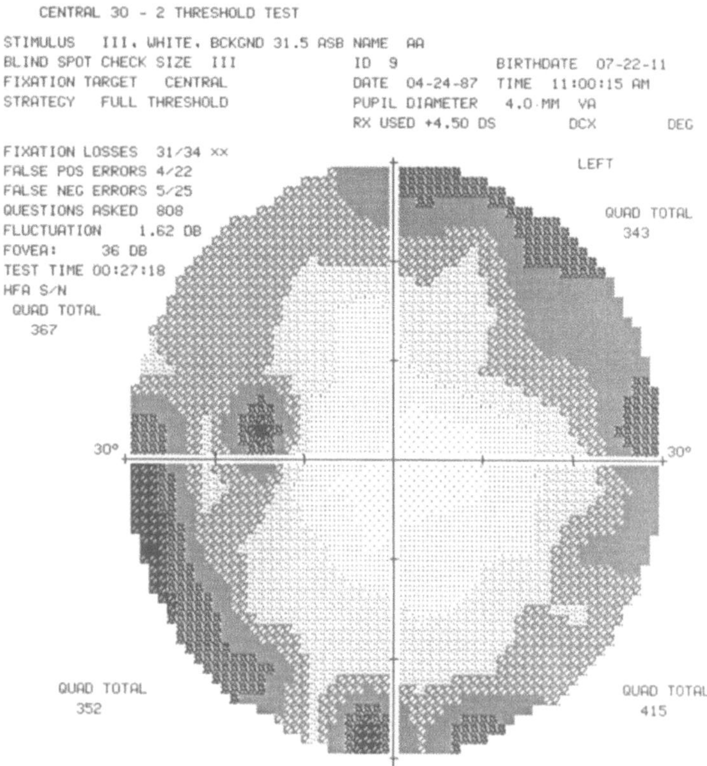

Abb. 7. Manche gesunden Patienten benötigen vorangehende perimetrische Erfahrungen, bevor sie mit der automatischen Perimetrie normale Untersuchungsergebnisse produzieren können. Das Beispiel zeigt das typische Ergebnis der ersten Gesichtsfelduntersuchung eines solchen Patienten

suchen, noch andere Gründe für den Gesichtsfeldausfall als das Glaukom auszuschließen.

Oft benötigen Patienten Erfahrung mit der computergesteuerten Perimetrie, bevor sie normale Ergebnisse erzeugen können. In solchen Fällen sind die ersten ohne diese Vorerfahrung durchgeführten Gesichtsfeldprüfungen durch konzentrische Kontraktion gekennzeichnet (Heijl et al. 1989b; Abb. 7).

Computergestütztes Erkennen

Computergestütze Analysen können in einer ausgelasteten Praxis sehr hilfreich sein. Einfache Punkt-zu-Punkt-Vergleiche zwischen Meßwerten und alterskorrigierten normalen Schwellenwerten zeigen die gemessene Tiefe der festgestellten Defekte (Abb. 8). Die klinische Bedeutung einer geringfügigen und mäßigen Vertiefung vom alterskorrigierten Normalwert ist viel größer, wenn die Depres-

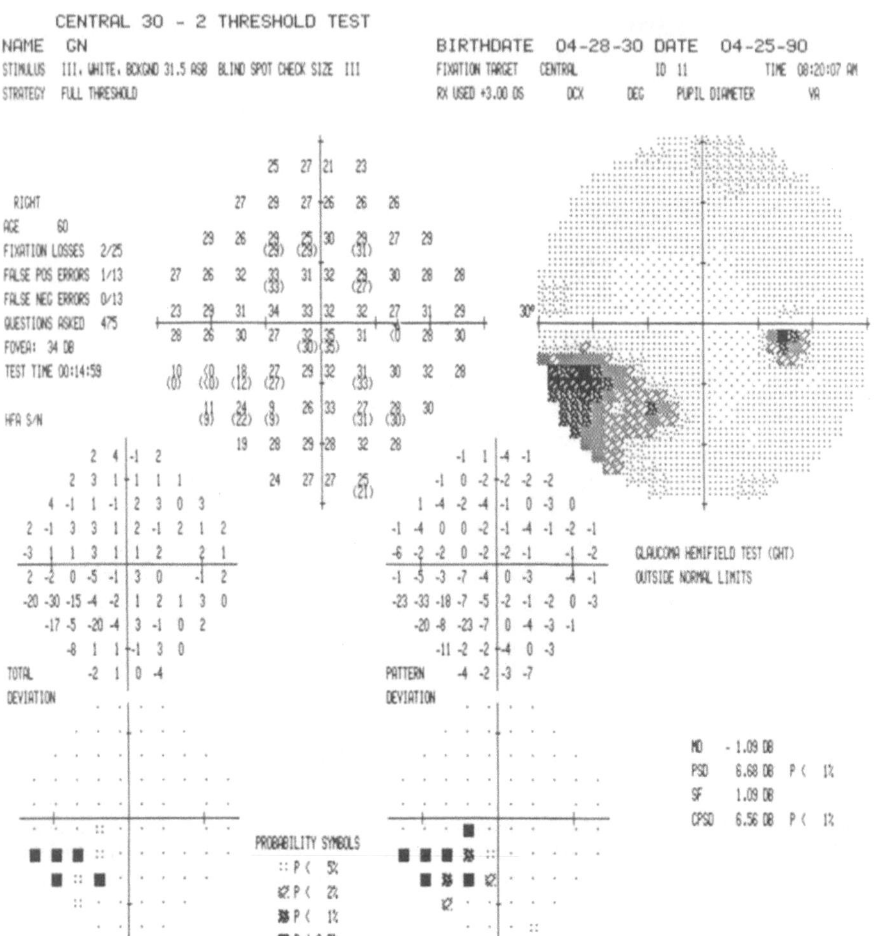

Abb. 8. Der Statpac-Ausdruck eines einzelnen Gesichtsfeldes mit dem Humphrey-Perimeter zeigt die tatsächlich gemessenen Schwellenwerte, numerisch in dB und als Graustufenausdruck (*oben*), numerische Abweichungen von alterskorrigierten normalen Schwellenwerten (*mittlere Reihe*) ebenso wie Wahrscheinlichkeitsdiagramme (*unten*). Bei letzteren sind die niedrigen Werte mit dunkleren Symbolen hervorgehoben. Die GHT-Auswertung zeigt in diesem Fall deutlich, daß die Untersuchungsergebnisse außerhalb der normalen Grenzen liegen

sion im parazentralen statt im eher peripheren Bereich auftritt (Heijl et al. 1987b). Die statistische und klinische Bedeutung der gemessenen Vertiefungen wird in Wahrscheinlichkeitstabellen dargestellt (Heijl et al. 1987a, 1989a; Abb. 8). Solche Tabellen stellen wahrscheinlich das beste und einfachste Mittel zur Unterscheidung zwischen echtem Gesichtsfeldausfall und Rauschen dar. Sie zeigen oft parazentrale Skotome, bevor diese in herkömmlichen numerischen und Graustufenausdrucken erkennbar werden (Heijl et al. 1989a; s. Abb. 4, S. 96). Gleichzeitig führen sie zur Nichthervorhebung gewöhnlich auftretender falscher Positiv-

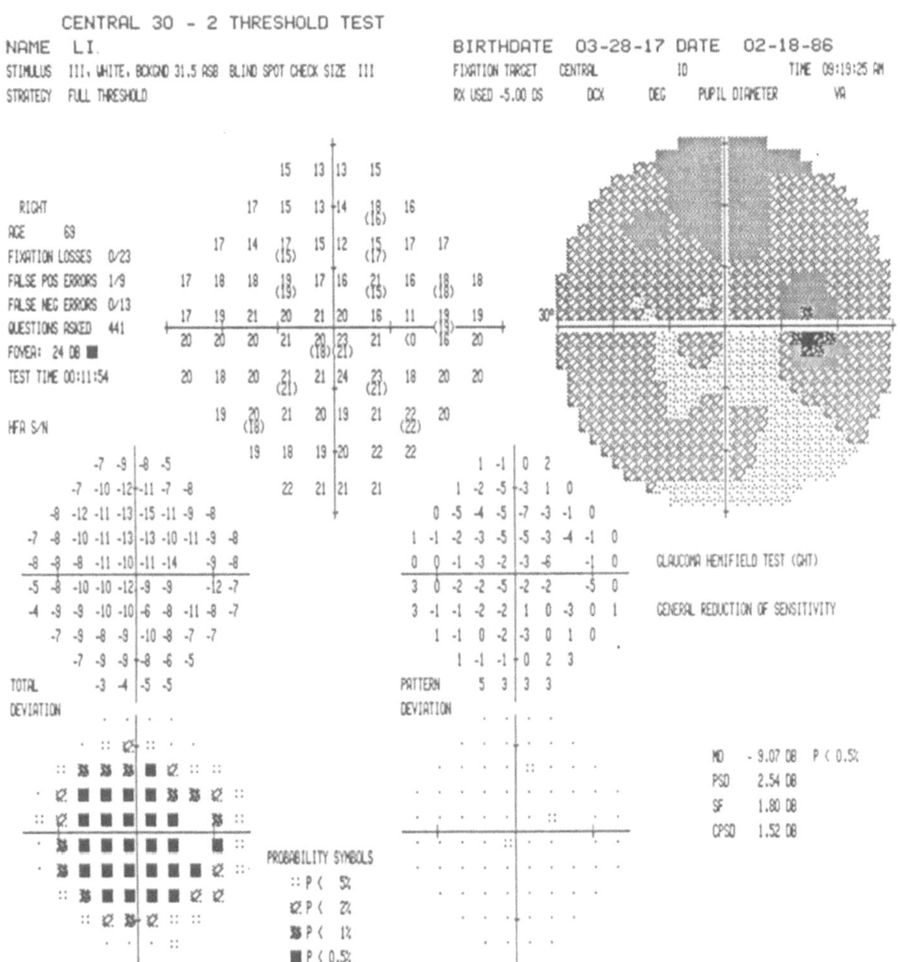

Abb. 9. Gesichtsfeld eines Auges mit Katarakt ohne andere Erkrankung. Das Wahrscheinlichkeitsdiagramm der Gesamtabweichung weist offenkundige Anomalien auf, während das Wahrscheinlichkeitsdiagramm der Abweichungsverteilung normal bleibt, was das Fehlen lokalisierter Defekte bestätigt. Die Ergebnisse des GHT („Glaucoma Hemifield Test") zeigen eine diffuse Verringerung der Empfindlichkeit

muster in der Mittelperipherie des Gesichtsfelds (s. oben, Abb. 6). Ein zusätzlicher Vorteil besteht darin, daß sie eine generalisierte Vertiefung der Empfindlichkeit „wegfiltern" können; dies ist bei Augen mit sowohl Glaukom oder Glaukomverdacht als auch Katarakt besonders nützlich (Abb. 9 und 10).

Die Wahrscheinlichkeitsdiagramme zeigen oft Frühdefekte, in einem Stadium, in dem die Gesichtsfeldindizes (Flammer et al. 1985; Heijl et al. 1987a) noch normal sind (s. Abb. 4, S. 96). Solche Indizes stellen sicherlich nicht die beste Methode zum Erkennen von Frühdefekten dar (Heijl et al. 1987a; Chauhan et al. 1990).

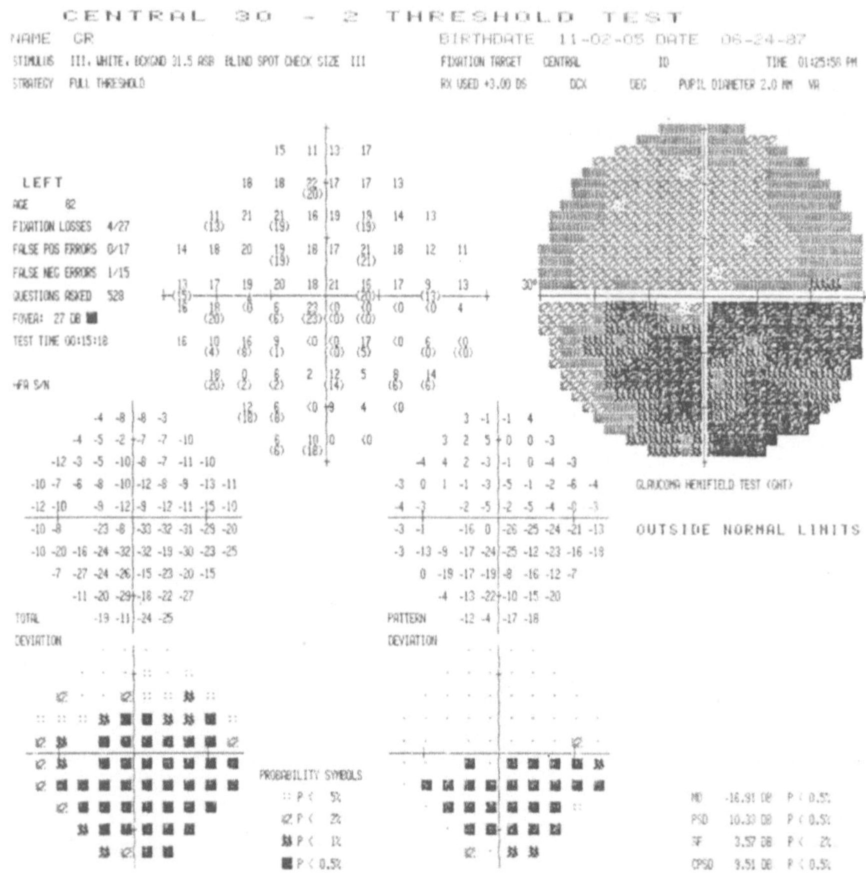

Abb. 10. Wahrscheinlichkeitsdiagramme der Gesamtabweichung und Abweichungsverteilung unterscheiden zwischen totalem Gesichtsfeldausfall (einschließlich einer diffusen Empfindlichkeitsverringerung) im *linken* Diagramm und lokalisiertem Gesichtsfeldausfall (nach Ausschluß eines solchen diffusen Ausfalls) im *rechten* Diagramm. Das Beispiel zeigt die Ergebnisse eines Auges mit konkomitantem Glaukom und Katarakt. Das Glaukom hatte zu einem Ausfall der unteren Gesichtsfeldhälfte geführt, während die Katarakt darüber hinaus einen diffusen Ausfall in der oberen Gesichtshälfte bewirkte. Nach der Kataraktextraktion war nur noch der Defekt der unteren Gesichtsfeldhälfte vorhanden

Abb. 11. Durch das Programm Statpac-2 erstellte Diagramm der Veränderungswahrscheinlichkeit bei Glaukom können ausgehend von der Grundlinie individueller Prüfpunkte signifikante Verbesserungen oder Verschlechterungen aufzeigen. Signifikante Veränderungen sind solche, die außerhalb der 5-%- und 95-%Perzentilen der Zufallsveränderungen bei Glaukomgesichtsfeldern liegen. Veränderungen der Schwellenniveaus, die zur die Erreichung einer Signifikanz erforderlich sind, hängen von der anfänglichen Defekttiefe, Punktlokalisation, allgemeinem Zustand des Gesichtsfelds und Anzahl der Grundlinienprüfungen ab

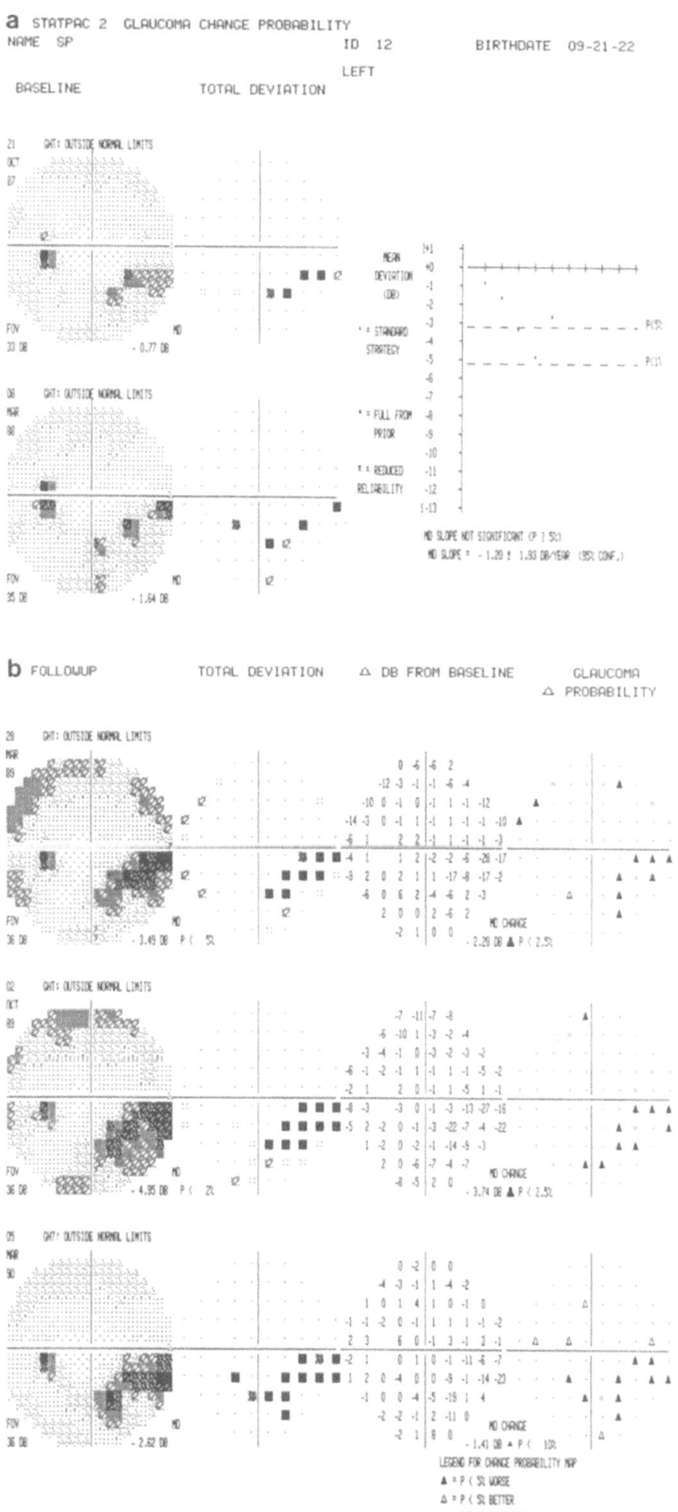

Inzwischen gibt es zuverlässige computergelenkte Methoden zur Klassifikation glaukomatöser Gesichtsfelddefekte, die auf Vergleichen der Sehfunktion in verschiedenen Teilen des Gesichtsfelds in Kombination mit dem allgemeinen Empfindlichkeitsniveau in den besten Teilen des Gesichtsfelds basieren. Der „Glaucoma Hemifield Test" (GHT) des Statpac-2-Programms beim Humphrey-Perimeter stellt ein gutes Beispiel dafür dar (Heijl et al. 1990; s. Abb. 4, 5, 8, 9, 10). Diese Methode liefert ungefähr so gute Ergebnisse wie eine geschulte Fachkraft. Solche Analysesysteme sind heutzutage sehr nützlich und werden in Zukunft noch besser werden.

Progredienz glaukomatöser Defekte

Die exakte Reproduzierbarkeit der Prüfbedingungen und des Tests selbst macht die computergesteuerte Schwellenwertperimetrie zur bevorzugten Methode bei der Verlaufskontrolle von Patienten mit manifesten Gesichtsfelddefekten. Man sollte sich jedoch dessen bewußt sein, daß Schwankungen der Schwellenwerte dennoch groß sind, besonders bei abnormen Gesichtsfeldern (Heijl et al. 1989a). Die Progredienz kann fast nie durch nur eine oder zwei Gesichtsfeldprüfungen beurteilt werden; statt dessen sollten Veränderungen der gemessenen Gesichtsfelder bestätigt werden, bevor sie als Indikation für eine Operation oder Veränderung der medikamentösen Behandlung aufgefaßt werden.

Regressionsanalysen des MD „mean defect" können zeigen, ob die durchschnittliche Empfindlichkeit sich im Lauf der Zeit signifikant verändert oder nicht (Holmin u. Krakau 1982; Heijl et al. 1987a). Eine solche Analyse ist in Fällen mit mindestens 5 Prüfungen nützlich. Bei einer geringeren Testanzahl können Diagramme, die die Veränderungswahrscheinlichkeit darstellen, verwendet werden (Heijl et al. 1990). Diese Diagramme können zwischen Zufallsschwankungen und signifikanten Veränderungen an einzelnen Prüfpunkten unterscheiden (Abb. 11). Sie werden manchmal in Situationen, in denen nur wenige Tests zur Verfügung stehen, signifikante Veränderungen zeigen; häufiger jedoch werden sie den Tatbestand dartstellen, daß scheinbar wichtige Veränderungen zwischen einer Überprüfung und einer wiederholten Überprüfung innerhalb der erwarteten Zufallsschwankung liegen. Dies ist wichtig und kann unangemessene Veränderungen der Behandlung verhindern.

Oft ist es schwierig, zwischen den Auswirkungen einer fortschreitenden Katarakt und eines sich verschlechternden Glaukoms zu unterscheiden. Katarakt führt zu einer im wesentlichen homogenen, diffusen Sensitivitätsverminderung, während progrediente Glaukome immer ein größeres Areal oder verstärkte Depression der lokalisierten Gesichtsfeldausfälle aufweisen. (Mikelberg u. Drance 1984). Beide Bedingungen wirken sich auf den MD aus. Wahrscheinlichkeitsdiagramme, die das Abweichungsmuster darstellen, sind wahrscheinlich das beste Mittel zur Unterscheidung dieser beiden Auswirkungen und dieser zwei Zustände. (s. oben, Abb. 9 und 10).

Schlußfolgerungen

Die computergesteuerte Perimetrie ist ein sehr nützliches Instrument bei der Glaukombehandlung. Sie kann für den praktischen Augenarzt sogar noch nützlicher als für eine große Abteilung sein, da sie ihm die Möglichkeit bietet, ohne eine ausgebildete Fachkraft eine hohe Prüfqualität zu erreichen. Diese bedeutet nicht, daß beim Bedienungspersonal keine Kenntnisse über das Gerät und die Prinzipien des Testverfahrens erforderlich sind, vielmehr ist eine richtige Instruktion des Untersuchers und des Patienten unverzichtbar und beeinflußt die Qualität der Prüfergebnisse in starkem Maß.

Die Testauswahl ist verhältnismäßig einfach; in der Regel sollte man die zentralen 30° des Gesichtsfelds überprüfen. Schwellenwertprüfungen sind immer angebracht, die schwellenbezogene überschwellige Untersuchung ist gewöhnlich jedoch sicherlich der Handprüfung vorzuziehen. Die Auflösung der Prüfpunkte ist bei standardisierten Prüfverfahren ausreichend.

Die Interpretation kann am Anfang schwierig sein, wird jedoch mit zunehmender Erfahrung leichter. Bei der Glaukombehandlung sollte man nach lokalisierten Gesichtsfelddefekten suchen. Sie entwickeln sich langsam und können in sehr frühen Stadien durch Vergleich mehrerer aufeinanderfolgender Gesichtsfelddiagramme statt nur des zuletzt erstellten leichter entdeckt werden. Schwellenwertschwankungen sind besonders bei glaukomatösen Gesichtsfeldern groß. Die Entdeckung einer signifikanten Veränderung in solchen Feldern erfordert daher gewöhnlich mehrere, vielleicht 4 oder 5 Gesichtsfeldprüfungen.

Die Interpretation der sowohl in Einzeluntersuchungen als auch Testreihen erstellten Gesichtsfelddiagramme wird durch verschiedene computergestütze Analysen sehr erleichtert.

Literatur

Anctil JL, Anderson DR (1984) Early foveal involvement and generalized depression of the visual field in glaucoma. Acta Ophthalmol (Copenh) 102:363–370

Aulhorn E, Harms H (1967) Early visual field defects in glaucoma. In: Glaucoma Symp Tutzing Castle, Karger, Basel New York, pp 151–186

Caprioli J, Sears M (1987) Patterns of early visual field loss in open angle glaucoma. Doc Ophthalmol Proc Ser 49:307–315

Caprioli J, Spaeth GL (1985) Static threshold examination of the peripheral nasal visual field in glaucoma. Arch Ophthalmol 103:1150–1154

Chauhan CC, Drance SM, Douglas GR (1990) The use of visual field indices in detecting changes in the visual field in glaucoma. Invest Ophthalmol Vis Sci 31:512–520

Drance SM (1972) The glaucomatous visual field. Br J Ophthalmol 56:186

Drance SM, Douglas GR, Airaksinen PJ, Schulzer M, Hitchings RA (1987) Diffuse visual field loss in chronic open-angle glaucoma and low-tension glaucoma. Am J Ophthalmol 104:577–580

Flammer J, Drance SM, Augustiny L, Funkhouser A (1985) Quantification of glaucomatous visual field defects with automated perimetry. Invest Ophthalmol Vis Sci 26:176–181

Gramer E, Pröll M, Krieglstein GK (1979) Die Perimetrie des blinden Flecks. Ein Vergleich zwischen kinetischer und computergesteuerter statischer Perimetrie Ophthalmologica 179:201–208

Heijl A (1985) Strategies for detection of glaucoma defects. In: Drance SM, Anderson DR (eds) Automatic perimetry in glaucoma. Grune & Stratton, Orlando, pp 43–54

Heijl A (1987) The implications of the results of computerized perimetry in normals for statistical evaluation of glaucomatous visual field. In: Krieglstein G (ed) Glaucoma update III. Springer, Berlin Heidelberg New York, pp 115–122

Heijl A (1989a) Lack of diffuse loss of differential light sensitivity in early glaucoma. Acta Ophthalmol 67:353–360

Heijl A (1989b) Test point density and early detection of glaucomatous visual field loss. Invest Ophthalmol Vis Sci 30:ARVO Suppl, p 55

Heijl A, Krakau CET (1975) An automatic static perimeter. Design and pilot study. Acta Ophthalmol 53:293–310

Heijl A, Lindgren G, Olsson J (1987a) A package for the statistical analyses of computerized visual fields. Doc Ophthalmol Proc Ser 49:153–168

Heijl A, Lindgren G, Olsson J (1987b) Normal variability of static perimetric threshold values across the central visual field. Arch Ophthalmol 105:1544–1549

Heijl A, Lindgren G, Olsson J, Åsman P (1989a) Visual field interpretation with empirical probability maps. Arch Ophthalmol 107:204–208

Heijl A, Lindgren G, Olsson J (1989b) The effect of perimetric experience in normal subjects. Arch Ophthalmol 107:81–86

Heijl A, Lindgren G, Lindgren A, Olsson J Åsman P, Meyers S, Patella M (1990) Extended empirical statistical package for glaucoma: Statpac 2.

Holmin C, Krakau CET (1982) Regression analysis of the central visual field in chronic glaucoma cases. Acta Ophthalmol (Copenh) 60:267–274

Keltner JL, Johnson CA (1982) Effectiveness of automated perimetry in following glaucomatous visual field progression. Ophthalmology 89:247–254

King D; Drance SM, Douglas GR, Wijsman K (1986) The detection of paracentral scotomas with varying grids in computed perimetry. Arch Ophthalmol 104:524–525

LeBlanc RP, Lee A, Baxter M (1985) Peripheral nasal field defects. Doc Ophthalmol Proc Ser 42:377–381

Mikelberg FS, Drance SM (1984) The mode of progression of visual field defects in glaucoma. Am J Ophthalmol 98:443–445

2.3 Papille und Gesichtsfeld bei Glaukom ohne Hochdruck, Glaucoma chronicum simplex und Pigmentglaukom

E. Gramer

Beim Glaukom ohne Hochdruck, definiert als typischer glaukomatöser Gesichtsfeldausfall und typische glaukomatöse Papillenveränderung bei Augeninnendruckwerten im statistischen Normbereich liegt vermutlich ein überwiegend augeninnendruckunabhängiger also z. B. vaskulärer Glaukomschaden vor (Abb. 1) [4, 5, 16, 39, 70–72]. Dieser überwiegend augeninnendruckunabhängige Glaukomschaden ist daher bei dieser Glaukomform an der Papille und im Gesichtsfeld isoliert quantifizierbar. Bei sekundären Glaukomen, z. B. beim Pigmentglaukom, besteht dagegen ein ausschließlich vom intraokularen Druck (IOD) abhängiger Glaukomschaden. Der augeninnendruckabhängige Glaukomschaden ist daher beim Pigmentglaukom isoliert quantifizierbar. Beim Glaucoma chronicum simplex ist der Glaukomschaden abhängig vom erhöhten intraokularen Druck [27, 42, 68] und in individuell unterschiedlichem Ausmaß von sonstigen, z. B. kardiovaskulären Risikofaktoren [14, 15, 4, 18, 22, 8, 20, 28, 75–77, 79–90] oder einem niedrigen Blutdruck. Die Analyse und Quantifizierung des weitgehend augeninnendruckunabhängigen Glaukomschadens an Papille und Gesichtsfeld beim Glaukom ohne Hochdruck im Vergleich zum augeninnendruckabhängigen Glaukomschaden (Pigmentglaukom) und Glaucoma chronicum simplex (beide Risikofaktoren) ist von klinischem und wissenschaftlichen Interesse.

Der Nachweis von quantitativen Unterschieden im Gesichtsfeldausfall und der Nachweis von Unterschieden in der Morphologie der Papille bei gleicher

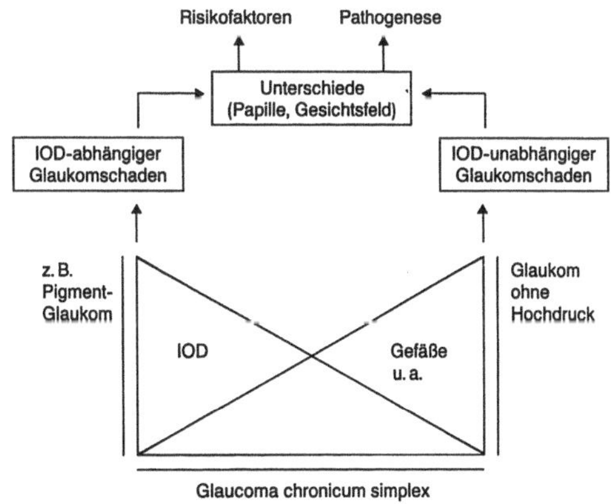

Abb. 1. Unterschiede im Gesichtsfeld und an der Papille bei IOD-abhängigem Glaukomschaden (Pigmentglaukom) und IOD-unabhängigem Glaukomschaden (Glaukom ohne Hochdruck) ermöglichen es, Rückschlüsse auf Unterschiede in der Pathogenese und in den Risikofaktoren zu ziehen. Beim Glaucoma chronicum simplex können sich der IOD-abhängige und IOD-unabhängige z. B. vaskuläre Schädigungswege überlappen (unten)

Größe des Gesichtsfeldausfalls bei diesen Glaukomformen kann Hinweise auf Risikofaktoren und Hinweise auf Unterschiede in den Schädigungswegen beim Glaukom geben [29, 30, 15, 17, 22, 4]. Es gibt daher eine große Zahl von Arbeiten, die die Papillenbefunde [8, 20–26, 74] und die Gesichtsfeldausfälle [4, 15, 16, 20, 23, 28–38] bei Glaucoma chronicum simplex und Glaukom ohne Hochdruck unter dieser Fragestellung vergleichen. Die Literatur zu dieser Thematik ist jedoch schwer vergleichbar [4, 73], da sich diese Arbeiten z. B. in der perimetrischen Untersuchungsmethode und der Patientenauswahl unter anderem erheblich unterscheiden. Durch die computergesteuerte, statische, schwellenbestimmende Rasterperimetrie ist der glaukomatöse Gesichtsfeldausfall nun untersucherunabhängig quantifizierbar. Mit Auswertungsverfahren, z. B. dem Programm Delta, lassen sich nun Lage, Tiefe und Größe des Gesichtsfeldausfalls in Maßzahlen quantifizieren, und mit bildanalytischen Verfahren sind nun auch die Papillenveränderungen quantifiziert. Die Papillenanalyse kann z. B. mit dem Optic Nerve Head Analyzer (ONHA) oder z. B. mit dem Laser-Tomographic-Scanner (LTS) erfolgen [1, 9–13, 74, 78]. Dies erlaubt nun erstmals eine quantifizierende Untersuchung der Unterschiede von Papillen- und Gesichtsfeldbefund zwischen Glaukom ohne Hochdruck und Glaucoma chronicum simplex. Voraussetzung für den Vergleich von Papille und Gesichtsfeldbefund ist, daß das gleiche Stadium der Erkrankung, definiert am Gesichtsfeldbefund, verglichen werden [4]. In verschiedenen Studien haben wir daher stadienabhängig den Glaukomschaden für das Glaukom ohne Hochdruck und das Glaucoma chronicum simplex und zum Teil auch für das Pigmentglaukom vergleichend untersucht an:

Ⓐ *der Papille,* Ⓑ *im Gesichtsfeldausfall.*

Teilaspekte unserer vergleichenden Untersuchungen sollten im folgenden, getrennt nach den an der Papille [4, 5, 7 14–18, 20–22, 26, 74] und den im Gesichtsfeld [2, 4, 7, 8, 14, 17–22, 27, 30, 32, 73, 75–77] gefundenen Unterschieden, zusammenfassend dargestellt werden.

Ⓐ Unterschiede im Glaukomschaden an der Papille

Folgende Fragestellungen wurden untersucht: Bestehen Unterschiede in der Größe der Papillenexkavation, in der Fläche der neuroretinalen Randzone und in der Form der Papillenexkavation bei Glaukom ohne Hochdruck und Glaucoma chronicum simplex bei gleicher Größe des Gesichtsfeldausfalls?

Unterschiede in der Größe der Papillenexkavation

3-D-Darstellung mit dem Laser-Tomographic-Scanner (LTS)

Mit Hilfe des Laser-Tomographic-Scanners (LTS) wurden an Hand der Befunde einzelner Patienten die Korrelation von Papille und Gesichtsfeld bei Patienten mit

Glaukom ohne Hochdruck und Glaucoma chronicum simplex dreidimensional dargestellt (Vergl. Abb. 3 und 4). Diese dreidimensionale Darstellung ist nur mit Hilfe des 3-D-Films möglich [26]. Beim Laser-Tomographic-Scanner wird ein konfokales Laser-Unterschungsverfahren zur Quantifizierung glaukomatöser Papillenveränderungen angewandt. Hinsichtlich der Gerätebeschreibung und Einzelheiten des konfokalen Unterschungsprinzips sei auf die Literatur verwiesen [1 mit weiteren Literaturhinweisen]. Aus 32 Schichtbildern berechnet ein Computer die räumliche Struktur der Papille, indem er den Intensitätsverlauf eines jeden einzelnen Bildpunktes in 32 hintereinanderliegenden Schichtbildern analysiert (Abb.2). Durch Rotation der 32 Schichtbilder um eine Achse wird auf einem Fernsehmonitor das errechnete dreidimensionale Bild der Papille dargestellt und so eine räumliche Darstellung der glaukomatösen Papillenexkavation ermöglicht, ohne daß vom Betrachter Rot-Grün-Gläser getragen werden müssen. Die einzelnen Schichtbilder werden so dargestellt, als ob sie unter Bildwinkel von $+30°$ bis $-30°$ betrachtet würden. Dadurch entsteht ein räumlicher Eindruck der Papillenexkavation, der nur mit Hilfe des Mediums Film vermittelt werden kann. Mit Hilfe dieser Bilder wurde der Frage untersucht, ob sich bei Patienten mit Glaukom ohne Hochdruck und Glaucoma chronicum simplex im Anfangsstadium bei gleicher Größe des Gesichtsfeldausfalls und gleicher Größe der Papillenfläche Unterschiede in der Größe der Papillenexkavation ergeben. Der Film [26] zeigt die Papillenbefunde und Gesichtsfeldbefunde von Augen mit Glaukom ohne Hochdruck und Glaucoma chronicum simplex, die vergleichend mit dem LTS untersucht wurden.

Zur Methodik

Die vergleichend untersuchten Papillen von Patienten mit Glaukom ohne Hochdruck und Glaucoma chronicum simplex erfüllten folgende Einschlußkriterien:

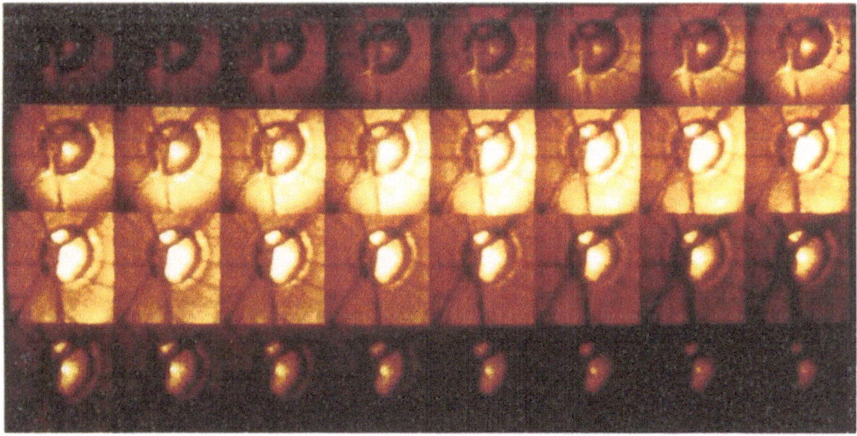

Abb. 2. Laser-Tomographic-Scanner: 32 Schnittbilder der Papille werden in einem berechneten Papillenbild zusammengefaßt

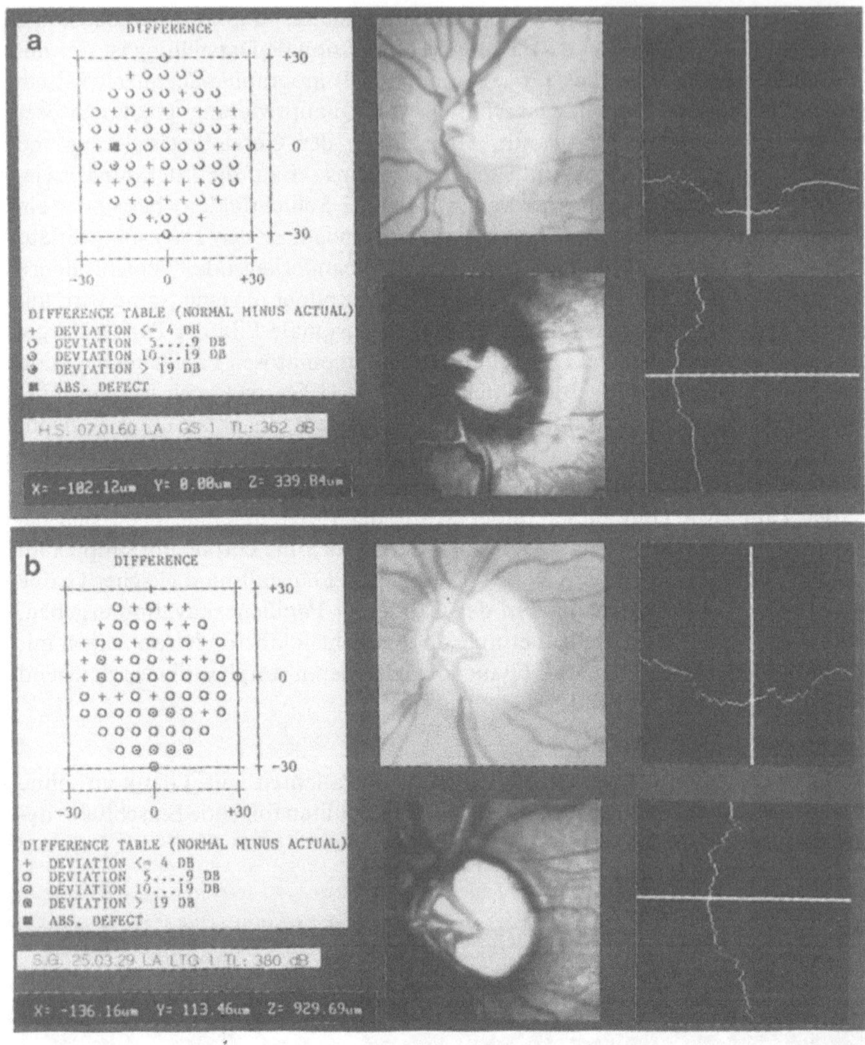

Abb. 3. Gesichtsfeldausfall, Stadium I und Papillenbefund am linken Auge eines Patienten mit Glaucoma chronicum simplex (*oben*) und eines Patienten mit Glaukom ohne Hochdruck (*unten*). Die Papillenexkavation ist bei Glaucoma chronicum simplex bei gleicher Größe des Gesichtsfeldausfalls kleiner

1. Gleiches Stadium des Gesichtsfeldausfalls.
Verglichen werden Augen mit etwa gleichem Gesamtverlust im Programm Delta bei Untersuchung mit dem Programm 31 des Octopus-Perimeters 201 [4, 6, 7, 8] und jeweils etwa gleichen Außengrenzen des Gesichtsfeldes, bestimmt mit dem Goldmann-Perimeter.

2. Gleiche Papillendurchmesser.
Dazu wurden die refraktionskorrigierten Meßwerte des Optic Nerve Head

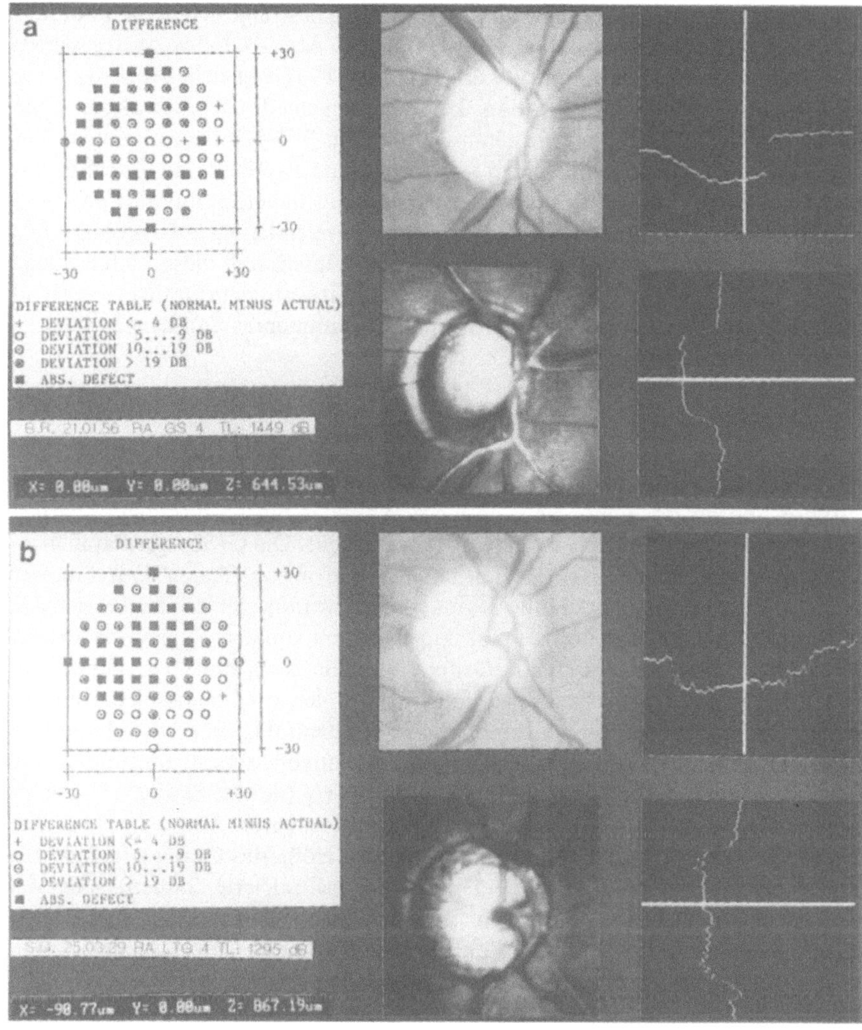

Abb. 4. Gesichtsfeldausfall, Stadium IV und Papillenbefund des rechten Auges eines Patienten mit Glaucoma chronicum simplex (*oben*) und eines Patienten mit Glaukom ohne Hochdruck (*unten*). In fortgeschrittenen Stadien bestehen bei den Papillen- und Gesichtsfeldbefunden keine Unterschiede mehr

Analyzer [19–13] und die Meßdaten des Laser-Tomographic-Scanners [1, 5] herangezogen.

3. *Klare optische Medien und keine andere Augenerkrankung als Glaukom.*
In Form von 3-D-Filmen wurden Gesichtsfeldbefunde und Papillenbefunde der Augen der beiden Glaukomformen einander gegenübergestellt (Abb. 3, 4).

Der Film [26] demonstriert, daß bei gleicher Größe des Gesichtsfeldausfalls bei Glaukom ohne Hochdruck in den Anfangsstadien eine größere Papillenexkavation als bei Glaucoma chronicum simplex besteht. Dies zeigt sich beim Stadium I und Stadium II des Gesichtsfeldausfalls (vergleiche Abb. 3). Im weit fortgeschrittenen Stadium der Glaukomerkrankung (Stadium IV) (vergleiche Abb. 4) sind in der Größe der Papillenexkavation keine Unterschiede bei Glaukom ohne Hochdruck und Glaucoma chronicum simplex im 3-D-Film zu erkennen. Der Videofilm kann die unterschiedliche Korrelation von Papillen- und Gesichtsfeldbefund bei Glaukomen mit und ohne Augeninnendruckerhöhung nur an Hand von Einzelbefunden demonstrieren, was keiner Beweisführung gleichkommt. Die Ergebnisse unserer früheren klinischen Studien zeigten, daß diese Unterschiede mittels direkter Ophthalmoskopie als auch quantitativ mit dem Optic Nerve Head Analyzer nachweisbar sind, wie im folgenden zusammenfassend dargestellt.

Direkte Ophthalmoskopie

184 Glaukomaugen mit Gesichtsfeldausfällen bis Stadium II, definiert als absolutes Skotom noch ohne Verbindung zum blinden Fleck, wurden hinsichtlich der Größe der Papillenexkavation (CDR) untersucht. Die Größe der Papillenexkavation wurde durch direkte Ophthalmoskopie im vertikalen Durchmesser bestimmt. Entsprechend der Höhe des maximalen intraokularen Druckes wurden 3 Gruppen unterschieden (Abb. 5): 61 Augen mit maximalen Augeninnendruckwerten bis 21 mmHg; dies ist die Gruppe mit Glaukom ohne Hochdruck (in Abb. 5 dargestellt durch schraffierte Säulen), 61 Augen mit Glaucoma chronicum simplex und maximalen Druckwerten von 22 bis 29 mmHg (in Abb. 5 dargestellt durch hell gerasterte Säulen) und 62 Augen mit Glaucom chronicum simplex und hohen Augeninnendruckwerten von 30 bis 39 mmHg (dunkle Säulen). Hinsichtlich des Gesichtsfeldausfalls waren also alle untersuchten Augen in etwa dem gleichen Stadium der Erkrankung. Bei gleicher Größe des Gesichtsfeldausfalls fanden wir beim Glaukom ohne Hochdruck (schraffierte Säulen) sehr viel häufiger große Papillenexkavationen als beim Glaucoma chronicum simplex mit hohen Augeninnendruckwerten (dunkle Säulen). Diese Unterschiede wurden erstmals 1984 mitgeteilt [14]. Beim Glaucoma chronicum simplex mit hohen Augeninnendruckwerten treten somit auch schon bei kleiner Papillenexkavation häufig Gesichtsfeldausfälle bis Stadium II auf. Dies weist auf Unterschiede im

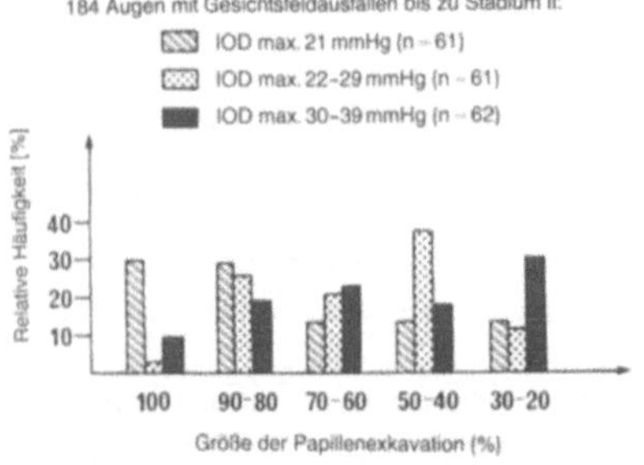

Abb. 5. Größe der Papillenexkavation (CDR) bei 184 Augen mit glaukomatösen Gesichtsfeldausfällen bis Stadium II. Augen mit Glaukom ohne Hochdruck (schraffierte Säulen) zeigen häufiger eine größere Papillenexkavation als Augen mit Glaucoma chronicum simplex und maximalen Augeninnendruckwerten von 30 bis 39 mmHg (dunkle Säulen) (Nach [15, 16]

Pathomechanismus und möglicherweise auf morphologische Unterschiede des Sehnerven bei diesen Glaukomformen hin [15, 16, 20–22].

Unterschiede in der Fläche der neuroretinalen Randzone

Optic Nerve Head Analyzer (ONHA)

Mit quantifizierenden Prüfmethoden konnten wir in weiteren Studien [21, 22] z. B. durch Korrelation von Gesichtsfeldausfall und Fläche der neuroretinalen Randzone diese Unterschiede bestätigen. Wird die Fläche der neuroretinalen Randzone, die mit dem Optic Nerve Head Analyzer quantifiziert wurde, zum Gesamtverlust im Gesichtsfeld, ermittelt mit dem Programm Delta des Octopus-Perimeters 201, in Beziehung gesetzt, so zeigte sich das in Tabelle 1 dargestellten Ergebnis (Tabelle 1). Untersucht wurden 18 Augen von 18 Patienten mit Glaukom ohne Hochdruck und 29 Augen von 29 Patienten mit Glaucoma chronicum simplex. Das mittlere Alter der Patienten und der mittlere Papillendurchmesser waren nicht signifikant unterschiedlich. Alle Augen zeigten maximale Ametropien von ±3 dptr. Bei einem etwa gleichem mittleren Gesichtsfeldausfall von 10,7 dB (Verlust pro Testpunkt) bei der Gruppe mit Glaukom ohne Hochdruck und 10,8 dB pro Testpunkt bei Glaucoma chronicum simplex, zeigte sich beim Glaukom ohne Hochdruck mit 0,7 mm^2 im Vergleich zu 0,9 mm^2 bei Glaucoma chronicum simplex trotz gleicher Größe des Gesichtsfeldausfalls eine kleinere Fläche der neuroretinalen Randzone beim Glaukom ohne Hochdruck (vergl. Tabelle 1).

Tabelle 1. Mittlerer Verlust pro Testpunkt (Programm 31/Delta des Octopus-Perimeters 201 im zentralen Gesichtsfeld bis 30°) und mittlere Fläche der neuroretinalen Randzone (Optic Nerve Head Analyzer). Bei gleicher Größe des Gesichtsfeldausfalles besteht in der Gruppe mit Glaukom ohne Hochdruck eine kleinere mittlere Fläche der neuroretinalen Randzone. Bei Glaukom ohne Hochdruck müssen somit pro mm^2 neuroretinaler Randzone mehr intakte Nervenfasern vorliegen als beim Glaucoma chronicum simplex mit hohen Augeninnendruckwerten. Papillen bei Patienten mit Glaukom ohne Hochdruck weisen somit möglicherweise weniger neurales Stützgewebe auf. (Nach [21, 22])

	Fläche der neuroretinalen Randzone [mm²] ($\bar{x} \pm$ SEM) (ONHA)	Verlust pro Testpunkt ($\bar{x} \pm$ SEM) [dB] (Octopus Prog. 31/ Prog. Delta)	Maximaler IOD [mmHg] ($\bar{x} \pm$ SEM)	Alter (Jahre)
Glaukom ohne Hochdruck n = 18	0,772 ±0,050	10,7 ± 1,3	19 ± 1	56,1 ±28,9
Glaucoma chronicum simplex n = 29	0,977 ±0,077	10,8 ± 2,1	31 ± 2	59,1 ±25,9

Patient I

Patient II

Patient III

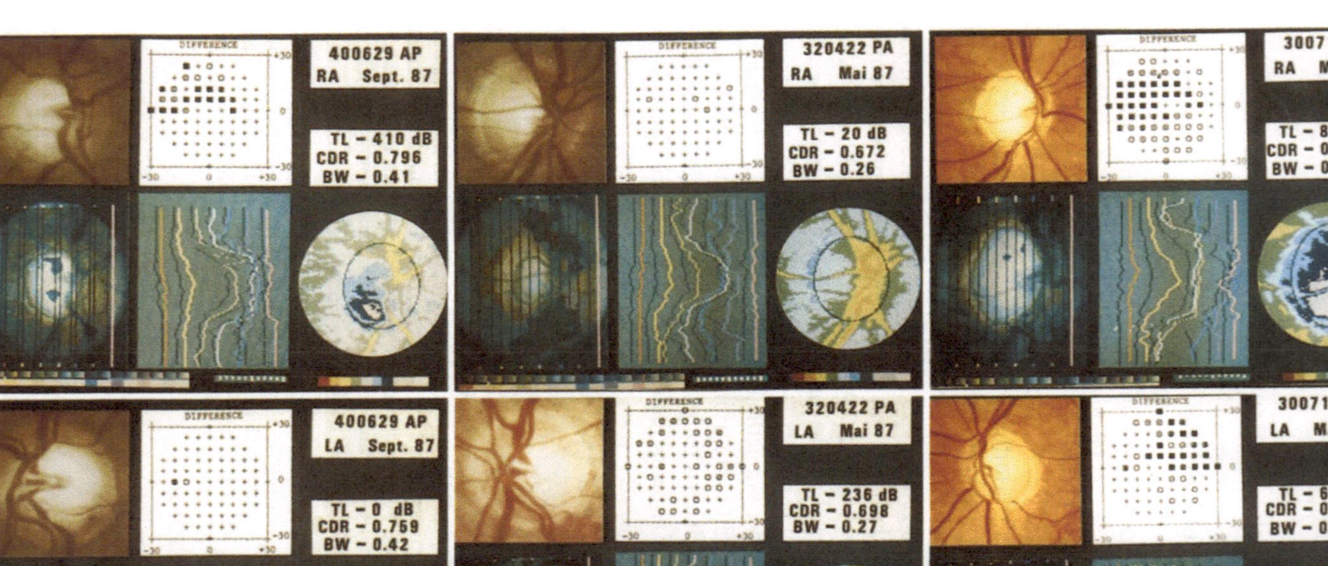

Abb. 6. Gesichtsfeld- und Papillenbefund des rechten Auges (*oben*) und des linken Auges (*unten*) bei 3 Schwestern mit Glaukom ohne Hochdruck. Die Profilschnitte durch die Papille zeigen steile Exkavationsränder. Auch beim Glaukom ohne Hochdruck stellt die Familienanamnese ein Risikofaktor dar

Tabelle 2. Familienanamnese bei Glaukom ohne Hochdruck. Gesichtsfeld und Papillenbefunde bei 3 Schwestern

Glaukom ohne Hochdruck-Patienten (3 Schwestern)	Alter (Jahre)	Auge (rechts/ links)	Gesichtsfeld (Programm 31/ Delta) Gesamtverlust [dB]	Größe der Papillenexkavation (ONHA)	Blässewert (BW) (ONHA)
I A P.	47	R	410	0,796	0,41
		L	(11) 0	0,759	0,42
II P A.	55	R	20	0,672	0,26
		L	236	0,698	0,27
III R E.	57	R	896	0,865	0,47
		L	610	0,842	0,38

Bei etwa gleichem Funktionsverlust im Gesichtsfeld muß die kleinere Fläche der neuroretinalen Randzone bzw. die größere Papillenexkavation beim Glaukom ohne Hochdruck aus einem Verlust anderer als neuraler Substanz resultieren. Dieser Unterschied in der Morphologie der Papille in den Anfangsstadien der Erkrankung könnte so erklärt werden, daß beim Glaukom ohne Hochdruck als hypothetischer Risikofaktor weniger neurales Stützgewebe vorliegt [16, 20–22]. Das Vorliegen von weniger neuralem Stützgewebe, sei es primär oder sekundär, könnte die verminderte Tensionstoleranz des Sehnerven beim Glaukom ohne Hochdruck mit erklären. Histologische Untersuchungen sind erforderlich, um eine Beweisführung für diesen noch hypothetischen Risikofaktor zu liefern. Untersuchungen anderer Arbeitsgruppen [23–25] haben die dargestellten Unterschiede in der Korrelation von Papillen- und Gesichtsfeldbefunden bei Glaukomen mit und ohne Augeninnendruckerhöhung, die sich auch im 3-D-Film demonstrieren lassen [27], zwischenzeitlich bestätigt. Möglicherweise besteht auch eine genetische Disposition im Ausmaß des vorhandenen Stützgewebes (Abb. 6) (Tabelle 2). Tabelle 2 zeigt den Gesamtverlust im Gesichtsfeld und die mit dem ONHA quantifizierten Papillenparameter Blässewert (BW) [9] und die Größe der Papillenexkavation (CDR) bei 3 Schwestern mit Glaukom ohne Hochdruck. Abbildung 6 zeigt die entsprechenden Gesichtsfeldbefunde im Differenzwertausdruck und die Papillenbefunde.

Unterschiede in der Form der Papillenexkavation

Das konfokale Untersuchungsprinzip des LTS erlaubt die Steilheit des Exkavationsrandes zu berechnen und läßt so erstmals Aussagen zu Unterschieden in der Form der Papillenexkavation bei Augen mit Glaukom ohne Hochdruck und Glaucoma chronicum simplex zu. Wir untersuchten daher in diesem Zusammenhang folgende *Fragestellungen:*

1. Können Unterschiede in der Form der Papillenexkavation zwischen Augen mit Glaucoma chronicum simplex und Glaukom ohne Hochdruck im gleichen Stadium des Gesichtsfeldausfalls quantifiziert werden?
2. Bestehen Unterschiede in der Form der Papillenexkavation zwischen Augen mit Glaucoma chronicum simplex und Glaukom ohne Hochdruck Stadium I im Vergleich zu gesunden Augen und Augen mit okulärer Hypertension?

Die Form der Papillenexkavation wurde dazu bei 82 Augen von 82 Patienten mit dem LTS aus dem Verhältnis mittlere Tiefe zu maximaler Tiefe der Papillenexkavation und dem 3. Zentralmoment errechnet [5, 74]. Es zeigte sich das in Tabelle 3 dargestellte Ergebnis (Tabelle 3):

1. Im Stadium I und II des Gesichtsfeldausfalls zeigten sich beim Glaukom ohne Hochdruck signifikant steilere Exkavationsränder und ein signifikant flacherer Exkavationsboden als beim Glaucoma chronicum simplex im jeweils gleichen Stadium des Gesichtsfeldausfalls.
   In den fortgeschrittenen Stadien III bis V bestanden keine signifikanten Unterschiede in der Form der Papillenexkavation mehr.
2. Gesunde Augen zeigten keinen signifikanten Unterschied in der Form der Papillenexkavation im Vergleich zu Augen mit okulärer Hypertension und Glaucoma chronicum simplex Stadium I, jedoch einen signifikanten Unterschied in der Steilheit der Exkavationsränder im Vergleich zu Augen mit Glaukom ohne Hochdruck Stadium I. Da keine signifikanten Unterschiede in der Form der Papillenexkavation zwischen Glaucoma chronicum simplex Stadium I und Gesunden bestehen weist dies darauf hin, daß mit der Bestimmung der Form der Papillenexkavation allein eine Frühdiagnose des Glaucoma chronicum simplex nicht möglich ist.

Die Änderung der Exkavationsform erfolgt beim Glaucoma chronicum simplex somit ein Erkrankungsstadium (definiert als Gesamtverlust im Gesichtsfeld in dB) später als beim Glaukom ohne Hochdruck. Dies stimmt mit früheren Untersuchungen am ONHA [21] oder ophthalmoskopisch erhobenen Befunden [14–16] überein, welche bei gleicher Größe des Gesichtsfeldausfalls beim Glaukom ohne Hochdruck häufiger größere Papillenexkavationen fanden.

   Diese Ergebnisse zur Steilheit der Exkavationsränder stehen im Einklang mit den genannten Studien, in denen zwischen Glaucoma chronicum simplex und Glaukom ohne Hochdruck – nochmals zusammengefaßt – Unterschiede nachgewiesen werden konnten in:

1. *der Lage und Tiefe der Gesichtsfeldausfälle* untersucht als Häufigkeitsverteilung absoluter und relativer Skotome, sowie quantifiziert mit dem Programm 31/Delta des Octopus-Perimeters), wie im folgenden noch dargelegt wird.
2. *der Größe der Papillenexkavation, mit einer größeren Exkavation beim Glaukom ohne Hochdruck in gleichem Stadium des Gesichtsfelausfalls* (im 3-D-Film des LTS, ophthalmoskopisch untersucht und quantifiziert mit dem (ONHA)).

Tabelle 3. Signifikante (∗) und nicht signifikante (ns) Unterschiede in der Form der Papillenexkavation bei Gesunden, Augen mit okulärer Hypertension, Glaucoma chronicum simplex und Glaukom ohne Hochdruck (Mann-Whitney-U-Test). Im gleichen Stadium des Gesichtsfeldausfalls bestanden signifikante Unterschiede in der Form der Papillenexkavation zwischen Augen mit Glaucoma chronicum simplex (Stadium I bzw. II) und Glaukom ohne Hochdruck (Stadium I bzw. II). In den Stadien III-V zeigten sich keine signifikanten Unterschiede. (Nach [74, 5]). (Untere Hälfte der Tabelle). Bereits im Stadium I zeigten Augen mit Glaukom ohne Hochdruck steilere Exkavationsränder und einen flacheren Exkavationsboden (obere Hälfte der Tabelle)

Gesichtsfeld-ausfall	Gesund	Okuläre Hypertension	Glaucoma chronicum simplex	Glaukom ohne Hochdruck
Keiner	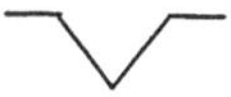	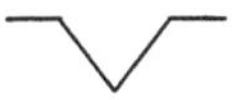		
Stadium I			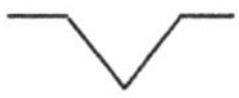	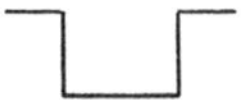
Stadium II			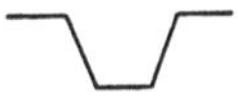	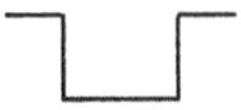
Stadien III-V				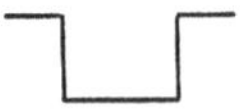
Keiner	ns ——— ns			
Stadium I		ns ——— ns | ∗ ——— ∗		
Stadium II			∗ ——— ∗	
Stadien III-V			ns ——— ns	

3. *der Fläche der neuroretinalen Randzone mit einer kleineren Fläche der neuroretinalen Randzone beim Glaukom ohne Hochdruck bei gleichem Stadium des Gesichtsfeldausfalls und gleicher Papillengröße* (quantifiziert mit dem ONHA).

Mit dem Laser-Tomographic-Scanner (LTS) konnten zusätzlich Unterschiede in der Papillenmorphologie mit

4. *signifikanten Unterschieden in der Steilheit der Exkavationsränder und der Form des Exkavationsbodens* zwischen Augen und Glaucoma chronicum simplex und Glaukom ohne Hochdruck im Anfangsstadium der Erkrankung nachgewiesen werden.

Diese Unterschiede geben einen Hinweis darauf, daß in den Anfangsstadien bei Glaucoma chronicum simplex und Glaukom ohne Hochdruck unterschiedliche Pathomechanismen beteiligt sind.

Ⓑ Unterschiede des Glaukomschadens im Gesichtsfeld

Folgende *Fragestellungen* werden untersucht:

1. Bestehen Unterschiede in der *Häufigkeitsverteilung* absoluter Gesichtsfeldausfälle des Stadium II bei Glaucoma chronicum simplex, Glaukom ohne Hochdruck und ischämischer Neuropathie?
2. Zeigt die Lage der Gesichtsfeldausfälle in oberer und unterer Gesichtsfeldhälfte eine Abhängigkeit von systolischen Blutdruck bei Glaucoma chronicum simplex
3. Bestehen Unterschiede in Häufigkeit und Ausmaß der Verschlechterungstendenz im Gesichtsfeld bei Glaukom ohne Hochdruck und Glaucoma chronicum simplex unter Therapie?
4. Bestehen *quantitative Unterschiede in Lage und Tiefe* der Skotome innerhalb 4 definierter Erkrankungsstadien bei Glaukom ohne Hochdruck, Glaucoma chronicum simplex und Pigmentglaukom?

1. Häufigkeitsverteilung absoluter Gesichtsfeldausfälle im Stadium II bei Glaucoma chronicum simplex und Glaukom ohne Hochdruck

Die automatische Rasterperimetrie, die bei gleichem Programm untersucherunabhängig jeweils dieselben Netzhautorte statisch perimetriert, ist zur Untersuchung der Häufigkeitsverteilung der Skotome besser geeignet als die Goldmann-Perimetrie [2, 6, 7, 17, 22, 30, 40, 55].

Prüfpunkte, die im Differenzwert des Vergleichsausdrucks des Programm 31 (vergl. Abb. 13a, S. 83) absolute Ausfälle in den einzelnen Meßpunkten zeigten, wurden lageentsprechend in ein Auswertungsschema übertragen. So wurde die in Abb. 7 dargestellte Häufigkeitsverteilung absoluter Skotome für Glaucoma chronicum simplex (Stadium II) (links), Glaukom ohne Hochdruck (Stadium II) (Mitte) und für die ischämischen Neuropathie (rechts) ermittelt (Abb. 7) [30, 32, 40].

Für das Glaucoma chronicum simplex ergab sich, abweichend von früheren, mit der manuellen Perimetrie ausgeführten Untersuchungen [41], daß absolute Ausfälle in der oberen Gesichtsfeldhälfte, vor allem in nasal oberen Quadranten häufiger sind (vgl. Abb. 7 links). Der temporal untere Quadrant zeigte dagegen sehr selten Ausfälle. Diese Ergebnisse wurden bei einer Kontrollgruppe aus Augen mit dem Prüfungsraster des Competer (Abb. 8) [8, 42] sowie durch andere Arbeiten [4, 38, 43] bestätigt. Die in der oberen Gesichtsfeldhälfte häufigeren Skotome bei Glaucoma chronicum simplex (Stadium II) weisen auf eine größere Vulnerabilität der Nervenfasern in der unteren Retinahälfte hin. Beim Glaukom

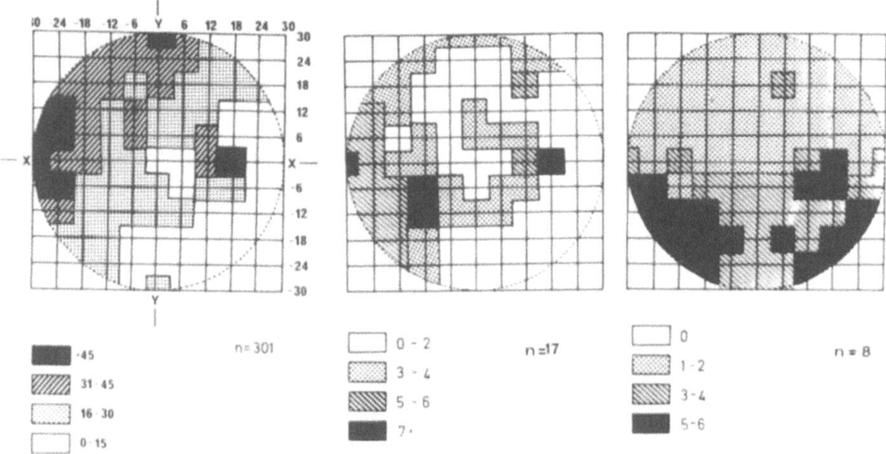

Abb. 7. Häufigkeitsverteilung glaukomatöser Gesichtsfeldausfälle bis Stadium II bei Glaucoma chronicum simplex aller Drucklagen (links), Glaukom ohne Hochdruck des Stadiums II (Mitte) und ischämischer Neuropathie (rechts) [17]. Bei Glaucoma chronicum simplex liegen die Ausfälle vorwiegend in der oberen, bei der ischämischen Neuropathie vorwiegend in der unteren Gesichtsfeldhälfte, während das Glaukom ohne Hochdruck (Stadium II) nasal unterhalb des 0°-Meridians häufiger Ausfälle aufweist. Dies könnte auf vaskuläre Risikofaktoren hinweisen

Abb. 8. Bestätigung der in Abb. 7 (links) wiedergegebenen Häufigkeitsverteilung bei einer Untersuchung von 71 Augen (Stadium II) mit dem Prüfpunktraster des Competer-Perimeters. Auch hier befinden sich absolute Skotome (*links*) und relative Skotome (*rechts*) vorwiegend in der oberen Gesichtsfeldhälfte (O 0–7, ● 8–21 und >). (Nach [2])

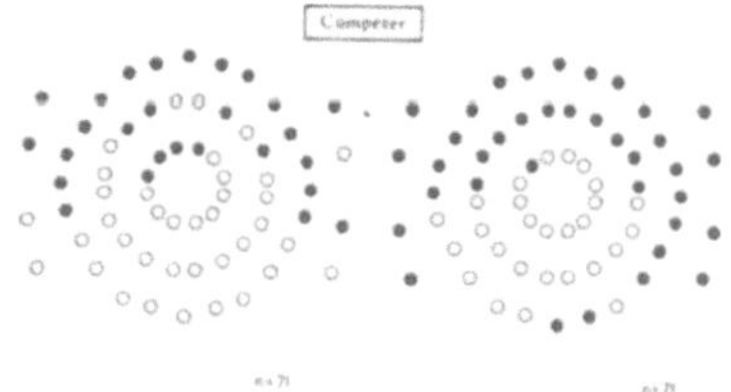

ohne Hochdruck (Stadium II) zeigte sich eine dem Glaucoma chronicum simplex ähnliche Verteilung mit quantitativen Unterschieden: Die Gesichtsfeldausfälle bei Glaukom ohne Hochdruck sind in der nasal unteren Gesichtsfeldhälfte häufiger als beim Glaucoma chronicum simplex (vgl. Abb. 7, Mitte). Bei der ischämischen Neuropathie liegen die Ausfälle häufiger in der unteren Gesichtsfeldhälfte [31, 38, 44] (vgl. Abb. 7 rechts). Das im Stadium II häufigere Vorliegen von Gesichtsfeldausfällen in der unteren Gesichtsfeldhälfte bei Glaukom ohne Hochdruck könnte somit darauf hinweisen, daß hier der Anteil augeninnendruckunabhängiger Risikofaktoren [7, 20, 30, 75–77] an der Gesichtsfeldschädigung überwiegt. Bei Glaukom ohne Hochdruck (Stadium II) fanden wir ferner häufiger niedrige Blutdruckwerte als bei Glaucoma chronicum simplex (Stadium II) [15] bei Untersuchung von 125 Patienten. Dies führte uns zu der *Fragestellung:*

Sind Gesichtsfeldausfälle, die überwiegend die untere Gesichtsfeldhälfte betreffen. Ausdruck eines herabgesetzten Perfusionsdrucks der Papille bei niedrigem Blutdruck?

Lage der Gesichtsfeldausfälle in oberer und unterer Gesichtsfeldhälfte in Abhängigkeit vom systolischen Blutdruck

Die pathogenetische Bedeutung eines niedrigen systolischen Blutdrucks bei Glaucoma chronicum simplex [85–90] und Glaukom ohne Hochdruck [14, 15, 79–82] ist aufgrund klinischer Beobachtungen bekannt. Die Abhängigkeit der *Lage* der Gesichtsfeldausfälle von der Höhe des Blutdrucks war, soweit bekannt, bisher nicht quantitativ untersucht worden. Wir untersuchten daher 153 Augen von 153 Patienten mit Glaucoma chronicum simplex und reguliertem Augeninnendruck mit Programm 31 oder 33 des Octopus-Perimeters 201, und berechneten mit Programm Delta den Verlust pro Testpunkt in der oberen und unteren Gesichtsfeldhälfte [75–77]. Außerdem lagen Angaben über den systolischen Blutdruck und eine Langzeitbeobachtung des Gesichtsfelds mit 3–19 Gesichtsfelduntersuchungen während einer Beobachtungszeit von 1–8 Jahren vor. Die Häufigkeit der Verschlechterungstendenz des Gesichtsfelds wurde mit Programm Delta bestimmt [75–77]. Die Lage der Gesichtsfeldausfälle in oberer und unterer Gesichtshälfte in Abhängigkeit vom Blutdruck wurde von uns zuerst bei den Patienten untersucht, deren Gesichtsfeldausfälle asymmetrisch über das 30-Grad-Gesichtsfeld verteilt sind: Von den 153 Augen zeigten 71 Augen eine ausgeprägte Asymmetrie im mittleren Verlust pro Testpunkt zwischen oberer und unterer Gesichtsfeldhälfte im Verhältnis 2:1 oder mehr. 50 dieser 71 Patienten, bei denen der Verlust pro Testpunkt in der oberen Gesichtsfeldhälfte mindestens zweimal größer war als in der unteren Gesichtsfeldhälfte, zeigten einen mittleren systolischen Blutdruck von 158 ± 37 mmHg. 21 von 71 Patienten, bei denen der Verlust pro Testpunkt in der unteren Gesichtsfeldhälfte mindestens zweimal größer war als in der oberen Gesichtsfeldhälfte, zeigten mit 137 ± 27 mmHg einen signifikant niedrigeren systolischen Blutdruck ($p < 0{,}05$).

Wird das Verhältnis des Schadens im oberen und unteren Gesichtsfeld bei allen 153 Patienten zum systolischen Blutdruck in Beziehung gesetzt, so zeigte sich eine signifikante Korrelation des Blutdrucks mit der Lage der Gesichtsfeldausfälle. Der Korrelationskoeffizient (Spearmansche Rangkorrelation) war mit 0,202 nicht hoch, doch war das Ergebnis signifikant ($p < 0{,}05$). *Je niedriger somit der systolische Blutdruck war, desto stärker wurde die untere Gesichtsfeldhälfte im Vergleich zur oberen geschädigt* [75–77].

Die Studie zeigte ferner, daß *bei einer überwiegenden Schädigung der unteren Gesichtsfeldhälfte eine Verschlechterungstendenz des Gesichtsfeldausfalls doppelt so häufig* war wie bei einer überwiegenden Schädigung der oberen Gesichtsfeldhälfte. Bei systolischen *Blutdruckwerten unter 140 mmHg* fand sich eine *Verschlechterungstendenz* des Gesichtsfeldausfalls ca. *viermal so häufig* wie bei systolischen Blutdruckwerten über 140 mmHg bei reguliertem Augeninnendruck.

Bei Patienten mit niedrigerem systolischen Blutdruck besteht somit eine erhöhte Vulnerabilität der unteren Gesichtsfeldhälfte und eine erhöhte Wahrscheinlichkeit der Gesichtsfeldverschlechterung trotz reguliertem IOD. Patienten mit Gesichtsfeldausfällen überwiegend in der unteren Gesichtsfeldhälfte haben nach diesen Ergebnissen eine schlechtere Prognose für den Erhalt des Gesichtsfelds als Patienten mit überwiegend in der oberen Gesichtsfeldhälfte lokalisierten Ausfällen.

Ein ähnlicher Schädigungsmechanismus bei Glaukom ohne Hochdruck und Glaucoma chronicum simplex mit Gesichtsfeldausfällen die überwiegend im unteren Gesichtsfeld lokalisiert sind, erscheint daher möglich. Eine Erklärung für den Zusammenhang zwischen niedrigem Blutdruck und häufigerer Lage der Gesichtsfeldausfälle unten könnte in einer verminderten Perfusion der Kapillaren im oberen Sehnervenpol liegen. Unsere Ergebnisse erlauben die Hypothese, daß bei einem niedrigen Blutdruck, also bei einem zu geringen Perfusionsdruck, die Nervenfasern des oberen Sehnervenpols häufiger geschädigt werden. Weitere hypothetische Risikofaktoren sind das Vorliegen von weniger neurogener Stützsubstanz der Papille [14, 15, 16, 20] sowie morphologische Veränderungen der Kollagenstruktur [84], die dazu führen könnten, daß die Kapillaren selbst bei niedrigen oder nur wenig erhöhten Augeninnendruckwerten kollabieren, insbesondere bei grenzwertiger blutdruckbedingter Perfusion der oberen Papillenhälfte [76].

In einer multizentrischen Studie mit standardisierten Blutdruckmessungen wird dieser Zusammenhang von uns nun prospektiv erneut untersucht. Die regelmäßige Blutdruckmessung und die Medikamentenanamnese (Antihypertonika, Schlafmittel etc.) sind daher wichtiger Bestandteil der augenärztlichen Glaukomdiagnostik.

Häufigkeit und Ausmaß der Verschlechterungstendenz des Gesichtsfeldes bei Glaukom ohne Hochdruck und Glaucoma chronicum simplex unter Therapie

Augen mit Glaukom ohne Hochdruck aber auch mit Glaucoma chronicum simplex mit unter Therapie reguliertem intraokularen Druck, die bei Druckwerten von 21 mmHg und weniger eine Verschlechterung des Gesichtsfeldes zeigen, erlauben Rückschlüsse auf den Anteil des IOD-unabhängigen Glaukomschadens. 45 Augen von 45 Patienten mit medikamentös behandeltem Glaukom ohne Hochdruck und 232 Augen von 232 Patienten mit Glaucoma chronicum simplex und innerhalb des Beobachtungszeitraums reguliertem IOD, die jeweils halbjährlich unter kontrollierten Bedingungen mit Programm 31 oder 33 des Octopus-Perimeters 201 perimetriert worden waren und bei der Erstuntersuchung Gesichtsfeldausfälle hatten, wurden mit dem Programm Delta/Mode Change untersucht mit der Frage nach Unterschieden in Häufigkeit und Ausmaß der Verschlechterungstendenz [20] mit folgendem Ergebnis:

Die Häufigkeit der Gesichtsfeldverschlechterung, ermittelt durch den Vergleich mittlerer Gesichtsfelder am Anfang und Ende der Beobachtungszeit mit Pro-

Mittlerer Verluste pro Testpunkt in den Quadranten des 30°-Gesichtsfeldes bei Glaukom ohne Hochdruck, Glaucoma chronicum simplex und Pigmentglaukom in den nach dem Gesamtverlust definierten Stadien I–IV. (Nach [4])

	Glaukom ohne Hochdruck	Glaucoma chronicum simplex	Pigmentglaukom
Stadium I (TL ≤ 101 dB)	n=8 0,8 · 1,2 0,7 · 0,5 1 / 0,60 1/1,06	n=58 0,8 · 0,9 0,7 · 0,4 1** / 0,59 1/0,93	n=19 0,3 · 0,5 0,2 · 0,3 1 / 0,75 1/1,60
Stadium II (TL = 101–400 dB)	n=23 2,6 · 3,2 7,5 · 1,9 1 / 1,62 1/0,50**	n=106 4,0 · 3,5 3,5 · 2,6 1** / 0,82 1/0,82**	n=13 3,1 · 4,5 3,1 · 3,3 1 / 0,85 1/1,26
Stadium III (TL = 401–800 dB)	n=27 12,9 · 8,3 10,0 · 4,7 1 / 0,69 1/0,57***	n=68 11,3 · 9,3 7,9 · 5,6 1*** / 0,66 1/0,78***	n=10 11,4 · 6,1 14,6 · 8,2 1 / 1,30 1/0,55**
Stadium IV (TL = 801–1600 dB)	n=21 19,3 · 15,8 17,9 · 12,3 1 / 0,86 1/0,76***	n=74 19,3 · 16,3 16,6 · 14,0 1* / 0,86 1/0,84***	n=10 20,9 · 17,0 18,5 · 18,8 1 / 0,98 1/0,91
Stadium I–IV (TL = 101–1600 dB)	n=83 11,0 · 8,9 11,1 · 6,4 1 / 0,89 1/0,68***	n=316 9,2 · 7,9 7,7 · 6,2 1*** / 0,82 1/0,84***	n=52 7,1 · 5,7 7,2 · 6,1 1 / 1,04 1/0,83

Quadranten des 30°-Gesichtsfeldes:

Nasal oben — Temporal oben
Nasal unten — Temporal unten

Signifikante Unterschiede (p < 5%) des mittleren Verlusts pro Testpunkt (TL/TP) in den Gesichtsfeldquadranten:

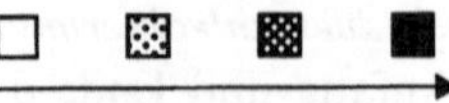

Zunehmender Verlust pro Testpunkt

Signifikanzniveaus:

p < 5%   *
p < 1%   **
p < 0,1% ***

gramm Delta, war bei Augen mit Glaukom ohne Hochdruck und bei Augen mit Glaucoma chronicum simplex und regulierten IOD etwa gleich groß.

Das Ausmaß der Gesichtsfeldverschlechterung wurde aus der Differenz des Gesamtverlustes zwischen erster und letzter Untersuchung mit dem Programm Delta errechnet. Bei einer nicht signifikant unterschiedlichen Beobachtungszeit der sich verschlechternden Befunde von 46 ± 14 Monaten bei Glaukom ohne Hochdruck und 42 ± 14 Monaten bei Glaucoma chronicum simplex lag die mittlere Schadenszunahme des Gesamtverlustes bei Glaukom ohne Hochdruck bei 177 dB, bei Glaucoma chronicum simplex bei 218 dB. Das Glaukom ohne Hochdruck hat, unter der Voraussetzung einer Drucksenkung in den unteren

Abb. 9. Für Glaukom ohne Hochdruck, Glaucoma chronicum simplex und Pigmentglaukom in den Stadien I–IV und für jeweils alle Stadien zusammen wurde der mittlere Verlust pro Testpunkt in den Quadranten des zentralen Gesichtsfeldes dargestellt [13]. Signifikante Unterschiede ($p < 5\%$) des mittleren Verlustes pro Testpunkt zwischen mehreren Gesichtsfeldquadranten wurden schraffiert, zwischen 2 Quadranten durch Sterne gekennzeichnet. So war z. B. bei Glaucoma chronicum simplex im Stadium III (68 Augen) der Verlust pro Testpunkt im nasal oberen Quadranten (TL/TP = 11,3 dB) signifikant größer als der Verlust pro Testpunkt in den 3 übrigen Quadranten. Der nasal obere Quadrant erhielt deshalb die dunkelste Schraffur dieses Gesichtsfeldes. Der Unterschied zwischen den mittleren Verlusten pro Tespunkt temporal oben und nasal unten war nicht signifikant, weshalb beide Quadranten die gleiche Schraffur erhielten. Der mittlere Verlust pro Testpunkt temporal unten (5,6 dB) war signifikant geringer als in den 3 übrigen Quadranten: der temporal untere Quadrant erscheint daher in diesem Gesichtsfeld am hellsten. Je mehr Farbabstufungen ein mittleres Gesichtsfeld in den einzelnen Stadien hat, umso mehr signifikante Unterschiede bestehen zwischen den einzelnen Quadranten.
Das Verhältnis des mittleren Verlustes pro Testpunkt in den beiden oberen Quadranten und des mittleren Verlustes pro Testpunkt in den beiden unteren Quadranten wurde für jede Einzeluntersuchung berechnet, der Mittelwert dieser Einzelwerte wurde als Quotient jeweils rechts neben den Kreisen angegeben. Dabei wird der Verlust pro Testpunkt in der oberen Gesichtsfeldhälfte = 1 gesetzt. Der Nenner des Bruchs gibt so jeweils den mittleren Verlust pro Testpunkt in der unteren Gesichtsfeldhälfte in Prozent des Schadens in der oberen Gesichtsfeldhälfte an. Für Glaucoma chronicum simplex im Stadium III betrug das Verhältnis des mittleren Verlustes pro Testpunkt in der oberen und unteren Gesichtsfeldhälfte 1:0,66, d. h., der Ausfall in der unteren Gesichtsfeldhälfte ist kleiner und beträgt nur 66% des Verlustes in der oberen Gesichtsfeldhälfte. Dieser Unterschied ist signifikant ($p < 0,1\%$) und ist daher durch 3 Sterne gekennzeichnet. Der Unterschied des mittleren Verlustes pro Testpunkt in der nasalen und temporalen Gesichtsfeldhälfte wurde in gleicher Weise berechnet und als Quotient jeweils unterhalb des Kreises angegeben. Bei Glaucoma chronicum simplex Stadium III lag das Verhältnis des mittleren Verlustes pro Testpunkt in der nasalen und temporalen Gesichtsfeldhälfte bei 1:0,78. Die temporale Gesichtsfeldhälfte ist also weniger betroffen als die nasale. Der mittlere Verlust pro Testpunkt in der temporalen Gesichtsfeldhälfte beträgt 78% des mittleren Verlustes pro Testpunkt in der nasalen Gesichtsfeldhälfte. Auch dieser Unterschied ist signifikant auf dem 0,1%-Niveau (***). Sterne kennzeichnen signifikante Unterschiede, die entweder nur zwischen 2 Gesichtsfeldquadranten oder zwischen 2 Gesichtsfeldhälften bestehen ($p < 5\% = *$, $p < 1\% = **$, $p < 0,1\% = ***$). Die Anzahl der ausgewerteten Gesichtsfeldbefunde ist jeweils für die einzelnen Gruppen rechts oben angegeben, wobei in der Gruppe „Stadien I–IV" 4 Patienten mit Glaukom ohne Hochdruck und 10 Patienten mit Glaucoma chronicum simplex mit einem Gesamtverlust über 1600 dB zusätzlich enthalten sind, die jedoch noch ein erhaltenes Gesichtsfeldzentrum hatten (Nach [4]).

Normbereich und zusätzlicher durchblutungsverbessernder Therapie, somit auch hinsichtlich des Ausmaßes der Gesichtsfeldverschlechterung keine schlechtere Prognose als Glaucoma chronicum simplex bei reguliertem IOD ohne zusätzliche durchblutungsverbessernde Therapie bei gleicher Beobachtungszeit.

Der Vorschaden an Gesichtsfeld und Papille, bestimmt aus der Erstuntersuchung in Beobachtungszeitraum bei Augen mit Verschlechterungstendenz und Augen mit gleichbleibendem Gesichtsfeld, ergab, daß die progredienten Ausfälle in der Erstuntersuchung einen größeren Vorschaden im Gesichtsfeld hinsichtlich Gesamtverlust, Skotomfläche und Skotomtiefe aufwiesen. Die mittlere Papillenexkavation war bei Glaukom ohne Hochdruck bei Augen mit und ohne Tendenz zur Gesichtsfeldverschlechterung gleich groß, im Gegensatz zum Glaucoma chronicum simplex mit einer größeren Papillenexkavation bei den Augen mit Verschlechterungstendenz. Das Ausmaß des Vorschadens im Gesichtsfeld ist somit bei Glaucoma chronicum simplex und bei Glaukom ohne Hochdruck ein zusätzlicher Risikofaktor für den Erhalt des Gesichtsfeldes nach Senkung des Augeninnendrucks [20].

Quantifizierung von Lage und Tiefe der Skotome bei Glaukom ohne Hochdruck, Glaucoma chronicum simplex und Pigmentglaukom

In einer weiteren Studie [4] untersuchten wir quantitativ die Gesichtsfeldausfälle, getrennt nach dem Stadium des Gesichtsfeldausfalls, bei 83 Patienten mit Glaukom ohne Hochdruck, 316 Patienten mit Glaucoma chronicum simplex und 52 Patienten mit Pigmentglaukom (Abb. 9). Dabei ließen sich bei Lage und Tiefe der Gesichtsfeldausfälle bei den verschiedenen Glaukomformen Unterschiede nachweisen, die aus der unterschiedlichen Bedeutung von intraokularer Drucksteigerung und/oder als Perfusionsbedingt erklärbar sind [5].

Zur Methodik:
Durch Auswertung der Krankenakten von mehr als 1000 Glaukompatienten wurden 451 Patienten ausgewählt, die die Einschlußkriterien (guter Visus, geringe Ametropie, Langzeitbeobachtung von Gesichtsfeld und Augeninnendruck, Dokumentation des Papillenbefundes, Angaben zur maximalen Höhe des intraokularen Drucks ohne Therapie, keine andere Augenerkrankung als Glaukom usw. [4] erfüllten. Alle Augen waren mit Programm 31 bzw. 33 des Octopus-Perimeters 201 untersucht worden. Mit dem Programm Delta (Mode Series) des Octopus-Perimeters wurde für jede Einzeluntersuchung der Gesamtverlust und der mittlere Verlust pro Testpunkt im 30°-Gesichtsfeld, und in den 4 Quadranten berechnet.

Zur Berechnung der Unterschiede in der Lage der Skotome wurden der Gesamtverlust pro Testpunkt zwischen oberer und unterer Gesichtsfeldhälfte, sowie zwischen nasaler und temporaler Gesichtsfeldhälfte als Verhältniszahl dargestellt. Dabei wurde Verlust pro Testpunkt in der oberen bzw. nasalen Gesichtsfeldhälfte gleich 1 gesetzt.

Der relative Anteil des Gesamtschadens in der unteren Gesichtsfeldhälfte bzw. in der temporalen Gesichtsfeldhälfte bezogen auf die obere bzw. nasale Gesichtsfeldhälfte kann so direkt in Prozent abgelesen werden (vgl. Abb. 9). Der mittlere Verlust pro Testpunkt in den Quadranten, und in den Gesichtsfeldhälften wurde auf signifikante Unterschiede mittels Wilcoxon-Test untersucht. Für die Berechnung der Skotomtiefe wurde der Gesamtverlust pro gestörtem Testpunkt nach den Angaben auf dem Ausdruck des Prog. Delta für Gesamtverlust und Anzahl gestörter Prüfpunkte für jedes Auge errechnet. Dieser Quotient beschreibt die durchschnittliche Tiefe des Gesichtsfeldausfalls [4]. Die Skotomtiefe (GV/PP) wurde mit dem Mann-Whitney-U-Test auf signifikante Unterschiede zwischen den 3 Glaukomarten untersucht. Für einen Vergleich ist die Definition identischer Erkrankungsstadien Voraussetzung.

Das Erkrankungstadium wurde daher nach der Höhe des Gesamtverlustes definiert:

Stadium I: Gesamtverlust <100 dB
Stadium II: Gesamtverlust 101–400 dB
Stadium III: Gesamtverlust 401–800 dB
Stadium IV: Gesamtverlust 801–1600 dB

Der mittlere Gesamtverlust jedes Stadiums wurde auf signifikante Unterschiede zwischen den 3 Glaukomarten untersucht (Mann-Whitney-U-Test). Dabei ergab sich eine Vergleichbarkeit der Gruppen innerhalb der definierten Stadien, wobei hinsichtlich der Einzelergebnisse auf die Originalarbeit [4] verwiesen wird.

Lage der Skotome

Vergleich der oberen zur unteren Gesichtsfeldhälfte

a) *Glaukom ohne Hochdruck:* In den Gesichtsfeldstadien I-IV wurde der mittlere Verlust pro Testpunkt in den beiden oberen Quadranten zum mittleren Verlust pro Testpunkt in den beiden unteren Quadranten als Verhältniszahlen dargestellt (vgl. Abb. 9, links, Zahlen rechts vom Gesichtsfeld). Bei Glaukom ohne Hochdruck beträgt bei Betrachtung aller Patienten (vgl. Abb. 9 links unten) das Verhältnis 1:0,89. In den einzelnen Stadien lagen die Gesichtsfeldausfälle mit Ausnahme des Stadiums II häufiger in der oberen als in der unteren Hälfte. Die Unterschiede zwischen oberer und unterer Gesichtsfeldhälfte waren jedoch nicht signifikant.

b) *Glaucoma chronicum simplex:* Die Gesichtsfeldausfälle waren in allen Stadien oben signifikant häufiger. Der mittlere Verlust pro Testpunkt in den beiden oberen Quadranten verhält sich zum mittleren Verlust pro Testpunkt in den beiden unteren Quadranten bei allen Patienten wie 1:0,82 (p<0,1%) (vgl. Verhältniszahlen rechts vom Gesichtsfeld in Abb. 9 Mitte).

c) *Pigmentglaukom:* Das Verhältnis zwischen dem mittleren Verlust pro Testpunkt in den beiden oberen Quadranten zum mittleren Verlust pro Testpunkt in den beiden unteren Quadranten lag für alle Patienten bei 1:1,04. Der Schaden im Gesichtsfeld war in oberer und unterer Gesichtsfeldhälfte somit etwa gleich häufig (vgl. Abb. 9, rechts). Es besteht somit bei diesem augeninnendruckabhängigen Glaukom ein diffuser Gesichtsfeldschaden.

Der Vergleich der oberen mit der unteren Gesichtsfeldhälfte bei den drei Glaukomformen zeigte, daß beim Glaukom ohne Hochdruck in allen Stadien und auch bei Betrachtung aller Augen zusammen das Verhältnis des mittleren Verlusts pro Testpunkt in der oberen zur unteren Gesichtsfeldhälfte stets kleiner war. Nur im Stadium IV war dieses Verhältnis gleich groß. Die Unterschiede zwischen der häufiger betroffenen oberen und der seltener betroffenen unteren Gesichtsfeldhälfte sind bei Glaukom ohne Hochdruck jedoch nie statistisch signifikant im Gegensatz zum Glaucoma chronicum simplex mit in der oberen Gesichtsfeldhälfte stets signifikant größeren Ausfällen. Beim Glaukom ohne Hochdruck sind im Stadium II die Ausfälle in der unteren Gesichtsfeld häufiger als im oberen Gesichtsfeld, was der in Abb. 7 Mitte dargestellten Häufigkeitsverteilung entspricht [30, 32]. Das Glaukom ohne Hochdruck (Stadium II) nahm somit auch bei quantitativem Vergleich in der Topographie der Ausfälle eine Mittelstellung zwischen Glaucoma chronicum simplex und ischämischer Neuropathie ein. Im fortgeschrittenen Stadium (Stadium IV) war die Verteilung der Ausfälle mit etwa gleich großer Häufigkeit in der oberen und unteren Gesichtsfeldhälfte der bei Glaucoma chronicum simplex ähnlicher als der bei ischämischer Neuropathie. Besonders im Stadium II ist die untere Gesichtsfeldhälfte bei Glaukom ohne Hochdruck auffallend geschädigt. Dies kann auf ein Überwiegen perfusionsbedingter Pathomechanismen z. B. niedriger Blutdruck [76, 77] in der Anfangsstrecke des Gesichtsfeldausfalls bei Glaukom ohne Hochdruck hinweisen. Neben vaskulären Risikofaktoren, z. B. einem niedrigen Blutdruck [14–16, 21, 75–77, 79–82], gibt es beim Glaukom ohne Hochdruck jedoch auch augeninnendruckabhängige Risikofaktoren [56], wie z. B. eine Erhöhung des intraokularen Drucks innerhalb des statistischen Normbereichs und erhöhte Schwankungen des Augeninnendrucks in der Tagesdruckkurve [30]. Wir fanden bei Glaukom ohne Hochdruck und einer Asymmetrie im Gesichtsfeldausfall am stärker geschädigten Auge eine schlechtere Abflußleichtigkeit bei der Tonographie [57], was auch auf augeninnendruckabhängige Risikofaktoren hinweist und beim Glaukom ohne Hochdruck eine augeninnendrucksenkende Therapie nahelegt. Eine Reihe anderer Publikationen vergleichen die Gesichtsfeldausfälle bei Glaucoma chronicum simplex und Glaukom ohne Hochdruck [28, 23, 30, 31, 33–39]. Diese Arbeiten sind jedoch hinsichtlich der perimetrischen Prüfmethode, hinsichtlich der Definition gleicher Erkrankungsstadien und hinsichtlich der Patientenauswahl unterschiedlich und somit nur begrenzt miteinander vergleichbar, wie an anderer Stelle dargestellt [4, 73]. Besonders die Definition gleicher Erkrankungstadien ist unterschiedlich. Diese erfolgte z. B. durch Feststellung der Häufigkeit von Ausfällen in Sektoren des Gesichtsfeldes bei der Goldman-Perimetrie, also nicht quantitativ, oder anhand der Größe der Papillenexkavation oder bei den neueren Arbeiten über den Gesamtverlust im Programm Delta. Die Papillenexkavation ist jedoch nach unseren zuvor bereits dargelegten Untersuchungen [15, 16, 22, 21], die zwischenzeitlich bestätigt wurden [23, 25, 26], nicht geeignet, um Glaucoma chronicum simplex und Glaukom ohne Hochdruck übereinstimmend im Stadium der Erkrankung zu definieren, wie gelegentlich erfolgt [34], da bei gleicher Größe des Gesichtsfeldausfalls bei Glaukom ohne Hochdruck größere Papillenexkavationen gefunden wurden als bei Glaucoma chronicum simplex.

Ein hoher Augeninnendruck führt beim Pigmentglaukom aber auch beim Glaucoma chronicum simplex zu einem diffusen Gesichtsfeldschaden [4]. In einer weiteren Studie [27] untersuchten wir dies erneut für das Glaucoma chronicum simplex. 300 Augen von 300 Patienten mit Glaucoma chronicum simplex, unterteilt in 3 Gruppen nach der Höhe des maximalen Augeninnendrucks (182 Augen mit IOD-Werten unter 30 mmHg, 75 Augen mit IOD-Werten von 30–36 mmHg und 63 Augen mit IOD-Werten von 37 mmHg und mehr) wurden darauf untersucht, wie sich das Verhältnis des mittleren Verlusts pro Testpunkt in der oberen Gesichtsfeldhälfte im Vergleich zur unteren Gesichtsfeldhälfte in den drei Druckbereichen unterscheidet. Mit zunehmender Höhe des Augeninnendrucks bestand eine zunehmende Gleichverteilung der Skotome in oberen und unteren Gesichtsfeldhälfte. Ein hoher Augeninnendruck führt somit auch beim Glaucoma chronicum simplex häufiger zu einem diffusen Gesichtsfeldschaden, während Augen mit geringgradig erhöhtem Augeninnendruck häufiger lokalisierte Gesichtsfeldschäden zeigen. Ob diese Patienten zusätzlich niedrige Blutdruckwerte hatten, ist nicht bekannt.

Untersuchungen zu Unterschieden zwischen Glaukom ohne Hochdruck und Glaucoma chronicum simplex allein auf der Basis von statischen Profilen [31, 23, 34] berücksichtigen zwar Tiefe, Steilheit und Entfernung der Skotome vom Zentrum, erlauben jedoch wegen der fehlenden flächenhaften Erfassung der Skotome keine Rückschlüsse auf die Häufigkeit ihrer Lage in der oberen und unteren Gesichtsfeldhälfte. Die Lage von absoluten glaukomatösen Skotomen bis Stadium II ohne Berücksichtigung der Höhe des intraokularen Drucks wurde von Aulhorn [41] mit manueller Perimetrie untersucht, wobei eine etwa gleich große Anzahl absoluter Ausfälle in der oberen und unteren Gesichtsfeldhälfte gefunden wurde. Unsere mittels Rasterperimetrie gefundene Topographie mit in der oberen Gesichtsfeldhälfte häufiger vorliegenden Skotomen bei Glaucoma chronicum simplex wurde durch Arbeiten von Phelps [38], Heijl [43] und Nicholas [37] bestätigt. Bei einer mit unseren Studien [4, 32] vergleichbaren Zahl von Patienten stellt Phelps [38] die Topographie der Gesichtsfeldausfälle in einer Häufigkeitsverteilung absoluter Skotome (Goldmann-Perimetrie) dar. Er fand beim Glaukom ohne Hochdruck und beim Glaucoma chronicum simplex bei Betrachtungen aller Stadien in der oberen Gesichtsfeldhälfte häufiger Ausfälle als in der unteren. Er führte auch einen Vergleich der Gesichtsfeldausfälle in Form einer Häufigkeitsverteilung zwischen Glaucoma chronicum simplex und Glaukom ohne Hochdruck unterteilt in Gesichtsfelder mit leichter, mäßiger und schwerer Schädigung aus. Das Ergebnis dieser stadienabhängigen Betrachtung stimmt mit unseren Ergebnissen (vgl. Abb. 7, 8, 9) im wesentlichen überein.

Bei unserer quantitativen Untersuchung [4] fanden sich bei Gesichtsfeldausfällen des Stadium I (Abb. 9 oben) bei allen 3 Glaukomarten am häufigsten im temporal oberen Quadranten die Gesichtsfeldausfälle, was mit quantifizierenden Untersuchungsbedingungen übereinstimmende Beobachtungen über die Lokalisation der frühesten aufdeckbaren Skotome [52, 53, 54] bestätigte. In den fortgeschrittenen Stadien der Erkrankung fanden sich, wie Abb. 9 zeigt, insbesondere bei Glaucoma chronicum simplex eine Häufung der Ausfälle nasal oben. Bei Glaukom ohne Hochdruck wies der nasal obere Quadrant in den Stadien III und IV die größten Verluste auf, wobei die Unterschiede jedoch nicht signifikant waren. Beim Stadium II bestand beim Glaukom ohne Hochdruck nasal unten der größte Verlust. Der temporal untere Quadrant wies beim Glaucoma chronicum simplex und beim Glaukom ohne Hochdruck am seltesten Ausfälle auf [4]. Beim Pigmentglaukom ergab sich keine Häufung der Ausfälle in bestimmten Quadranten. Dies wurde durch unsere Studie [22], welche die drei Glaukomformen, unterteilt nach der Fläche der neuroretinalen Randzone untersucht, bestätigt.

Vergleich der nasalen und temporalen Gesichtsfeldhälfte

Bei allen drei Glaukomformen wies das nasale Gesichtsfeld häufiger Ausfälle als das temporale auf (vgl. Verhältniszahlen unter den Gesichtsfeldern in Abb. 9). In den Stadien II–IV der drei Glaukomformen war das Ungleichgewicht in der Verteilung der Ausfälle zwischen nasaler und temporaler Gesichtsfeldhälfte bei Glaukom ohne Hochdruck größer als bei Glaucoma chronicum simplex und (mit Ausnahme von Stadium III) größer als bei Pigmentglaukom. Die Unterschiede waren signifikant [4]. Die nasale Gesichtsfeldhälfte im Vergleich zur temporalen war bei Glaukom ohne Hochdruck schwerer geschädigt als bei Glaukomen mit hohen Augeninnendruckwerten. Eine Erklärung für die Häufung der Gesichtsfeldausfälle in den nasalen Quadranten kann die von Lynn [45] beschriebene Theorie lokaler Ischämien in der Papille des Glaukompatienten darstellen, deren Lage von der jeweiligen Struktur des versorgenden Gefäßsystems abhängt, das wiederum individuell starken Schwankungen unterliegt [45, 48, 91]. Lynn hat damit eine Erklärung für die typischen Schädigungsmuster des Glaukom-Gesichtsfeldes dargelegt [45] und weist darauf hin, daß die Wahrscheinlichkeit, mit der Nervenfasern aus unterschiedlichen Netzhautbezirken geschädigt werden, in einem direkten Verhältnis zur Länge der Strecke stehen muß, welche die Nervenfasern durch das für die Schädigung anfällige Gewebe haben. Da der temporale Anteil der Papille von den zahlreichen Makulafasern eingenommen [45, 48] wird, haben Nervenfasern aus temporalen Netzhautbezirken, die auch über die temporalen Teile der Papille ziehen, eine längere Verlaufsstrecke durch das Papillengewebe als Fasern aus der nasalen Peripherie. Randomisiert auftretende lokale Ischämien – möglicherweise im Zusammenhang mit den beim Glaukom ohne Hochdruck niedrigen Blutdruckwerten, die besonders in der zweiten Nachthälfte ausgeprägt sind – werden also die Nervenfasern aus temporal der Makula gelegenen Retinabereichen stärker schädigen, als solche aus der nasalen Peripherie. Die könnte die größeren Skotome im nasalen Gesichtsfeld bei reduzierter Perfusion der Papille erklären. Das in Abb. 10 und 9a (S. 77) dargestellte GG-Programm [55] untersucht daher auch die nasale Peripherie schwellenbestimmend. Beim Pigmentglaukom bestanden etwa gleich häufig Ausfälle in der oberen und unteren Gesichtsfeldhälfte. Der Schädigungsfaktor Augeninnendruck betrifft somit den oberen und unteren Teil des Sehnervenkopfes gleichermaßen. Beim Glaucoma chronicum simplex und beim Glaukom ohne Hochdruck fanden sich dagegen häufiger Abweichungen von der gleichmäßigen Verteilung die ihre Ursache möglicherweise in weiteren augeninnendruckunabhängigen Schädigungsfaktoren, z. B. im zu niedrigen Blutdruck [75–77] haben.

Das häufigere Auftreten von Skotomen in der oberen Gesichtsfeldhälfte bei Glaukom ohne Hochdruck und Glaucoma chronicum simplex korreliert mit der Lage glaukomatöser Papillenrandblutungen, die inferior-temporal am häufigsten sind [58, 78] und mit der Lage von Einkerbungen im neuroretinalen Randsaum (rim notches), die am unteren Papillenpol häufiger sind [59]. Bei fluoreszenzangiographischen Untersuchungen der Papille fanden sich bei Augen mit Glaucoma chronicum simplex lokale Füllungsdefekte, also ischämische

Bereiche, häufig am unteren Pol und in temporalen Abschnitten der Papille [60], was der Lage der oben häufigeren Skotome entspricht. Nach experimenteller Drucksteigerung [61, 62] wurden Blockierungen des axoplasmatischen Transports vorwiegend im temporalen Papillenquadranten festgestellt, was mit der Häufigkeit der Ausfälle nasal oben korreliert. Am oberen und unteren Pol der Lamina cribrosa wurden größere Poren und dünnere schützende Bindegewebsschichten als in den übrigen Anteilen der Lamina cribrosa gefunden [63, 64, 67]. Die Nervenfasern aus der oberen und unteren Bjerrumregion verlaufen durch diese Poren, so daß es an diesen Stellen zu mechanischen Verletzungen oder zur Kapillarkompression kommen könnte. Minckler [65] untersuchte die Dicke der Nervenfasern und fand im unteren Nervenfaserbündel häufiger dickere und im oberen häufiger dünnere Axone. Minckler konnte zeigen, daß diese dickeren Nervenfasern bei experimenteller Augeninnendruckerhöhung im Tierversuch eine höhere Vulnerabilität gegenüber Augeninnendruckerhöhungen besitzen. Ob die im oberen Nervenfaserbündel häufigeren dünnen Axone eine erhöhte Vulnerabilität bei Herabsetzung des Blutdruckes aufweisen, was die bei niedrigem systolischem Blutdruck häufiger in der unteren Gesichtsfeldhälfte liegenden Ausfälle mit erklären könnte [76] ist, soweit bekannt, bisher nicht untersucht. Zwischen diesen Faktoren und den in der oberen Gesichtsfeldhälfte häufigeren Gesichtsfeldausfälle bei Glaucoma chronicum simplex scheinen somit Zusammenhänge zu bestehen.

Unterschiede in der mittleren Skotomtiefe

Für jedes der 451 Gesichtsfelder wurde die Skotomtiefe als Quotient aus dem Gesamtverlust und der Zahl der gestörten Prüfpunkte berechnet (Tabelle 4). Das Verhältnis der Skotomtiefe (TL/PP) (Tabelle 4, Spalte 1, 6, 11) zur Größe des Gesichtsfeldschadens (TL/TP) (Tabelle 4, Spalte 3, 8, 13) lag in den 4 Stadien beim Glaukom ohne Hochdruck (Tabelle 4 links) bei 7,2 dB zu 0,9 dB, 12,2 dB zu 3,7 dB, 16,2 dB zu 9,3 dB, 19,6 dB zu 16,2 dB. Augen mit Glaukom ohne Hochdruck wiesen somit im Vergleich zum Glaucoma chronicum simplex und Pigmentglaukom in den Stadien II-IV sowohl absolut als auch in Relation zum mittleren Gesamtverlust (TL/TP) die größten Skotomtiefen auf [4]. Tiefe und lokalisierte Ausfälle sind Ausdruck isolierter Nervenfaserbündeldefekte. Die Schädigung im Nervenfaserverlauf muß also an einem Ort eintreten, an dem die Nervenfasern nach einer topographischen Ordnung nebeneinander verlaufen. Dies ist nach älteren Vorstellungen [51], die allerdings auch bezweifelt werden [66], in der Nervenfaserschicht der Retina und sicher im prälaminären Teil des Sehnervenkopfes der Fall [49, 50, 65, 67]. Beim Glaucoma chronicum simplex waren die Skotome bei einem mit dem Glaukom ohne Hochdruck vergleichbaren mittleren Gesamtverlust in den Stadien II–IV weniger tief und damit flächenmässig etwas größer als bei Glaukom ohne Hochdruck [4]. Beim Pigmentglaukom, fanden sich bezogen auf den Gesamtverlust im Mittel die flachsten Skotome. Dies weist erneut darauf hin, daß der erhöhte Augeninnendruck sämtliche Teile der Papille gleichmäßig zu schädigen scheint. Im Vergleich

Tabelle 4. Spalte 1, 6 und 11: Mittlere Tiefe der Skotome (Gesamtverlust/pathologischer Punkt,-TL/PP) in jedem Stadium der 3 Glaukomformen. **Spalte 2, 7 und 12.** Relative Erhöhung der durchschnittlichen Skotomtiefe von einem Stadium zum nächsten. **Spalte 3, 8 und 13:** Mittlerer Verlust pro Testpunkt. **Spalte 4, 9 und 14:** Relativer Anstieg des durchschnittlichen Verlusts pro Prüfpunkt. **Spalte 5, 10 und 15:** Alter der Patienten. Signifikant unterschiedliche Werte wurden dadurch gekennzeichnet, daß die Symbole jeweils ober- oder unterhalb der verglichenen 2 Werte stehen: $* = p < 5\%$; $** = p < 1\%$; $*** = p < 0,1\%$) [Nach 4].

	Glaukom ohne Hochdruck					Glaucoma chronicum simplex					Pigmentglaukom				
	TL/PP ± SD [dB]	An- stieg [%]	TL/TP ± SD [dB]	An- stieg [%]	m-Alter (Jahre)	TL/PP ± SD [dB]	An- stieg [%]	TL/TP ± SD [dB]	An- stieg [%]	m-Alter (Jahre)	TL/PP ± SD [dB]	An- stieg [%]	TL/TP ± SD [dB]	An- stieg [%]	m-Alter (Jahre)
	1	2	3	4	5	6	7	8	9	10	11	12	13	14	15
Stadium I (TL ⩽ 100 dB)	7,2 ± 0,5	* –	0,9 ± 0,1	–	48,0 ± 23,7	** 7,2 ± 0,3	–	0,7 ± 0,3 ***	–	62,3 ± 13,0	** 6,0 ± 0,2	–	* 0,4 ± 0,1 ***	–	48,3 ± 12,8
Stadium II (TL = 101– 400 dB)	*** 12,2 ± 0,6 ***	+69	3,7 ± 0,3	+311	59,3 ± 13,9	*** 9,1 ± 0,2	+26	3,5 ± 0,1	+400	64,7 ± 13,4	8,1 ± 0,4 ***	+35	3,5 ± 0,5	+775	51,4 ± 14,5
Stadium III (TL = 401– 800 dB)	*** 16,2 ± 0,7	+34	9,3 ± 0,3	+151	69,3 ± 9,2	*** 12,7 ± 0,4	+40	* 8,6 ± 0,2	+146	68,4 ± 10,3	14,6 ± 0,6	+80	* 10,0 ± 0,5	+186	50,5 ± 13,1
Stadium IV (TL = 801– 1600 dB)	19,6 ± 0,6	+21	16,2 ± 0,9	+74	60,7 ± 12,8	18,5 ± 0,3	+46	* 16,5 ± 0,4	+92	64,6 ± 13,5	19,9 ± 0,8	+36	* 18,7 ± 0,9	+87	54,5 ± 15,9

zeigten sich in dieser Studie insgesamt die flachsten Skotome beim Pigmentglaukom, etwas tiefere beim Glaucoma chronicum simplex und die tiefsten Ausfälle beim Glaukom ohne Hochdruck. Die Gesichtsfeldausfälle bei Glaucoma chronicum simplex und Pigmentglaukom zeigten hinsichtlich der Tiefe der Skotome eine wesentlich größere Ähnlichkeit. Unsere Untersuchung [4] ergab weiterhin, daß die Zunahme der Skotomtiefe bei Pigmentglaukom stärker augeninnendruckabhängig ist als beim Glaucoma chronicum simplex, wobei hinsichtlich der Statistik auf Tabelle 3 in der Originalarbeit [4] verwiesen wird. Der Vergleich mit weiteren Arbeiten [23, 38, 34, 15, 16, 21–23, 25] ist an anderer Stelle [4, 73] diskutiert.

Unsere Untersuchung [4] ergab ferner beim Pigmentglaukom eine signifikante Abhängigkeit der mittleren Skotomtiefe von maximalen intraokularen Druck. Beim Glaucoma chronicum simplex dagegen bestand diese Abhängigkeit nicht, was wiederum auf IO-D-unabhängige Schädigungsfaktoren (vergl. Abb. 1) hinweist.

Die in unseren Studien gefundenen Unterschiede im Glaukomschaden der Papille und des Gesichtsfeldes legen neben dem Risikofaktor Augeninnendruckerhöhung zusätzlich unterschiedliche augeninnendruckunabhängige Risikofaktoren, die gezielt behandelt werden müssen, in der Ätiologie des Glaukomschadens bei Glaukomen mit und ohne Augeninnendruckerhöhung nahe.

Literatur

1. Maier H, Siebert M, Gramer E, Kampik A (1990) Eine Maßzahl für die Nervenfaserschichtdicke. Untersuchungen mit dem Laser-Tomographic-Scanner (LTS). In: Gramer E (Hrsg) *Glaukom*-Diagnostik und Therapie. Enke, Stuttgart, S 120–145
2. Gramer E, Gerlach R, Krieglstein GK (1982) Zur Sensivität der Computerperimeters Computer bei frühen glaukomatösen Gesichtsfeldausfällen. Eine kontrollierte Studie. Klin Monatsbl Augenheilkd 180:203–209
3. Meßmer E, Gramer E, Maier H, Zinser G (1991) Thickness of the nerve fiber layer and configuration of the excavation in glaucoma patients. A clinical study using the laser tomographic scanner (LTS). In: 3rd Int Scanning laser ophthalmoscopy, tomography, and microscopy, Oct 10–12, 1991. San Diego, Cal
4. Gramer E, Althaus G (1987) Quantifizierung und Progredienz des Gesichtsfeldschadens bei Glaukom ohne Hochdruck, Glaucoma simplex und Pigmentglaukom. Eine klinische Studie mit dem Programm Delta des Octopus-Perimeters 201. Klin Monatsbl Augenheildk 191:184–198
5. Maier H, Siebert M, Gramer E (1992) Unterschiede in der Form der Papillenexkavation bei Glaucoma chronicum simplex und Glaukom ohne Hochdruck. Eine klinische Studie mit dem Laser Tomographic Scanner. In: Gramer E, Kampik A (Hrsg) Pharmakotherapie am Auge. Springer, Berlin Heidelberg New York, S 29–71
6. Gramer E, Althaus G, Leydhecker W (1986) Die Bedeutung der Rasterdichte bei der computergesteuerten Perimetrie. Eine klinische Studie. Z Prakt. Augenheild 7:197–202
7. Gramer E, Cunha L (1989) Quantitative differences in localization, size, depth, and progression of visual field defects in glaucoma with different intraocular pressure. A review on controlled studies with computerized perimetry. Chibret Int J Ophthalmol 6, 1:22–36
8. Gramer E (1987) Gesichtsfeldveränderungen bei Glaukom. In: Krieglstein GK (Hrsg) Das chronische Glaukom – zeitgemäße Diagnostik und Therapie, Augenspiegel, Ratingen, S 19–60
9. Siebert M, Gramer E (1990) Reproduzierbarkeit und klinische Anwendbarkeit der Meßergebnisse mit dem Optic Nerve Head Analyzer. In: Gramer E (Hrsg) *Glaukom*-Diagnostik und Therapie. Enke, Stuttgart, S 96–107
10. Shields MB (1990) Disc topography: correlation with visual field dysfunction and accuracy of measurements with the optic nerve head analyzer. In: Gramer E (ed) *Glaukom*-Diagnostik und Therapie, Enke, Stuttgart, S 108–112

11. Douglas GR (1990) Topographic analysis of the optic nerve head using automated equipment. In: Gramer E (ed) *Glaukom*-Diagnostik und Therapie, Enke, Stuttgart, S 87–92
12. Gramer E, Siebert M (1989) Optic nerve head measurements: the optic nerve head analyzer – its advantages and its limitations. In: International ophthalmology, Vol 13. Kluver, Dordrecht, pp 3–13 and Vol 13, p 235
13. Gramer E, Klingbeil U (1986) Quantitative Papillenanalyse mit dem Optic Nerve Head Analyzer Z Prakt Augenheild 7:30–36
14. Gramer E, Leydhecker W (1984) Risikofaktoren glaukomatöser Gesichtsfeldschädigung bei Glaukom ohne Hochdruck, Glaucoma simplex mit niedrigem und hohem intraokularem Druck. In: 25. Tagung Österreich. Ophthalmol Ges Wien, 02.06.1984, Vort/Abstr
15. Gramer E, Leydhecker W (1985) Glaukom ohne Hochdruck. Eine klinische Studie. Klin Monatsbl Augenheilkd 186:262–267
16. Gramer E, Leydhecker W (1985) Zur Pathogenese des Glaukoms ohne Hochdruck. Z Prakt Augenheilkd 6:329–333
17. Gramer E, Althaus G, Leydhecker W (1987) Topography and progression of visual field damage in glaucoma simplex, low tension glaucoma, and pigmentary glaucoma with program Delta of Octopus Perimeter 201. In: Greve EL, Heijl A (eds) Doc Ophthalmol Proc Ser, vol 49. Junk, Dordrecht, pp 349–363
18. Gramer E, Cunha L (1989) Localization, size, depth and progression of visual field defects in glaucoma patients with different levels of intraocular pressure. A review on controlled clinical studies with computerized perimetry. Rev Soc Port Ophthalmol, 15, 3:65–83
19. Gramer E (1990) Gesichtsfeldänderung bei der Langzeittherapie des Glaukoms. In: Mertz M (Hrsg) Neue Gesichtspunkte zur Entdeckung und Behandlung des Glaukoms. Zuckschwerdt, München, S 19–41
20. Gramer E, Althaus G (1987) Risikofaktoren bei Niederdruckglaukom. Eine klinische Studie zur Progredienz des Gesichtsfeldausfalls bei Glaukom ohne Hochdruck. Z Prakt Augenheilkd 8:388–399
21. Gramer E, Baßler M, Leydhecker W (1987) Cup/disc ratio, excavation volume, neuroretinal rim area of the optic disc in correlation to computer perimetric quantification of visual defects in glaucoma with and without pressure. Clinical study with the Rodenstock Optic Nerve Head Analyzer and the program Delta of the Octopus Computer Perimeter 201. In: Greve L, Heijl A (eds) Doc Ophthalmol Proc Ser, vol 49. Junk, Dordrecht, pp 329–348
22. Gramer E, Althaus G, Leydhecker W (1986) Lage und Tiefe glaukomatöser Gesichtsfeldausfälle in Abhängigkeit von der Fläche der neuroretinalen Randzone. Eine klinische Studie mit dem Octopus-Perimeter 201 und dem Optic Nerve Head Analyzer. Klin Monatsbl Augenheilkd 189:190–198
23. Caprioli I, Spaeth GL (1985) Comparison of the optic nerve head in high and low tension glaucoma. Arch Ophthalmol 103:1145–1149
24. Caprioli I, Miller IM (1988) Correlation of structure and function in glaucoma; quantitative measurements of disc and field. Ophthalmology 95:723–727
25. Yamagami I, Shirato S, Arale M (1989) Differences in neuroretinal rim area between low tension glaucoma and primary open angle glaucoma. Jpn J Ophthalmol 43(9):1391–1394
26. Gramer E, Kampik A, Maier H, Siebert M, Lau HI, Zinser G (1989) Die Papille bei Glaukom mit und ohne Augeninnendruckerhöhung. Eine 3-D-Dokumentation mit dem Laser-Tomographic-Scanner. Videofilm bei der 87. Tagung der DOG, Heidelberg 1989
27. Gramer E, Althaus G (1990) Bedeutung des erhöhten intraokularen Drucks für den glaukomatösen Gesichtsfeldschaden. Eine klinische Studie. Klin Monatsbl Augenheilkd 197:1–7
28. Levine RZ (1980) Low tension glaucoma: a critical review and new material Surv Ophthalmol 24:621–664
29. Phelps CD, Hayreh ISS, Montaque PR (1984) Comparison of visual field defects in the low-tension glaucomas with those in the high-tension glaucomas. Letter. J Ophthalmol 98:823–825
30. Gramer E, Mohamed J, Krieglstein GK (1982) Der Ort von Gesichtsfeldausfällen bei Glaucoma simplex, Glaukom ohne Hochdruck und ischämischer Neuropathie. Indikationen zur vasoaktiven Therapie. In: Krieglstein GK, Leydhecker W (Hrsg) Medikamentöse Glaukomtherapie. Bergmann, München, S 59–72
31. Anderton SR, Hitchings A (1983) A comparative study of visual fields of patients with low-tension glaucoma and those with chronic simple glaucoma. In: Greve EL, Heijl H (eds) 5th Int Visual field Symp. Junk, The Hague, pp 97–99
32. Gramer E, Gerlach R, Krieglstein GK, Leydhecker W (1982) Zur Topographie früher glaukomatöser Gesichtsfeldausfälle bei der Computerperimetrie Klin Monatsbl Augenheilkd 180:515–523
33. Greve EL, Geijssen HC (1983) Comparison of glaucomatous visual field defects in patients with high and low intraocular pressure. In: Greve EL, Heijl A (eds) 5th Int Visual field Symp. Junk, The Hague, pp 101–105

34. King D, Drance SM, Douglas G, Schulzer M, Wijsman K (1986) Comparison of visual field defects in normal-tension glaucoma and high-tension glaucoma. J Ophthalmol 101:204–207
35. Motolko M, Drance SM, Douglas GR (1982) Visual field defects in low-tension glaucoma. Arch Ophthalmol (Chicago) 100:1074–1078
36. Motolko M, Drance SM, Douglas GR (1983) The visual field defects of low-tension glaucoma. In: Greve EL, Heijl A (eds) 5th Int Visual field Symp. Junk, The Hauge, pp 107–111
37. Nicholas SP, Werner EB (1980) Location of early glaucomatous visual field defects. Can J Ophthalmol 15:131–133
38. Phelps CD, Hayreh SS, Montaque PR (1983) Visual field in low-tension glaucoma, primary open-angle glaucoma and anterior ischemic neuropathy. In: Greve EL, Heijl A (eds) 5th Int Visual field Symp. Junk, The Hague, pp 113–124
39. Drance SM (1977) The visual field of low-tension glaucoma and shock-induced optic neuropathy. Arch Ophthalmol (Chicago) 95:1359–1361
40. Gramer E (1982) Der Informationsgehalt der computergesteuerten Perimetrie für die Diagnostik und Verlaufskontrolle von Augenkrankheiten. Habil, Univ Würzburg, S 100
41. Aulhorn E, Karmeyer H (1977) Frequency distribution in early glaucomatous visual field defects. Doc Ophthalmol 14:75–83
42. David R, Livingston DG, Luntz MH (1977) Ocular hypertension – a long-term follow up of treated and untreated patients. Br J Ophthalmol 61:668–674
43. Heijl A, Lindquist L (1984) The frequency distribution of earliest glaucomatous visual field defects documented by automatic perimetry. Acta Ophthalmol 62:658–664
44. Aulhorn E, Tanzil M, Litricin V (1979) Vergleich der Gesichtsfeldausfälle bei der Apoplexia papillae und beim Glaukom. Ber Dtsch Ophthalmol Ges 76:663–640
45. Lynn JR (1975) Correlation of pathogenesis, anatomy and pattern of visual field loss in glaucoma. In: Symp Glaucoma. Trans Orleans Acad Ophthalmol Mosby, St Louis, pp 151–189
46. Hayreh SS (1978) Structure and blood supply of the optic nerve In: Heilmann K, Richardson KT (eds) Glaucoma. Conceptions of a disease. Thieme, Stuttgart, pp 78–96
47. Hayreh SS (1972) Optic disc changes in glaucoma. Br J Ophthalmol 56:175–185
48. Quigley HA (1985) Changes in the appearance of the optic disk. Surv Ophthalmol 30:111–126
49. Hoyt WF, Luis O (1962) Visual fiber anatomy in the infrageniculate pathway of the primate. Arch Ophthalmol (Chicago) 68:94–106
50. Minckler DS (1980) The organization of nerve fiber bundles in the primate optic nerve head. Arch Ophthalmol (Chicago) 98:1630–1636
51. Wolff EG, Penman G (1950) The position occupied by the peripheral retinal fibres in the nerve fiber layer and the nerve head. Acta 16th Congr Ophthalmol London 1:625–635
52. Furono F, Matsuo H (1981) Early stage progression in glaucomatous visual field changes. In: Greve EL, Verriest G (eds) In: Doc Ophthalmol Proc Ser 26. Junk, The Hague, pp 247–253
53. Hart WM, Becker B (1982) The onset and evolution of glaucomatous visual field defect. Ophthalmololgy 89:268–279
54. Kitazawa Y, Tarahashi O, Ohiwa J (1979) The mode of development and progression of field defects in early glaucoma. A follow-up study. In: Greve EL, Heijl A (eds) 3rd Int Visual field Symp. Junk, The Hague, pp 211–221
55. Gramer E, Knaut-Spaeth M (1990) Glaukomspezifische Untersuchung des Gesichtsfeldes. Eine klinische Studie zum Informationsgehalt der Prüfpunktraster der Programme G1 und 31 des Octopus-Perimeters 201. In: Gramer E (Hrsg) *Glaukom*-Diagnostik und Therapie. Enke, Stuttgart, S 38–59
56. Cartwright MJ, Anderson DR (1988) Correlation of asymmetric damage with asymmetric intraocular pressure in normal tension glaucoma (low-tension-glaucoma). Arch Ophthalmol (Chicago) 106:898–900
57. Cunha L, Gramer E (1992) Intraocular pressure treatment in low tension glaucoma? Asymmetric visual field defects and its relation to unequal outflow facility in low-tension glaucoma. A clinical study. In: Gramer E, Kampik A (Hrsg) Pharmakotherapie am Auge. Springer, Berlin Heidelberg New York, S 19–28
58. Shihab HM, Lee PF, Hay P (1982) The significance of disc hemorrhage in open-angle glaucoma. Ophthalmology 89:211–213
59. Shields MB (1982) A study guide for glaucoma. Williams & Wilkins, Baltimore
60. Fishbein SL, Schwartz B (1977) Optic disc in glaucoma. Topography and extend of flurescein filling defects. Arch Ophthalmol (Chicago) 95:1975–1979
61. Quigley HA, Anderson DR (1976) The dynamics and locaton of axonal transport blockade by acute intraocular pressure elevation in primate optic nerve Invest Ophthalmol Vis Sci 15:606–616
62. Radius RL (1981) Distribution of pressure-induced fast axonal transport abnormalities in primate optic nerve – an autoradiographic study. Arch Ophthalmol 99:1253–1257

63. Quigley HA, Addicks EM, Green WR, Maumenee AE (1981) Optic nerve damage in human glaucoma II. The site of injury and susceptibility to damage. Arch Ophthalmol 99:635–649
64. Quigley HA, Addicks EM (1981) Regional differences in the structure of the lamina cribrosa and their relation to glaucomatous optic nerve damage. Arch Ophthalmol 99:137–143
65. Minckler DS, Ogden TE (1987) Primate arcuate nerve fiber bundle anatomy. Doc Ophthalmol Proc Ser 49:605–612
66. Ogden TE (1974) The nerve fiber layer of the primate retina. Invest Ophthalmol Vis Sci 13:95–100
67. Minckler DS, Weinreb R (1990) Histology of optic nerve injury in experimental ocular hypertension and early glaucoma. In: Gramer E (Hrsg) *Glaukom*-Diagnostik und Therapie. Enke, Stuttgart S 8–11
68. Linner E (1990) Ocular hypertension as a riskfactor. In: Gramer E (Hrsg) *Glaukom*-Diagnostik und Therapie, Enke, Stuttgart, S 24–25
69. Gloor B (1991) Automatische Perimetrie. Enke, Stuttgart
70. Shiose Y (1992) Low-tension glaucoma – prevalence and background factor. In: Gramer E, Kampik A (Hrsg) Pharmakotherapie am Auge. Springer, Berlin Heidelberg New York, S 3–11
71. Iwata K (1992) Is Low Tension Glaucoma a real glaucoma? Histopathological studies and their therapeutical significance. In: Gramer E, Kampik A (Hrsg) Pharmakotherapie am Auge. Springer, Berlin Heidelberg New York, S 12–18
72. Shirato S (1992) Optic disc hemorrhages in low-tension glaucoma and their therapeutical suggestion. In: Gramer E, Kampik A (Hrsg) Pharmakotherapie am Auge, Springer, Berlin Heidelberg New York, S 71–79
73. Gramer E (1993) Perimetrie bei Glaukom ohne Hochdruck. In: Gloor B (Hrsg) Perimetrie. Enke, Stuttgart (im Druck)
74. Gramer E, Maier H, Meßmer E (1993) A measure for the thickness of the nerve fiber layer and the configuration of the optic disc excavation in glaucoma patients. A clinical study using the laser tomographic scanner. Xth International Perimetric Society Meeting Kyoto, Kyoto (Japan), 20.–23.10.92 (im Druck)
75. Gramer E, Althaus G, Körner U (1993) Are visual field defects in the lower hemifield a risk factor in POAG? Xth International Perimetric Society Meeting Kyoto, Kyoto (Japan), 20.–23.10.92 (im Druck)
76. Gramer E, Althaus G (1993) Einfluß des systolischen Blutdrucks auf die Lage der Gesichtsfeldausfälle in oberer und unterer Gesichtsfeldhälfte bei Patienten mit Glaucoma chronicum simplex. Der Ophthalmologe (im Druck
77. Gramer E, Althaus G (1992) Risk factors for deterioration of visual field defects in primary open angle glaucoma. Invest Ophthalmol Vis Sci Vol 33, No 4, p 1278
78. Gramer E, Leydhecker W (1985) Papillendiagnostik bei Glaukom. Z prakt Augenheilkd 6, S 353–364
79. Chauhan B, Drance SM (1990) The influence of intraocular pressure on visual field damage in patients with normal-tension and high-tension glaucoma. Invest Ophthalmol Vis Sci 31:2367–2372
80. Demailly P, Cambien F, Plouin PF, Baron P, Chevallier B (1984) Do patients with low tension glaucoma have particular cardiovascular characteristics? Ophthalmologica (Basel) 188:65–75
81. Drance SM, Morgan RW, Sweeney VP (1973) Shock-induced optic neuropathy. A cause of non-progressive glaucoma. New Engl J Med 288:392–418
82. François J, Neetens A (1970) The deterioration of the visual field in glaucoma and the blood pressure. Doc Ophthal 28:70–132
83. Hayreh SS (1980) Pathogenesis of optic nerve damage and visual field defects in glaucoma. In: Greve EL (Hrsg) Glaucoma symposium. Diagnosis and therapy. Junk, The Hague 89–110
84. Hernandez MR, Andrzejewska WM, Neufeld AH (1990) Changes in the extracellular matrix of the human optic nerve head in Primary open-angle glaucoma. Am J Ophthalmol 109:180–188
85. Johnson DG, Drance SM (1968) Some studies on the circulation in patients with advanced open angle glaucoma. Canad J Ophthalmol 3:149–153
86. McLean J (1957) Management of the primary glaucomas. Am J Optht 44:323–334
87. Peräsalo R, Raitta Ch (1990) Low blood pressure – a risk factor for nerve fibre loss in institionalized geriatric glaucoma patients. Acta Ophthalmol Suppl 195:65–67
88. Reese AB, McGavic JS (1942) Relation of field contraction to blood pressure in chronic primary glaucoma. Arch Ophthal 27:845–850
89. Richler M, Werner EB, Thomas D (1982) Risk factors for progression of visual field defects in medically treated patients with glaucoma. Canad J Ophthalmol 17:245–248
90. Sachsenweger R (1963) Der Einfluß des Bluthochdruckes auf die Prognose des Glaukoms. Klin Mbl Augenheilk 142:625–633
91. Van Buskirk EM, Bacon DR, Sugiyama K (1992) Ocular microvascular vasconstriction following topical adrenergic therapy. In: Gramer E, Kampik A (Hrsg) Pharmakotherapie am Auge. Springer, Berlin Heidelberg New York, S 80–91

2.4 Rundtischgespräch und Zusammenfassung

Rundtischgespräch

Teilnehmer: E. Gramer, A. Heijl, W. Kröncke, H.-J. Thiel, J. Hetherington

Die Reproduzierbarkeit von Gesichtsfeldern bei Glaukompatienten stellt häufig ein großes Problem dar, insbesondere dann, wenn die Befunde mit der kinetischen Perimetrie erhoben wurde. Da ja bei der kinetischen Perimetrie mehrere Variablen in das Ergebnis eingehen, beeinflussen diese Faktoren auch die Reproduzierbarkeit. Insbesondere stellt der Untersucher selbst eine wesentliche Variable dar, die für die Reproduzierbarkeit eines Gesichtsfeldes entscheidend ist. Des weiteren wird die Reproduzierbarkeit von Gesichsfeldbefunden vom Zustand des Patienten, d. h. seiner „Tagesform", abhängen.

Diese Faktoren addieren sich zu Schwankungen im Gesichtsfeld, so daß bei der kinetischen Perimetrie eine schlechte Reproduzierbarkeit resultiert. Eine Verlaufskontrolle kann somit nur verläßlich ausgeführt werden, wenn bereits eine grobe Veränderung vorliegt. Daher ist eine automatische, statische Perimetrie in der Verlaufsbeobachtung des Glaukompatienten der kinetischen Perimetrie vorzuziehen, da der Untersuchereinfluß eliminiert ist.

Der Allgemeinzustand des Patienten spielt natürlich eine wesentliche Rolle, die jedoch bei jeder Perimetriemethode – kinetisch oder automatisch – in das Testergebnis eingeht.

Für die Verlaufskontrolle des Glaukompatienten ist eine entsprechende Untersuchungsfrequenz von erheblicher Bedeutung. Nach Gramer reicht es aus, bei Patienten mit gut eingestelltem Augeninnendruck das Gesichtsfeld halbjährlich zu kontrollieren. Bei Patienten, deren Augeninnendruck jedoch nicht reguliert erscheint, sollten vierteljährliche Gesichtsfelduntersuchungen erfolgen. Grundsätzlich sollte jedoch nach Gramer bei der Erstuntersuchung eine längere, genauere Untersuchung mit möglichst 2 räumlich versetzten Gesichtsfeldrastern durchgeführt werden, um eine möglichst feine und genaue Untersuchung als Basis zu haben, die eine sorgfältige Verlaufsbeobachtung garantiert.

Im Gegensatz dazu weist Heijl daraufhin, daß eine Veränderung des Gesichtsfeldes erst mit Sicherheit angenommen werden kann, wenn 4 vergleichbare Gesichtsfelder vorliegen. Bei nur 2 oder 3 durchgeführten Gesichtsfelduntersuchungen kann der Zufallsfehler so groß sein, daß eine Beurteilung nicht möglich ist. Aus diesem Grund empfiehlt Heijl, eine therapeutische Entscheidung erst zu treffen, wenn eine Veränderung des Gesichtsfeldes bei 4 Untersuchungen nachgewiesen worden ist.

Da die meisten Glaukompatienten ein Alter aufweisen, in dem auch Linsentrübungen häufig sind, ergibt sich die Frage nach dem Einfluß von fortschreitenden Linsentrübungen auf das Gesichtsfeld und dessen Verlaufskontrolle.

Nach Gramer führt eine diffuse Linsentrübung meistens zu einer generalisierten Herabsetzung der Lichtunterschiedsempfindlichkeit. In der kinetischen Perimetrie zeigt sich dies an der konzentrischen Einengung der Isopteren. Heijl weist ebenfalls darauf hin, daß die generalisierte Lichtunterschiedsempfindlichkeit bei Glaukompatienten mit Linsentrübungen abnimmt. Somit empfiehlt Heijl bei der Verlaufskontrolle von Glaukompatienten, die ebenfalls an einer Katarakt leiden, lokalisierte Gesichtsfelddefekte in den Vordergrund zu stellen. Lokalisierte Gesichtsfelddefekte können durch eine Kataraktbildung nicht hervorgerufen werden.

Nehmen diese lokalisierten Gesichtsfelddefekte an Größe zu, so ist dies auf die Glaukomerkrankung und nicht auf die Linsentrübung zurückzuführen.

Zusammenfassung

1) Jede Gesichtsfelduntersuchung stellt einen Kompromiß zwischen Konzentrationsfähigkeit des Patienten und einer sorgfältigen Untersuchung dar.
2) Im zentralen Gesichtsfeld (30°) zeigen sich die häufigsten Frühdefekte beim Glaukom. Deshalb sollte sich die Suche nach frühen Gesichtsfelddefekten bei der Glaukomerkrankung auf die zentralen 30° des Gesichtsfeldes konzentrieren oder beschränken. Eine Ursache für die Nichterkennung von frühen Gesichtsfelddefekten kann sein, daß auch mit der automatisierten Perimetrie ein Defekt nicht erfaßbar ist oder aber der Defekt außerhalb des Prüfbereiches liegt (unwahrscheinlich).
3) Die in automatischen, handelsüblichen Perimetern enthaltenen Raster sind in der Regel zur Früherkennung eines glaukomatösen Gesichtsfeldausfalls ausreichend. Als Basisuntersuchung sollten entweder mehrmalige Untersuchungen mit dem gleichen Gesichtsfeldprogramm oder mehrere verschiedene Programme mit versetztem Gesichtsfeldraster durchgeführt werden. Empfehlenswert sind zur Früherkennung die Schwellentests der automatischen Perimetrie, ein überschwelliges Screeningprogramm hat jedoch in der Regel eine höhere Sensitivität als die manuelle, kinetische Perimetrie.
4) Projektionsperimeter bieten eine größere Flexibilität als LED-Instrumente.
5) Neben lokalisierten Gesichtsfelddefekten finden sich bei der Glaukomerkrankung oft zusätzlich diffuse Empfindlichkeitsminderungen. Daher sollten in Zweifelsfällen immer mehrere Gesichtsfelder beurteilt werden. Die in automatischen Perimetern angebotenen statistischen Auswertverfahren erleichtern die richtige Bewertung einer signifikanten Änderung des Gesichtsfeldbefundes. Es sollte immer eine Beurteilung über mehrere durchgeführte Gesichtsfelder erfolgen.

3 Papillenmorphometrie und Analyse der retinalen Nervenfaserschicht

3.1 Morphologie des gesunden und des glaukomatösen Sehnerven

J. B. Jonas, G. O. H. Naumann

Die Biomorphometrie des Nervus opticus, d. h. die intravitale Untersuchung des Sehnerven, kann im Querschnitt in der Ebene der Papille und im Aufblick im Bereich der retinalen Nervenfaserschicht erfolgen. Für ersteres werden Papillen-foto- oder -videographien verwendet, für die Untersuchung der retinalen Nervenfaserschicht finden bei blauem Licht aufgenommene Schwarz-weiß-Fotografien des Fundus Verwendung. Dieses Referat behandelt vornehmlich die Papillenuntersuchung, während die der retinalen Nervenfasern von Airaksinen (s. Abschn. 3.2) nachfolgend dargestellt wird.

Im Rahmen einer fortlaufenden papillometrischen Studie untersuchten wir bis her insgesamt:

- 847 Normalaugen (431 rechte, 416 linke Augen) von 259 Männern und 264 Frauen mit einem mittleren Alter von 44,7 ± 18,6 Jahren (3–82 Jahre) und einer durchschnittlichen Ametropie von 0,00 dpt ± 1,73 (−7,9 bis + 7,75);
- 1111 Glaukomaugen (553 rechte, 558 linke Augen) von 306 Männern und 304 Frauen mit einem mittleren Alter von 62,8 ± 13,6 Jahren (9–94 Jahre); Ametropie: −0,49 dpt ± 2,22 (−7,50 bis + 7,50);
- kleinere Sondergruppen von Papillenanomalien und -erkrankungen wie Papillendrusen, Pseudostauungspapillenödem, nichtarteriitische und arteriitische Papillenapoplexien, Papillengruben, Morning-glory-Syndrom und Augen mit retinalen Gefäßverschlüssen. Sie sind im Einzelnen bereits beschrieben [1].

Als Untersuchungsmethode verwendeten wir die Papillometrie. Hierunter verstehen wir die Ausmessung des intra- und parapapillären Gebiets des Sehnervenkopfs in absoluten Größeneinheiten, d. h. mm bzw. mm^2. Die okuläre und fotografische Vergrößerung wird dabei nach Littmann gemäß dem vorderen Hornhautkrümmungsradius und dem Ametropiewert ausgeglichen [2]. Ein indirekter Hinweis für die Gültigkeit dieses Verfahrens ist, daß in einer direkten Ausmessung des Optikusskleralkanals von nicht fixierten Spenderaugen statistisch gesehen gleiche Meßwerte gefunden wurden wie bei der indirekten Bestimmung der Papillenfläche intravital unter Zuhilfenahme der Littmann-Kurven [3]. Die Papillenfotografien wurden vergrößernd projiziert und die Grenzen von Papille, Exkavation, peripapillärem Skleralring, parapapillärer chorioretinaler Atrophie [4] und der retinalen Gefäße auf Papier aufgezeichnet und ausgemessen [5]. Der mögliche Effekt eines akut erhöhten Augeninnendrucks auf Größe und Fläche von Papille, neuroretinalem Randsaum, peripapillärem Skleralring und parapapillären Atrophiezonen, z. B. durch die für die Papillenfotografie notwendige Mydriasis, erscheint hierbei unwahrscheinlich, da diese Parameter sich statistisch nicht signifikant unterschieden auf Papillenfotografien, die bei normalem Augendruck aufgenommen worden waren, und solchen Fotos, die später bei künstlich erhöhtem intraokulärem Druck angefertigt worden waren [6].

Instrumentelle Voraussetzungen für die, verglichen mit semicomputerisierten Techniken, kostengünstige Methode der „zerebromanuellen" Papillometrie – zerebromanuell genannt aufgrund der zerebral gesteuerten manuellen Aufzeichnung der Papillengrenzen – sind eine Funduskamera und ein Diaprojektor. Ein Planimeter ist zur Flächenmessung hilfreich.

Papillenfläche und -form

Bei den Normalaugen zeigte sich in bezug auf die Papillenfläche eine ausgeprägte interindividuelle Größenvariabilität: es gab Augen mit sehr kleinen Papillen und Augen mit sehr großen Sehnervenköpfen. Graphisch aufgetragen ergab sich ein Histogramm, das einer in Richtung auf die größeren Werte leicht auslaufenden Gauß-Verteilungskurve bzw. einer leicht rechts schiefen Verteilung entspricht [5]. Daraus ergibt sich die Möglichkeit, Mikro- und Makropapillen [7] papillometrisch zu definieren (Tabelle 1): Mikropapillen kleiner als der Mittelwert (2,69 mm^2) minus 2fache Standardabweichung (2·0,70 mm^2), d. h. kleiner als 1,29 mm^2, und Makropapillen größer als der Mittelwert plus 2fache Standardabweichung, d. h. größer als 4,09 mm^2 [2,69 mm^2 + (2·0,70 mm^2)] (Abb. 1 und 2). Jenseits dieser Grenzwerte werden nur jeweils 2,3% einer Normalpopulation erwartet.

Die ausgeprägte Vielfalt der Papillengröße bedingt, daß zur Beschreibung intraokulärer Veränderungen, z. B. eines malignen Melanoms der Chorioidea, nicht wie bisher nur der horizontale Papillendurchmesser als relative Größeneinheit verwendet sondern vielleicht zusätzlich der Prozeß anhand von Fotografien nach Ausgleich der okulären und fotografischen Vergrößerung in absoluten

Tabelle 1. Papillometrische Definition von primären und sekundären Makropapillen

Primäre Makropapillen	Sekundäre Makropapillen (bei sekundärem Makrophthalmus)
– *Asymptomatische* Makropapillen mit „pseudoglaukomatöser, aber physiologischer primärer Makroexkavation" – *Symptomatische* Makropapillen mit Papillengruben Morning-glory-Syndrom	– Myopia magna – Glaucoma congenitum

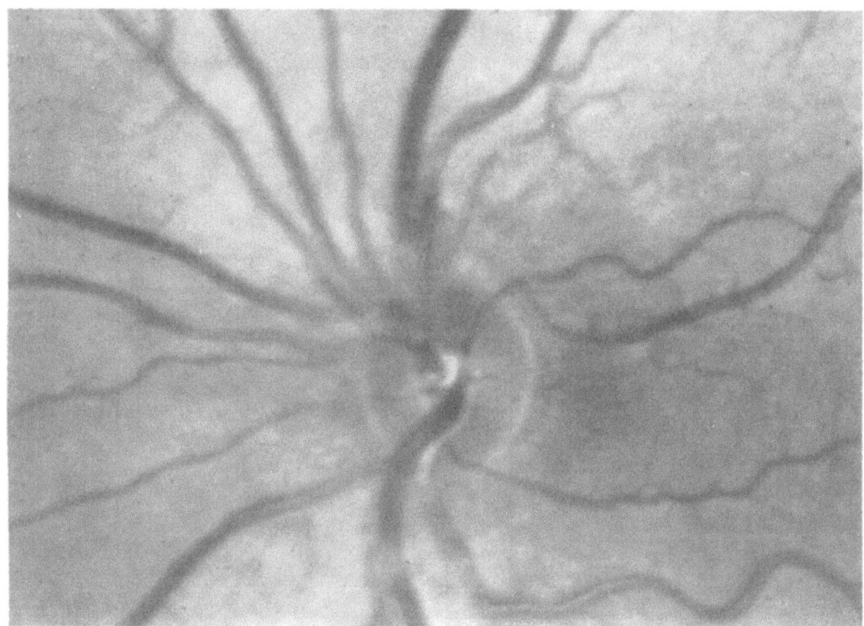

Abb. 1. Abnorm kleine, ansonsten normale Papille (Mikropapille; Papillenfläche: 1,30 mm^2)

Größeneinheiten ausgemessen werden kann. Basierend auf der Verteilung der Papillengröße ließ sich ein Spektrum von Anomalien und Erkrankungen des Sehnervs aufstellen, deren Häufigkeit zur Papillengröße korreliert war: Papillendrusen, das Pseudostauungspapillenödem und die nichtarteriitische Papillenapoplexie waren häufiger in unterdurchschnittlich großen Papillen vorhanden, während Papillengruben und das Morning-glory-Syndrom gehäuft in überdurchschnittlich großen Sehnervenköpfen vorkamen ([8–12], Tabelle 1).

Diese übergroßen Sehnervenköpfe oder Makropapillen lassen sich unterteilen in primäre, postnatal vermutlich größenkonstante Makropapillen, die entweder asymptomatisch sind wie die primären Makropapillen mit pseudoglaukomatöser aber physiologischer Makroexkavation [7] oder symptomatisch sind wie solche mit Papillengruben [11] bzw. dem Morning-glory-Syndrom [12], und in sekundäre Makropapillen, die im Rahmen eines sekundären Makrophthalmus bei Myopia magna [13] und Glaucoma congenitum auftreten und wahrscheinlich postnatal an Größe zunehmen (Tabelle 2).

Augen mit primärem und sekundärem Offenwinkelglaukom [14, 15], mit retinalen Gefäßverschlüssen [16], arteriitischer Papillenapoplexie im Rahmen eines Morbus Horton [10] und mit einfacher nichtglaukomatöser Optikusatrophie [17] wiesen normalgroße Papillen auf.

Aus der Abhängigkeit bzw. Unabhängigkeit der Häufigkeit mancher Papillenanomalien und -erkrankungen von der Papillenfläche ergeben sich Möglichkeiten für differentialdiagnostische Hinweise und pathogenetische Rückschlüsse: Für

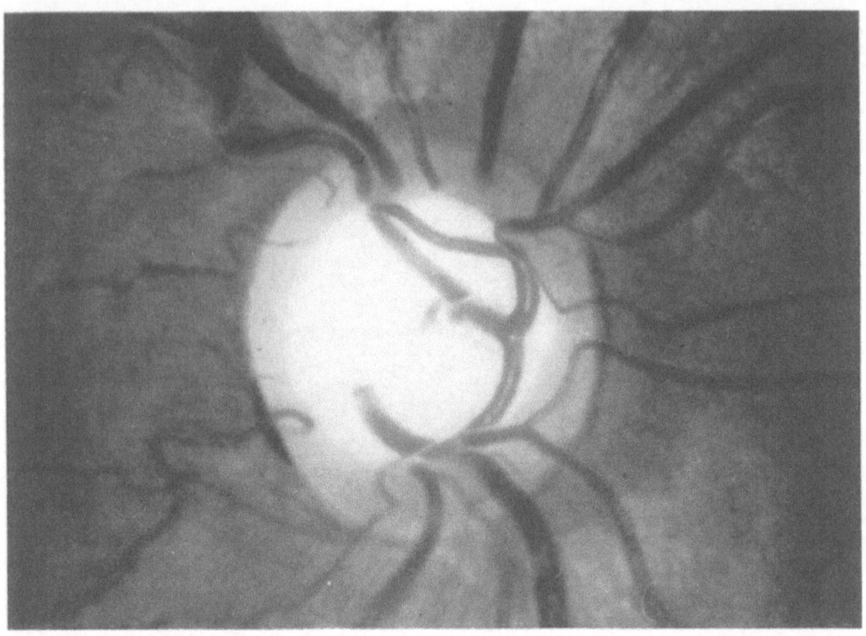

Abb. 2. Abnorm große, ansonsten normale Papille (primäre Makropapille mit pseudoglaukomatöser, aber physiologischer Makroexkavation; Papillenfläche: 5,5 mm^2; Exkavationsfläche: 3,1 mm^2; E/P-Wert horizontal: 0,80; E/P-Wert vertikal: 0,68)

Tabelle 2. Spektrum von Papillenanomalien und -erkrankungen, deren Häufigkeit zur Papillenfläche korreliert war

Papillenanomalie	Papillenfläche [mm^2]
Papillen mit Papillendrusen	1,79 + −0,50
Pseudostauungspapillenödem	1,95 + −0,33
Nichtarteriitischer Apoplexie	2,37 + −0,29
Normalpapillen	2,69 + −0,70
Papillengruben	4,84 + −1,42
Morning-glorý-Syndrom	7,47 + −2,63

die Drusenpapillen und die Pseudostauungspapillen wird eine chronische Störung des orthograden axoplasmatischen Flusses diskutiert. Dieser könnte bei kleiner Papille und damit kleinem Optikusskleralkanal vor und innerhalb der Lamina cribrosa sclerae aufgestaut werden. Für die nichtarteriitische Papillenapoplexie erscheinen lokale Faktoren, z. B. ein Raummangel, wichtig zu sein. Papillengruben traten auf in überdurchschnittlich großen Sehnervenköpfen ab einer gewissen „kritischen" Papillengröße, die zwischen 2,77 und 5,86 mm^2 lag. In Sehnervenköpfen dieser Größe könnte es embryonal zu Defekten bei der

Ausbildung der Lamina cribrosa sclerae kommen, was das histologische Korrelat der Papillengruben darstellt. Deren Anzahl und Gesamtfläche vergrößerte sich mit zunehmender Papillenfläche. Bei extremen Größen wäre vorstellbar, daß sie zu einer einzigen „Riesengrube", der sog. Handmann-Anomalie oder zum Morning-glory-Syndrom „konfluieren".

Diagnostisch ist die Abschätzung der Papillengröße hilfreich bei Grenzfällen von Papillen mit unscharfer Randkontur und fraglicher Prominenz unklarer Genese: Erkennt man ophthalmoskopisch, daß ein unterdurchschnittlich großer Sehnervenkopf vorliegt, steigt die Wahrscheinlichkeit für das Vorliegen von Papillendrusen oder einer Pseudostauungspapille. Ist die Papille sehr groß, wird eine „echte" Stauungspapille bei einer erhöhten intrakraniellen Tension wahrscheinlicher als sonst. Bei akutem Visusverlust durch ischämische Papilleninfarkte ist bei kleiner Papillengröße eine nichtarteriitische und bei großen Sehnervenköpfen eine arteriitische Genese der Apoplexie überdurchschnittlich wahrscheinlich.

Aus der fehlenden Korrelation zwischen der Papillengröße und dem Auftreten retinaler Gefäßverschlüsse kann man schließen, daß intrapapilläre Parameter, wie z. B. die Feinarchitektur der Lamina cribrosa und die Größe der Gefäßdurchtrittsöffnung durch die Lamina wichtiger sein können als die Gesamtpapillengröße. Dem entsprechen die Ergebnisse einer morphometrischen Studie über die Innenfläche der Lamina cribrosa [18], deren Gesamtfläche und damit die Papillenfläche unabhängig von der Größe der Durchtrittsöffnung der retinalen Gefäße durch die Lamina cribrosa waren.

Liegen keine Papillenfotos vor, sind die optischen Parameter der Funduskamera oder des Auges nicht bekannt bzw. soll die Papillengröße ophthalmoskopisch sofort zur Diagnosestellung bestimmt werden, kann die Papillengröße mit Hilfe des parapapillären retinalen Gefäßdurchmessers geschätzt werden [19]. Dieser war unabhängig von der Papillengröße. Er kann daher als relative und nach Umrechnung der durchschnittlichen Gefäßdurchmesser in mm angenähert auch als absolute Größeneinheit dienen. Dies gilt mit Einschränkung in Augen mit einer Optikusatrophie, in denen der Gefäßdurchmesser mit zunehmendem Optikusschaden abnahm. Weiterer Indikator für eine große Papille ist die Anzahl der zilioretinalen Arterien, die häufiger und vermehrt in großen Sehnervenköpfen gefunden wurden [20].

Zwischen allen oben genannten Entitäten und den Normalaugen bestanden keine signifikanten Unterschiede in der Papillenform, die damit als nicht wichtiger Parameter in der Biomorphometrie des Nervus opticus angesehen werden kann. Mögliche Ausnahme sind die sog. „tilted discs", die durch eine unterdurchschnittlich große Fläche, meist fehlende Exkavation, schräge Lage, abnormalen Gefäßabgang, Conus scleralis inferior und häufig einen überdurchschnittlich hohen kornealen Astigmatismus und Gesichtsfeldausfälle gekennzeichnet sind. Für sie ist noch nicht nachgewiesen, daß sie nicht z. B. eine höhere Glaukomempfindlichkeit aufweisen.

Exkavation

Die Größe der Exkavation nahm in den Normalaugen signifikant mit größer werdender Papille zu: Mikropapillen wiesen keine Exkavation und E/P-Werte (Exkavationsdurchmesser/Papillendurchmesser) von 0,0 auf, wogegen sehr große Sehnervenköpfe weit überdurchschnittlich große Exkavationen hatten und damit der E/P-Quotient Werte von bis zu 0,85 erreichte. Dies ist von Bedeutung für die morphologische Glaukomdiagnostik: Eine kleine Exkavation und kleine E/P-Werte in Augen mit kleinen bis sehr kleinen Papillen weisen auf eine glaukomatöse Optikusschädigung hin, während Makroexkavationen in primär sehr großen Papillen, den sog. Makropapillen, als physiologisch zu betrachten sind [21].

Neuroretinaler Randsaum: Größe und Form

Größe

Die Fläche des neuroretinalen Randsaums war in Augen mit größerer Papille signifikant größer als in Augen mit kleinen Papillen. Trägt man diese Relation in einem Streudiagramm auf [5], lassen sich 3 Untergruppen differenzieren [1, 4]:

1) Papillen ohne Exkavation, in denen die Fläche des Randsaums in gleichem Maß anstieg wie die der Papille;
2) Papillen mit temporal flach auslaufender Exkavation, in denen die Größe des neuroretinalen Randsaums mit größer werdender Papillenfläche steiler zunahm als die der Exkavation; und
3) Papillen mit zirkulär steiler Exkavation, in denen die Fläche der Exkavation stärker anstieg als die des neuroretinalen Randsaums. Diese Beziehungen sind in der Glaukomdiagnostik zu berücksichtigen: ohne Kenntnis der Papillengröße ist der Parameter „Fläche des neuroretinalen Randsaums" nur von begrenztem Wert, um Normal- von Glaukomaugen zu differenzieren.

Bedenkt man, daß der neuroretinale Randsaum das intrapapilläre Äquivalent der Sehnervenfasern darstellt, legt die Beziehung zwischen Papillen- und Randsaumfläche die Frage nahe, ob Augen mit größerer Papille auch mehr Nervenfasern aufweisen. Hierfür untersuchten wir histomorphometrisch Sehnervenquerschnitte von mehr als 30 normalen Spenderaugen. Neben einer ausgeprägten Variabilität im Axondurchmesser, eventuell den verschiedenen Klassen retinaler Ganglienzellaxone entsprechend, und einer mit dem Alter abnehmenden Anzahl der Sehnervenfasern im Rahmen einer sog. physiologischen, altersbezogenen Optikusatrophie [22], zeigte sich eine positive Korrelation zwischen der Nervenfaseranzahl und der Papillenfläche: Je größer der Sehnervenkopf, um so mehr Optikusfasern, wobei gemäß der Steigung der linearen Regressionsgeraden pro mm^2 Papillenfläche ein Mehr von ca. 377000 Nervenfasern vorhanden war. Die durchschnittliche Gesamtanzahl der Nervenfasern betrug ca. 1,2 Mio. Sollte in weiteren Untersuchungen sich dieses Ergebnis bestätigen, deutet es darauf hin, daß Augen mit größeren Papillen eine höhere anatomische Reservekapazität bei progressiven Optikoneuropathien besitzen.

Der oben erwähnte physiologische Verlust von Sehnervenfasern mit zunehmendem Alter ist von klinisch praktischer Bedeutung, da er eine „Pseudoprogression" von Optikuserkrankungen vortäuschen kann. Ist eine zuvor fortschreitende Erkrankung des Sehnervs gestoppt, z. B. möglicherweise ein Glaukom durch eine drucksenkende Operation, muß ein in den darauffolgenden Jahren erfolgender weiterer Verlust visueller Funktion nicht unbedingt durch die primäre Optikuserkrankung bedingt sein, sondern kann auch nur durch die altersbedingte physiologische Sehnervenfaserverminderung hervorgerufen werden.

Form

Der neuroretinale Randsaum wies eine charakteristische Form auf: Er war in der Regel unten breiter als oben, gefolgt von der nasalen Papillenseite. Er war am schmalsten in der temporalen Papillenregion [1, 4, 23].

Diese typische Randsaumkonfiguration korrelierte mit

- der Breite der retinalen Gefäße am Papillenrand, die im statistischen Mittel temporal unten breiter waren als temporal oben [24, 25];
- der Sichtbarkeit der retinalen Nervenfaserbündel, die temporal unten signifikant besser erkennbar waren als temporal oben [26–28];
- der Lokalisation der Foveola, die ca. $0,53 \pm 0,34$ mm unterhalb der Papillenmitte gelegen war [26];
- der Morphologie der Innenfläche der Lamina cribrosa, die nach mechanischer und anschließender enzymatischer Entfernung der Nervenfasern die größten und meisten Poren unten und oben aufwies, wogegen sich temporal und nasal kleinere und weniger Poren befanden [18].

Daneben zeigte sich bei dieser Untersuchung der Lamina cribrosa, daß die Gesamtporenfläche mit größer werdender Papillenfläche zunahm, korrespondierend mit der höheren Nervenfasergesamtanzahl in Augen mit größerer Papille. Das Verhältnis von zwischenporigem Stützgewebe zu Papillenfläche vergrößerte sich mit zunehmender Papillenfläche. Bedenkend, daß das temporal unten und temporal oben nur gering ausgeprägte zwischenporige Stützgewebe als ein Grund für die dort höhere Glaukomempfindlichkeit angesehen wird, kann der höhere prozentuale Anteil von Stützgewebe an der Gesamtlaminafläche in Augen mit großen Papillen als ein Schutzfaktor vor glaukomatösem Schaden betrachtet werden. Ebenfalls für eine geringere Glaukomempfindlichkeit von großen Papillen im Vergleich mit kleinen spricht, daß

- Augen mit großen Papillen wahrscheinlich mehr Nervenfasern aufweisen, und
- Papillendrusen und die nichtarteriitische Apoplexie in kleinen Papillen häufiger vorkommen [8, 10].

In beiden Erkrankungen werden Pathogenesen, eine Störung des axoplasmatischen Flusses bzw. eine Ischämie als ursächlich diskutiert ähnlich wie beim Glaukom.

Trotz dieser Hinweise auf eine größere Glaukomempfindlichkeit kleinerer Papillen zeigen Seitenvergleiche, daß die Glaukomsuszeptibilität eher unabhängig von der Papillengröße ist. Es ist noch nicht geklärt, welche zusätzlichen Mechanismen die oben angeführten kompensieren.

Basierend auf der physiologischen Konfiguration des neuroretinalen Randsaums unterteilten wir die Glaukomgruppe in 5 Stadien:

- Stadium I war gekennzeichnet durch einen überall mehr oder weniger gleichmäßig breiten Randsaum;
- im Stadium II waren deutlich erkennbare Kerben vorhanden, temporal unten signifikant häufiger als temporal oben;
- im Stadium III war der Randsaum insbesondere temporal horizontal weiter vermindert, so daß die Kerben als solche nicht mehr eindeutig abgrenzbar waren;
- im Stadium IV war der Randsaum nur noch nasal vorhanden, dabei nasal oben mehr als nasal unten;
- im Stadium V war kein neuroretinaler Randsaum mehr erkennbar entsprechend einem absoluten Glaukom.

Diese Glaukomstadieneinteilung korrelierte mit den anderen morphologischen Glaukomparametern und dem Gesichtsfeldverlust [14, 15].

Parapapilläre Region

Neben den intrapapillären glaukomatösen Veränderungen bestanden nach unseren Beobachtungen und Messungen Alterationen auch in der parapapillären Region. Am wichtigsten waren dabei:

- eine verringerte Sichtbarkeit der retinalen Nervenfaserbündel [23, 27, 28];
- eine vergrößerte parapapilläre chorioretinale Atrophie [29, 30];
- ein verminderter retinaler Gefäßdurchmesser [24, 25].

Die parapapilläre chorioretinale Atrophie teilten wir in 2 Zonen ein. Zone α war gekennzeichnet durch eine unregelmäßige Hypo- und Hyperpigmentation, rundliche Begrenzung nach außen zur angrenzenden Retina und nach innen zur sich anschließenden Zone β bzw. bei Nichtvorhandensein derselben zum peripapillären Skleralring, die weißliche, häufig aber nicht homogen weiße Zone β zeigte eine sichtbare Sklera und erkennbare große chorioidale Gefäße und lag zwischen Zone α und dem peripapillären Skleralring. Beide Zonen α und β waren signifikant größer, und Zone β war zusätzlich signifikant häufiger in den Glaukomaugen als in den Normalaugen. Die Ausdehnung der beiden Zonen korrelierte u. a. mit der Fläche des neuroretinalen Randsaums, dem Ausmaß einer relativen afferenten Pupillenstörung und Ergebnissen psychophysischer Untersuchungen wie der

Perimetrie und des Farbensehens [31–33]. Sie waren häufiger in den Glaukomaugen mit flacher Exkavation als in den Glaukomaugen mit tiefer Exkavation [34].

In dem Bestreben, das histologische Korrelat der ophthalmoskopisch definierten Zonen α und β zu finden, untersuchten wir histomorphometrisch die Papillenregion in bezug auf den Sehnerv in normalen Augen, die aufgrund eines malignen Melanoms der Uvea enukleiert worden waren, und in Augen mit sekundärem absoluten Winkelblockglaukom [35, 36]. Neben einer signifikant tieferen Exkavation und einer Verdichtung der Lamina cribrosa fielen in den Glaukomaugen parapapillär 2 Zonen „A" und „B" auf: Zone B grenzte direkt an die Papille und war charakterisiert durch fehlende retinale Pigmentepithelzellen, weitgehend fehlende Photorezeptoren und eine ausgeprägte Verdünnung nicht nur der inneren sondern auch der äußeren Netzhautschichten; Zone A grenzte nach außen an Zone B an und zeigte Pigmentunregelmäßigkeiten im Bereich des retinalen Pigmentepithels und mäßiggradig verminderte Photorezeptoren bzw. Dicke der äußeren Netzhautschicht. Möglicherweise entspricht die histologische Zone B der ophthalmoskopischen Zone β und Zone A der Zone α. Damit korrespondiert, daß in einer manuell kinetischen Studie über die Größe des blinden Fleckes [37] dieser um so ausgedehnter war, je größer die Papille und die parapapillären Zonen α und β waren. Zone α entsprach eher einem relativen und Zone β einem absoluten Skotom. Ähnliches war zuvor mit Hilfe der direkten Funduslasermikroperimetrie gemessen worden [38].

Um weitere außerhalb auch des parapapillären gelegene glaukomassoziierte morphologische Veränderungen zu finden, zählten wir in den in bezug auf den Sehnerv als normal betrachteten Melanomaugen und den Augen mit sekundärem Winkelblockglaukom an jeweils 10 über den Fundus gleichmäßig verteilten Stellen die Zellen in der Ganglienzellschicht, der inneren äußeren nukleären Schicht und der retinalen Pigmentepithellage. Nach der ersten Auszählung von jeweils 7 Melanom- und Glaukomaugen bestehen zwischen diesen beiden Gruppen möglicherweise nicht nur Unterschiede in der Ganglienzellzahl, sondern auch in der Anzahl der Photorezeptoren und der Zellen in der inneren nukleären Netzhautschicht bei fehlendem Unterschied in der Anzahl der retinalen Pigmentepithelzellen. Dies in Verbindung mit Alterationen z. B. in der Morphologie des Ziliarkörpers und des kornealen Endothels deutet möglicherweise darauf hin, daß das Glaukom nicht nur zu einer Optikoneuropathie und einer parapapillären chorioretinalen Atrophie, sondern insgesamt zu einer glaukomatösen Ophthalmopathie führt.

Abbildungen, weitere Tabellen und ausführliche Literaturhinweise finden sich in der Monographie über die Biomorphometrie des Nervus opticus [1] und in den unten angegebenen Literaturstellen.

Literatur

1. Jonas JB (1989) Biomorphometrie des Nervus opticus. Bücherei des Augenarztes. Enke, Stuttgart
2. Littmann H (1982) Zur Bestimmung der wahren Größe eines Objektes auf dem Hintergrund des lebenden Auges. Klin Monatsbl Augenheilkd 180:286–289

3. Jonas JB, Gusek GC, Guggenmoos-Holzmann I, Naumann GOH (1988) Size of the optic nerve scleral canal and comparison with intravital determination of optic disc dimensions. Graefe's Arch Clin Exp Ophthalmol 226:213–215
4. Jonas JB, Airaksinen PJ, Robert Y (1988) Definitionsentwurf der intra- und parapapillären Parameter für die Biomorphometrie des Nervus opticus. Klin Monatsbl Augenheilkd 192:621
5. Jonas JB, Gusek GC, Naumann GOH (1988) Optic disc, cup, and neuroretinal rim size, configuration, and correlations in normal eyes. Invest Ophthalmol Vis Sci 29:1151–1158
6. Jonas JB, Gareis O, Naumann GOH (1990) Optic disc topography and short term increase of intraocular pressure. Graefe's Arch Clin Exp Ophthalmol
7. Jonas JB, Zäch FM, Gusek GC, Naumann GOH (1989) Pseudoglaucomatous physiologic large cups. Am J Ophthalmol 107:137–144
8. Jonas JB, Gusek GCh, Guggenmoos-Holzmann I, Naumann GOH (1987) Optic nerve head drusen associated with abnormally small optic discs. Int Ophthalmology 11, 2:79–82
9. Jonas JB, Gusek GC, Guggenmoos-Holzmann I, Naumann GOH (1988) Pseudopapilledema associated with abnormally small optic discs. Acta Ophthalmol 66:190–193
10. Jonas JB, Gusek GC, Naumann GOH (1988) Anterior ischemic optic aneuropathy: nonarteritic form in small and giant cell arteritis in normal sized optic discs. Int Ophthalmol 12:119–125
11. Jonas JB, Naumann GOH (1987) Papillengruben in großen Papillae nervi optici. Papillometrische Charakteristika in 15 Augen. Klin Monatsbl Augenheilkd 191:287–291
12. Jonas JB, Koniszewski G, Naumann GOH (1989) „Morning-Glory-Syndrom" bzw. „Handmann'sche Anomalie" in kongenitalen Makropapillen. Extremvariante „konfluierender Papillengruben"? Klin Monatsbl Augenheilkd 195:371–374
13. Jonas JB, Gusek GC, Naumann GOH (1988) Optic disc morphometry in high myopia. (A clinical study of 51 eyes). Graefe's Arch Clin Exp Ophthalmol 226:587–590
14. Jonas JB, Gusek GC, Naumann GOH (1988) Optic disc morphometry in chronic primary open-angle glaucoma. I. Morphometric intrapapillary characteristics. Graefe's Arch Clin Exp Ophthalmol 226:522–530
15. Jonas JB, Gusek GC, Naumann GOH (1988) Optic disc morphometry in chronic primary open-angle glaucoma. II. Correlation of the intrapapillary parameters to visual field indices. Graefe's Arch Clin Exp Ophthalmol 226:531–538
16. Gusek GC, Jonas JB, Naumann GOH (1990) Retinale Gefäßverschlüsse sind unabhängig von der Papillengröße. (Eine klinische Untersuchung von 140 Patienten). Klin Monatsbl Augenheilkd 197:14–17
17. Jonas JB, Nguyen NX, Naumann GOH (1989) Optic disc morphometry in „simple" optic nerve atrophy. Acta Ophthalmol 67:199–203
18. Jonas JB, Mardin CY, Schlötzer-Schrehardt U, Naumann GOH (1991) Histomorphometry of the human lamina cribrosa surface. Invest Ophthalmol Vis Sci
19. Jonas JB, Gusek GC, Naumann GOH (1988) Parapapillärer retinaler Gefäßdurchmesser. I. Abschätzung der Papillengröße. (Eine papillometrische Studie über 264 Normalaugen). Klin Monatsbl Augenheilkd 192:325–328
20. Jonas JB, Guggenmoos-Holzmann I, Naumann GOH (1988) Cilioretinal arteries in large optic discs. (A morphometric study of 163 normal optic nerve heads). Ophthalmic Res 20:269–274
21. Jonas JB, Fernández MC, Naumann GOH (1990) Glaucomatous optic nerve damage in small discs with low cup/disc ratios. Ophthalmology
22. Jonas JB, Müller-Bergh JA, Schlötzer-Schrehardt UM, Naumann GOH (1990) Histomorphometry of the human optic nerve. Invest Ophthalmol Vis Sci 31:736–744
23. Jonas JB, Nguyen NX, Naumann GOH (1989) Nonquantitative morphologic criteria in normal and glaucomatous optic discs. Acta Ophthalmol 67:361–366
24. Jonas JB, Nguyen XN, Naumann GOH (1989) Parapapillary retinal vessel diameter in normal and glaucoma eyes. I. Morphometric data. Invest Ophthalmol Vis Sci 30:1599–1603
25. Jonas JB, Naumann GOH (1989) Parapapillary retinal vessel diameter in normal and glaucoma eyes. II. Correlations. Invest Ophthalmol Vis Sci 30:1604–1611

26. Jonas JB, Nguyen NX, Naumann GOH (1989) The retinal nerve fiber layer in normal eyes. Ophthalmology 96:627–632
27. Jonas JB, Nguyen NX, Strahwald H, Naumann GOH (1989) Die retinale Nervenfaserschicht in Normal- und Glaukomaugen. I. Semiquantitative Daten von 398 Glaukomaugen. Klin Monatsbl Augenheilkd 194:437–446
28. Jonas JB, Nguyen NX, Naumann GOH (1989) Die retinale Nervenfaserschicht in Normal- und Glaukomaugen. II. Korrelationen. Klin Monatsbl Augenheilkd 195:308–314
29. Jonas JB, Nguyen NX, Gusek GC, Naumann GOH (1989) Parapapillary chorio-retinal atrophy in normal and glaucoma eyes. I. Morphometric data. Invest Ophthalmol Vis Sci 30:908–918
30. Jonas JB, Naumann GOH (1989) Parapapillary chorio-retinal atrophy in normal and glaucoma eyes. II. Correlations. Invest Ophthalmol Vis Sci 30:919–926
31. Jonas JB, Zäch F-M, Naumann GOH (1990) Quantitative pupillometry of relative afferent defects in glaucoma. Arch Ophthalmol 108:479–480
32. Jonas JB, Zäch FM (1990) Farbsehstörungen bei chronischem Offenwinkelglaukom. Fortschr Ophthalmol 87:255–259
33. Jonas JB, Zäch F-M, Naumann GOH (1990) Dark adaptation in glaucomatous and nonglaucomatous optic nerve atrophy. Graefe's Arch Clin Exp Ophthalmol 228:321–325
34. Fernández MC, Jonas JB, Naumann GOH (1990) Parapapilläre chorioretinale Atrophie in Augen mit flacher glaukomatöser Papillenexkavation. Fortschr Ophthalmol
35. Jonas JB, Königsreuther KA, Naumann GOH. Optic disc histomorphometry in normal and glaucomatous eyes. I. Intrapapillary region (submitted)
36. Jonas JB, Königsreuther KA, Naumann GOH. Optic disc histomorphometry in normal and glaucomatous eyes. II. Parapapillary region (submitted)
37. Jonas JB, Gusek GC, Fernández MC. Correlation of the blind spot size to the area of the optic disc and parapapillary atrophy (submitted)
38. Stürmer J, Schroedel C, Rappl W (1990) Low-background-brightness, static SLO fundusperimetry. Invest Ophthalmol Vis Sci (Suppl) 31:504

3.2 Beitrag der Analyse der retinalen Nervenfaserschicht zur Glaukomdiagnostik*

J. Airaksinen

Einleitung

Als erstes wurde von Hoyt et al. im Jahr 1973 über Anomalien der retinalen Nervenfaserschicht bei Patienten mit Glaukom berichtet. Die ersten von ihnen beobachteten Veränderungen bestanden in dünnen kerbenähnlichen Defekten oder Furchen im Bogenbereich der retinalen Nervenfaserschicht. In weiter fortgeschrittenen Fällen entwickelten sich keilförmige, lokalisierte Defekte.

Gesunde retinale Nervenfaserschichten erscheinen als regelmäßig angeordnete, aus Axonbündeln gebildete Streifen, die in durch Müller-Zellprozesse entstandene Tunnel kompartimentiert sind. Die retinale Nervenfaserschicht ist im peripapillären Areal am dicksten, besonders im temporal oberen und unteren Bereich, wo sie bis zu 300 μm dick sein kann (Quigley u. Addicks 1982). Die Nervenfasern stammen aus Ganglienzellen der peripheren Retina und laufen im chorioskleralen Kanal zusammen, wo sie den größten Teil des Gewebes im Sehnervenkopf ausmachen. Die Axonbündel ziehen sich in einem Muster um die Makula herum, welches das typische Erscheinungsbild glaukomatöser, bogenförmiger Gesichtsfelddefekte bestimmt.

Die retinotopische Organisation der Nervenfasern ist wahrscheinlich so, daß die aus dem eher peripheren Bereich stammenden Fasern sich in der Tiefe der Retina, in größerer Nähe zum Pigmentepithel, befinden. Die aus dem mehr proximalen Bereich stammenden Fasern liegen weiter an der Oberfläche der Retina in größerer Nähe zum Glaskörper. Im Sehnervenkopf befinden sich die Nervenfasern der Oberfläche in der Mitte, während die aus dem eher peripheren Bereich stammenden Fasern näher am Rand des chorioskleralen Kanals lokalisiert sind.

In einer routinemäßigen klinischen Untersuchung ist es möglich, die peripapilläre retinale Nervenfaserschicht bei weißem Licht oder noch besser bei grünem Licht zu beobachten. Das opake, leicht silbrige Aussehen der Nervenfaserbündel ist leicht erkennbar. Mit einem Ophthalmoskop kann man die Streifenmuster 1 oder 2 Papillendurchmesser von der Sehnervenscheibe entfernt verfolgen. Mittels einer Spaltlampe und einer Volk-Linse oder dem Kontaktglas können die Faserbündel bis zur Ebene der Makula verfolgt werden. Zur Beobachtung des Augenhintergrundes verwenden wir immer einen grünen Filter und stellen den

---

Spalt ziemlich breit und flach, praktisch quadratisch ein, um in der Lage zu sein, größere Bereiche auf einmal zu betrachten. Es ist zweckmäßig, zunächst den Sehnerv zu beurteilen und dann darauf zu achten, ob das Erscheinungsbild der retinalen Nervenfaserschicht den Sehnervenscheibenbefund bestätigt. Andererseits ist es möglich, daß lokalisierte Anomalien der retinalen Nervenfaserschicht die Aufmerksamkeit auf eine spezifische Lokalisation der Sehnervenscheibe lenken und dadurch dazu beitragen, Veränderungen der Papille zu entdecken.

Methodischer Überblick

Für die Beobachtung der Nervenfaserschicht der Retina sind fotografische Techniken am geeignetsten. Wir verwenden einen unempfindlichen, hochauflösenden Schwarz-weiß-Kodak-Panatomic-Film und einen Schmalbandinterferenzfilter mit einer Wellenlänge von 495 nm und 92%iger Übertragung auf der maximalen Wellenlänge (Airaksinen u. Nieminen 1985). Blaues Licht wird durch die Nervenfaserbündel zur Kamera reflektiert, weshalb sie in der Fotografie prominent weiß erscheinen. In geschädigten Bezirken mit wenigen oder keinen Axonbündeln wird kein Licht zur Kamera reflektiert, jedoch das blaue Licht vom darunterliegenden Pigmentepithel absorbiert. Daher erscheinen solche Bereiche deutlich dunkler als die Umgebung.

In früheren Veröffentlichungen haben wir darüber berichtet, daß semiquantitative Schätzungen der retinalen Nervenfaserschicht in starkem Maß mit Gesichtsfeldindizes der Lichtempfindlichkeitsperimetrie korrelieren und auch mit Messungen der Sehnervenscheibe im Bereich des neuroretinalen Walls (Airaksinen et al. 1984, 1985). Vor nicht langer Zeit wurde von Frisen in Gothenburg (1987) ein neues perimetrisches Verfahren entwickelt. Bei dieser „Ringperimetrie" werden ringförmige, hochpaßauflösende Zielmarken auf einem TV-Schirm dargestellt. Dieser Test bestimmt an 50 Stellen die kleinste Größe der vom Patienten erkennbaren Zielmarke für die zentralen 30° des Gesichtsfelds. Die Ringgrößen stellen eine direkte Schätzung der Rezeptionsfelder der Retina dar und sind daher auch Schätzungen zur Anzahl der Ganglienzellen der Retina und der funktionalen Nervenfasern. Mit der Ringperimetrie ermittelte Indizes waren in starkem Maß mit Kerben in der retinalen Nervenfaserschicht korreliert, was darauf hindeutet, daß diese völlig verschiedenen Meßverfahren in Wirklichkeit dieselben Eigenschaften des Fundus messen (Airaksinen et al. 1990b).

Ergebnisse und Diskussion

In einer anderen Studie (Drance et al. 1986) führten wir verschiedene Analysen durch, um die Variablenkombination zu finden, durch die gesunde Individuen am besten von Glaukompatienten separiert würden. Eines der Modelle umfaßte folgende Variablen: vertikales Verhältnis zwischen Fovea und Sehnervenscheibe sowie diffuse und lokalisierte Kerbe in der retinalen Nervenfaserschicht. Durch diese Variablenkombination wurden 98% der Gesunden und 84% der Patienten mit Glaukom richtig identifiziert. Diese Entdeckung war von besonderem Interesse, da das Modell nur Daten zur Sehnervenscheibe und retinalen Nervenfaserschicht beinhaltet, ohne Berücksichtigung psychophysischer oder elektrophysiologischer Messungen.

Bisher war es nicht möglich, die Befunde der retinalen Nervenfaserschicht zu quantifizieren, was ein Nachteil bei ihrer Analyse ist. Neue Entwicklungen im Bereich der Laserspitzentechnologie können die Quantifizierung der retinalen Nervenfaserschicht erheblich verbessern (Plesch et al. 1987; Weinreb et al. 1989). Um die Art der ersten beobachtbaren Strukturanomalien des Augenhintergrundes bestimmen zu können, führten wir an 96 Patienten mit erhöhtem okulären Druck eine Untersuchung mit einem durchschnittlichen Nachuntersuchungszeitraum von 9 Jahren durch (Tuulonen u. Airaksinen 1990). Während des Nachuntersuchungszeitraums entstanden bei 35 Patienten glaukomatöse Anomalien. Bei 55% der Fälle waren Anomalien der retinalen Nervenfaserschicht die ersten und einzigen erkennbaren Zeichen, denen später Anomalien der Sehnervenscheibe folgten. In 30% der Fälle wurden Anomalien der Sehnervenscheibe und der retinalen Nervenfaserschicht gleichzeitig entdeckt. Anders ausgedrückt wären wir in 85% der Fälle lediglich durch Betrachtung der Nervenfaserschicht der Netzhaut in der Lage gewesen, die ersten glaukomatösen Anomalien zu entdecken. Bei etwa der Hälfte der Fälle waren es Anomalien der diffusen Art, bei der die generalisierte Reduktion der Axone in Zusammenhang mit der generalisierten Vergrößerung der Papillenexkavation auftritt.

Manches deutet darauf hin, daß ein drohendes Glaukom bei Patienten mit okulärer Hypertension durch einen von Stodtmeister et al. (1988) entwickelten Drucktoleranztest erkannt werden könnte. Bei diesem Test wird der intraokulare Druck künstlich bis zum totalen Blackout erhöht, der mit visuell evozierten Potentialen (VEP) registriert wird. Sie fanden heraus, daß bei gesunden Individuen beim Fall der VEP-Amplitude ein Plateau auftritt, während bei Patienten mit manifestem Glaukom das Plateau als Zeichen einer fehlenden, defekten oder zu geringen Autoregulation nicht vorhanden ist. Unsere gemeinsame Studie (Airaksinen et al. 1990a) zeigte, daß die Ergebnisse zur retinalen Nervenfaserschicht und Autoregulation in 15 von 20 Augen mit erhöhtem Augeninnendruck übereinstimmten. Bei 4 Augen war die retinale Nervenfaserschicht normal, jedoch nicht die Selbstregulation. Diese Ergebnisse deuten darauf hin, daß eine mangelhafte Autoregulation Anomalien der retinalen Nervenfaserschicht vorangeht.

Da sich im Lauf der Jahre herausstellte, daß in vielen Fällen Anomalien der retinalen Nervenfaserschicht die ersten erkennbaren Zeichen eines beginnenden Glaukoms sind, führten wir eine Reihenuntersuchung des Fundus oculi mit einer Infrarotweitwinkelfunduskamera durch. Mit einer solchen Kamera kann man den Fundus des Patienten bei Infrarotlicht auf einem TV-Schirm beobachten und mit gewöhnlichem Blitzlicht eine Fotografie erstellen. Dieses Verfahren ist schnell und sicher, da eine Pupillenerweiterung nicht erforderlich ist. Um zu beurteilen, wie gut eine solche Kamera zur Untersuchung des Glaukoms geeignet ist, untersuchten wir als gesund beurteilte Verwandte 1. Grades uns bekannter Glaukompatienten. Die Bildqualität war in 90% der Fälle gut oder ausgezeichnet, in den verbleibenden 10% einigermaßen oder schlecht, wobei jedoch die Hälfte der Fotos aussagekräftig war. Patienten mit abnormen oder verdächtigem Befund wurden zur Untersuchung des ganzes Auges an die Universitätsaugenklinik überwiesen. Bei 15 von 31 überwiesenen Fällen wurde ein Glaukom diagnostiziert. Bei 6 von diesen Fällen lagen die klassischen Glaukomsymptome mit abnormen Sehnervenscheiben und Gesichtsfeldern und Anomalien der Nervenfaserschicht der Retina vor. Bei 6 von den 15 Fällen waren die Anomalien der retinalen Nervenfaserschicht die einzigen erkennbaren Veränderungen. Eine Reihenuntersuchung mit diesem Verfahren ist zeit- und kostensparend, da der Ophthalmologe nur ungefähr 10 min zur Beurteilung von 100 Fotografien benötigt.

Zusammenfassung

Klinische und photographische Verfahren zur Untersuchung der retinalen Nervenfaserschichten sind zur Erkennung sehr früher glaukomatöser Veränderungen und bei ihrer Nachuntersuchung hilfreich. Die Methode ist subjektiv, doch die zukünftige Entwicklung der Lasertechnologie zur Quantifizierung der retinalen Nervenfaserschicht erscheint vielversprechend.

Literatur

Airaksinen PJ, Drance SM, Douglas GR, Mawson DK (1984) Diffuse and localized nerve fiber loss in glaucoma. Am J Ophthalmol 98:566–571
Airaksinen PJ, Drance SM, Schulzer M (1985) Neuroretinal rim area in early glaucoma. Am J Ophthalmol 99:1–4
Airaksinen PJ, Nieminen H (1985) Retinal nerve fiber layer photography in glaucoma. Ophthalmology 92:877–879
Airaksinen PJ, Pillunat L, Tuulonen A, Stodtmeister R (1990a) Autoregulation in optic nerve head circulation, optic disc pallor and retinal nerve fiber layer in ocular hypertension. Invest Ophthalmol (Suppl) 31:565
Airaksinen PJ, Tuulonen A, Välimäki J, Alanko HI (1990b) High-pass resolution perimetry and retinal nerve fiber layer abnormalities
Drance SM, Airaksinen PJ, Price M, Schulzer TR, Douglas GR, Tansley BW (1986) Correlation of functional and structural measurements in glaucoma patients and normal subjects. Am J Ophthalmol 102:612–616
Frisen L (1987) A computer graphics visual field screener using high-pass spatial frequency resolution targets and multiple feedback devices. Doc Ophthalmol Proc Ser 49:441–446
Hoyt WF, Frisen L, Newman NM (1973) Funduscopy of nerve fiber layer defects in glaucoma. Invest Ophthalmol 12:814
Plesch A, Klingbeil U, Bille J (1987) Digital laser scanning fundus camera. Appl Opt 26:1480–1486
Quigley HA, Addicks EM (1982) Quantitative studies of retinal nerve fiber layer defects. Arch Ophthalmol 100:807
Stodtmeister R, Pillunat L, Wilmanns I (1988) Drucktoleranzprüfung des Sehnerven mit gemittelten transienten visuell evozierten kortikalen Potentialen. Fortschr Ophthalmol 85:402–406

Tuulonen A, Airaksinen PJ (1990) Development and progression of glaucomatous abnormalities in ocular hypertensive patients converting into glaucoma
Tuulonen A, Airaksinen PJ, Montagna A, Nieminen H (1990) Screening for glaucoma with a non-mydriatic fundus camera. Acta Ophthalmol
Weinreb RN, Dreher AW, Bille JF (1989) Quantitative assessment of the optic nerve head with the laser tomographic scanner. Int Ophthalmol 13:25–29

3.3 Zusammenfassung

Eine Normalpapille hat einen Durchmesser von $2,69\,\text{mm}^2 \pm 0,7\,\text{mm}^2$. Bei der Mikropapille findet sich eine Gesamtfläche von kleiner als $1,29\,\text{mm}^2$ und bei einer Makropapille ein Gesamtdurchmesser von größer als $4,09\,\text{mm}^2$. Grubenpapillen und das Morning-glory-Syndrom treten häufiger bei großen Papillen auf, während die Drusenpapille und die nicht arteriitische Papillenapoplexie häufiger bei kleinen Papillen auftreten.

Diagnostisch ist die Abschätzung der Papillengröße hilfreich bei Grenzfällen von Papillen mit unscharfer Randkontur und fraglicher Prominenz unklarer Genese: Erkennt man ophthalmoskopisch, daß ein unterdurchschnittlich großer Sehnervenkopf vorliegt, steigt die Wahrscheinlichkeit für das Vorliegen von Papillendrusen oder einer Pseudostauungspapille.

Ist die Papille hingegen sehr groß, wird eine echte Stauungspapille bei einer erhöhten intrakraniellen Tension wahrscheinlicher. Bei akutem Visusverlust durch ischämische Papilleninfarkte ist bei kleiner Papillengröße eine nicht arteriitische und bei großen Sehnervenköpfen eine arteriitische Genese der Apoplexie überdurchschnittlich wahrscheinlich.

Die Untersuchung der retinalen Nervenfaserschicht gewinnt zunehmend an Bedeutung.

In Langzeituntersuchungen (9 Jahre) an Patienten mit okulärer Hypertension waren bei 55% Anomalien der retinalen Nervenfaserschicht als erste und einzige erkennbare Anzeichen einer glaukomatösen Schädigung zu finden.

Obwohl die fotografischen Techniken zur Analyse der retinalen Nervenfaserschicht am besten geeignet erscheinen, kann die retinale Nervenfaserschicht auch an der Spaltlampe untersucht werden: Es bietet sich an, eine 90 dpt Volk-Linse oder ein Funduskontaktglas anzuwenden. Hierbei können die Faserbündel bis zur Ebene der Makula verfolgt werden. Es sollte ein Grünfilter verwendet werden, und der Spalt sollte ziemlich breit und flach, d. h. annähernd quadratisch sein, um größere Bezirke auf einmal betrachten zu können.

4 Diagnostik vaskulärer Faktoren beim Glaukom

4.1 Fluoreszenzangiographische und videoangiographische Befunde bei verschiedenen Glaukomformen

G. Richard, K. U. Schmidt

Einleitung

Jede Erhöhung des intraokularen Drucks bei gleichbleibendem arteriellem Blutdruck verursacht eine Minderung des Perfusionsdrucks und damit eine Verschlechterung der nutritiven Versorgungslage der retinalen und chorioidalen Regulation [65]. Glaukom kann damit auch als eine Störung der Balance zwischen intraokularem Druck und arteriellem retrolaminalen, chorioidalem und retinalem Blutdruck aufgefaßt werden, die zu morphologischen Veränderungen der Nervenfaserschicht [1], der Papille [50] und der parapapillären Zonen [36] sowie zu funktionellen Veränderung der Kontrastsensitivität, der Kurzzeitfluktuationen [38] und des Farbensehens [2, 46] führt.

Zahlreiche Methoden sind zur Quantifizierung der retinalen und chorioidalen Zirkulation entwickelt worden, die jedoch teilweise nur tierexperimentell Anwendung finden [4, 6, 24–26, 51, 76–78].

Eine direkte Visualisierung der Zirkulation auch am Menschen erlaubt seit ihrer Einführung durch Novotny u. Alvis die Fluoreszenzangiographie [50], die im wesentlichen jedoch nur qualitative Hinweise gibt [7, 10, 16, 20, 36, 71].

Durch die Einführung der Videoangiographie [60] in die ophthalmologische Diagnostik ist es möglich, bei Menschen verschiedene hämodynamische Parameter auszuwerten, insbesondere retinale sowie auch chorioidale Kreislaufzeiten zu erfassen [63, 65, 68].

Ziel der vorliegenden Studie ist es, die retinale und chorioidale Zirkulation bei Patienten mit okulärer Hypertension (OH), primärem Offenwinkelglaukom (POAG) und Niederdruckglaukom (LTG) zu quantifizieren und sie den Resultaten eines gesunden Kontrollkollektivs gegenüberzustellen.

Methodik

Zur Untersuchung kamen 63 Patienten. Der jüngste Patient war 17 Jahre, der älteste 75 Jahre alt. Das Durchschnittsalter betrug 51 Jahre. Es handelte sich um 33 männliche und 30 weibliche Patienten. Bei 22 Patienten (15 männlichen und 7 weiblichen) wurden beide Augen untersucht. Insgesamt kamen 85 Augen in 3 verschiedenen Kollektiven zur Auswertung (Tabelle 1 und 2):

Tabelle 1. Einfluß des intraokularen Drucks auf die arterielle Kreislaufzeit *(AKZ)*, die frühvenöse Kreislaufzeit *(FVZ)* und die spätvenöse Kreislaufzeit (*SVZ;* x̄ Mittelwert, *SD* Standardabweichung)

Kreislaufzeiten [s]	Gruppe		
	1	2	3
AKZ	x̄ = 0,50 SD = 0,25	0,51 0,26	0,66 0,21
FVZ	x̄ = 3,61 SD = 1,36	4,31 1,77	8,07 1,16
SVZ	x̄ = 7,70 SD = 3,17	8,07 2,94	14,29 1,33

Tabelle 2. Patientenkollektive und deren intraokulare Druck-, Papillen- und Gesichtsfeldbefunde

Patientenkollektiv	Anzahl (n)	Intra- okularer Druck [mmHg]	Papillen- befund	Gesichtsfeld
Okuläre Hypertension	18	> 21	Normal	Normal
Primäres Offenwinkelglaukom	61	> 21	Pathologisch	Pathologisch
Niederdruckglaukom	7	< 21	Pathologisch	Pathologisch

Gruppe I: *Okuläre Hypertension (OH):* 18 Augen mit einem Augeninnendruck über 21 mmHg, normaler Sehnervenscheibe, fehlenden Gesichtsfeldausfällen und offenem Kammerwinkel [54].

Gruppe 2: *Primäres Offenwinkelglaukom (POAG):* 61 Augen mit offenem Kammerwinkel, Augeninnendruckwerten, die ohne Therapie 28 mmHg übersteigen, glaukomatösen Gesichtsfeldausfällen und pathologischen Papillenveränderungen [55].

Gruppe 3: *Niederdruckglaukom (LTG):* 7 Augen mit Augeninnendruckwerten unter 21 mmHg, typischen glaukomatösen Gesichtsfeldausfällen und pathologischen Papillenveränderungen [6].

Ausschlußkriterien für die Untersuchung waren enger Kammerwinkel, Trübungen der brechenden Medien, Diabetes mellitus, fixierte arterielle Hypertonie (Fundus hypertonicus II), Myokardinfarkt in den letzten 12 Monaten sowie allergische Diathese und Alter über 75 Jahre.

Von allen Patienten wurden anhand eines Anamnesebogens Angaben von Alter, Geschlecht, Größe und Gewicht, zur Stoffwechselsituation (Blutzucker,

Blutfette und Harnsäure), zum Rauchen, zum Blutdruck, zur Nierenfunktion, zu endokrinen Störungen und zu Gefäßerkrankungen (Myokardinfarkt, arterielle Verschlußkrankheit und Apoplexie) erhoben. Alle eingenommenen Medikamente wurden notiert. Nach allergischer Diathese, Asthma bronchiale, Neurodermitis und bereits vorangegangenen Kontrast- und/oder Farbstoffuntersuchungen wurde gefragt [21]. Im Rahmen der ophthalmologischen Anamnese wurden die Dauer der Erkrankung, der höchste gemessene intraokulare Druck, die bisherige Therapie, die Familienanamnese bezüglich des Glaukoms und andere Augenerkrankungen festgehalten. Die getragene Korrektur für die Ferne, der optimal korrigierte Visus, die Kammerwinkelweite [80], Spaltlampenbefund des vorderen Augenabschnitts und die funduskopische Beurteilung der Papillenexkavation wurden erfaßt. Der aktuelle Augeninnendruck wurde erst im Anschluß an die Angiographie bestimmt, weil eine Beeinträchtigung des Einblicks durch Epithelschäden vermieden und eine, durch die notwendige Mydriasis hervorgerufene, intraokulare Drucksteigerung rechtzeitig erkannt werden sollte.

Auswertung

Nach der Anamneseerhebung erfolgte mit dem automatischen Perimeter Octopus 201 (Interzeag, Zürich) eine Gesichtsfeldschwellenwertperimetrie mit dem Programm 31 (bei 2 Patienten mit dem Schnellprogramm 33). Die anschließende Auswertung wurde mit dem Programm Delta vorgenommen. Das Programm 31 untersucht das zentrale (0–30°) Gesichtsfeld. Es werden 73 Punkte, 10 davon 2mal, perimetriert. Die Punkte mit Zentrum in der Fovea sind gleichmäßig im Abstand von 6° verteilt. Die lokalen Schwellen werden mit einem statistischen Eingabelungsverfahren quantitativ für jeden Punkt bestimmt. Die nominelle Meßgenauigkeit beträgt 1 dB.

Die kürzere Untersuchungszeit beim Programm 33 wird erreicht, indem nur in den gestörten Punkten (s. unten) das Eingabelungsverfahren durchgeführt und in Punkten mit offensichtlich normaler Schwelle vorzeitig abgebrochen wird. Zum vorzeitigen Abbruch müssen 2 Stimuli 4 dB überschwellig wahrgenommen werden. Es wird dann willkürlich ein Wert von 2 dB über der Normalschwelle ausgedruckt. Hieraus ergibt sich, daß bei der unten beschriebenen Auswertung mit dem Programm Delta die mittleren Sensitivitäten, im Gegensatz zu den Verlustwerten, nur dann angegeben werden können, wenn in allen untersuchten Punkten die Wahrnehmungsschwelle bestimmt wurde (nur mit dem Programm 31). Die Expositionszeit des Stimulus beträgt bei allen Untersuchungen 0,1 s bei einer Umfeldleuchtdichte von 4 asb (1,27 cd/m^2).

Um die Auswertung mit dem Programm Delta vornehmen zu können, für die der Vergleich mit dem Normalgesichtsfeld Voraussetzung ist, wurde ausschließlich mit der Stimulusgröße 3 nach Goldmann gearbeitet. Ametropie und Presbyopie der untersuchten Patienten wurden durch Vorsetzen von Korrekturgläsern ausgeglichen [32]. Die Auswertung der Gesichtsfelduntersuchung bzw. deren Resultat, die momentane lokale Kontrastempfindlichkeit über einer festen Anordnung von Meßpunkten, erfolgte über das Programm Delta. Das Datenmaterial jeder Einzeluntersuchung wurde in der Betriebsart Series auf eine Reihe von Kenngrößen reduziert. Zum Verständnis der Kenngrößen ist die Kenntnis der Definitionen für „loss" und „mean sensitivity" erforderlich. Unter „loss" als lokaler Verlustzahl wird jede Absenkung der Empfindlichkeit unter den lokalen, alterskorrigierten Normalwert verstanden, sofern diese mehr als 4 dB beträgt. Der lokale Verlust wird als Null betrachtet, falls die Absenkung 4 dB oder weniger beträgt oder keine Absenkung in den untersuchten Punkten vorliegt. Ausgedruckt werden die Verlustzahlen als Summe der lokalen Verlustzahlen über dem gesamten Areal „whole field" und nach Division der Summe durch die Anzahl der Testpunkte, als mittlerer Verlust für das gesamte Feld, für die Quadranten (nasal oben, nasal unten, temporal oben, temporal unten) und für 3 Exzentrizitätsbereiche. Bei den Daten „mean sensitivity" handelt es sich um das in dB ausgedruckte arithmetische Mittel der in den untersuchten Punkten ermittelten Netzhautempfindlichkeiten bezogen auf die bereits unter „loss" erwähnten Areale des Gesichtsfelds. Der Informationsgehalt der beiden Größen „loss" und „mean sensitivity" unterscheidet sich insofern, als „loss" auf den Meßwerten in den Testpunkten mit pathologischen Schwellen beruht, während bei „mean sensitivity" alle Testpunkte eines Areals mit der ermittelten Empfindlichkeitschwelle einbezogen werden. Neben einer feineren Differenzierung in schwellennahen Empfindlichkeitsbereichen ist so auch eine Differenzierung zwischen dem Verhalten des pathologischen Teils eines Gesichtsfelds allein und jenem des Gesichtsfelds als ganzem möglich. Neben den bisher beschriebenen Größen Gesamtverlust, mittlerer Verlust pro Testlokalisation und mittlere Sensitivität werden die Anzahl der gestörten Punkte „number of disturbed points" und die Kurzzeitfluktuationen „R.M.S. fluctuation" angegeben; bei bereits gespeicherten Voruntersuchungen auch die Langzeitfluktuation „fluctuation". „Number of disturbed points" zählt die Punkte im Areal „whole field", in denen der Meßwert gegenüber der lokalen alterskorrigierten Normalschwelle um mehr als 4 dB abgesenkt ist. Man erhält so einen Eindruck über die Ausdehnung der Defekte im untersuchten Areal. Zusammen mit der Position „total loss" ist so eine Klassifizierung nach Defektausdehnung und Defekttiefe möglich. Als „R.M.S. fluctuation", oder Kurzzeitfluktuation, wird die mittlere Streuung der Verteilung der Resultate wiederholter Messungen im selben Punkt innerhalb einer Untersuchung verstanden [33]. Die Angabe der Kurzzeitfluktuation kann als Maß für die Zuverlässigkeit einer Einzeluntersuchung dienen. Bei Kurzzeitfluktuationen über 3 dB sind daher die Untersuchungen kritisch zu bewerten [27]. Jedoch geht eine erhöhte Kurzzeitfluktuation auch proportional mit der Zunahme der Skotomfläche einher [29]. Im Anschluß an die Octopus-Perimetrie wurde die Mydriasis der Patienten ausschließlich mit Tropicamid (Mydriatikum) durchgeführt, um eine Beeinträchtigung der Untersuchungsergebnisse, wie sie z. B. durch Sympathomimetika zu erwarten sind, auszuschließen [3].

Die Untersuchungseinheit zur Videoangiographie ist aus Funduskamera mit Restlichtfernsehkamera, Timer, Recorder und Monitor aufgebaut (Abb. 1) [60].

Die Angiogramme wurden mit der Topcon-Funduskamera TRC 50 VT aufgenommen. Der Strahlengang kann durch den Einbau einer Spiegeloptik wahlweise zur Videoangiographie auf das Target der starr mit der Funduskamera verbunde-

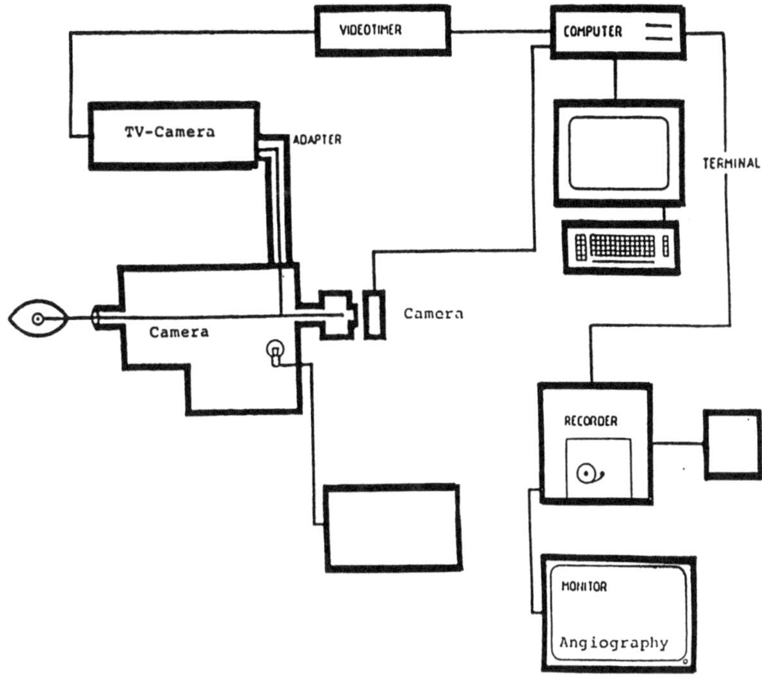

Abb. 1. Blockschaltbild zum Aufbau der Videoangiographie

nen Fernsehkamera oder zur Sequenzangiographie auf die Motorkamera geleitet werden. Der Beobachtungswinkel kann in 3 Stufen von 20° über 30° auf 50° verändert werden. Die Angiogramme wurden mit einem Beobachtungswinkel von 50° mit Zentrum in der Fovea aufgezeichnet. Der zur Funduskamera gehörende Generator Topcon FD 30 ermöglicht eine stufenlose Einstellung der Helligkeit der Beobachtungslampe durch ein Potentiometer in einem Spannungsbereich von 3–8 V. Die Blitzlichtenergie kann in 9 Stufen von 18–300 Ws variiert werden. Die Wiederaufladungszeit liegt unter 1 s. Als Fernsehkamera wird die von der Firma Bosch zu Überwachungszwecken entwickelte Restlichtkamera TYC 9 A eingesetzt. Die mit der SIT-Röhre (Silicon-Insifier-Target) ausgestattete Kamera arbeitet bereits mit einer Lichtempfindlichkeit von $5 \cdot 10^{-3}$ lux auf dem Target. Sie verfügt über eine automatische Lichtempfindlichkeitsregulierung von 1:300000 und zeichnet sich durch geringe Nachzieheffekt aus. Die spektrale Empfindlichkeit reicht von 340–810 nm mit einem Empfindlichkeitsmaximum zwischen 400 und 520 nm [60]. Durch die geringe und gleichbleibende Lichtintensität während der Angiographie konnte so das Ziel, eine gute Qualität der Aufzeichnung der retinalen und insbesondere der chorioidalen Füllung erreicht werden. Das von der Kamera kommende Videosignal wird zum Timer weitergeleitet. Der Videotimer VTG 33 der Firma For-A-Company Ltd. ermöglicht neben einer Zeitzählung bis zu 1/100 s die Einblendung einer Patientenkodierung. Die Einblendung der Zeit ist fakultativ. Durch Starten des Timers zu Injektionsbeginn und Einblenden der Zeit nach Injektionsende kann die Injektionsdauer ermittelt werden. Das Videosignal wird so zum Videorecorder weitergeleitet. Um eine ausreichende Wiedergabequalität mit präzisem Zeitlupen- und Standbildbetrieb zu gewährleisten, wurden die Aufnahmen mit einem ¾-Zollgerät (Sony Vo – 5800 PS) vorgenommen. Zur Auswertung läßt sich der Recorder über eine Fernbedienungseinheit steuern. Stufenlose Geschwindigkeitsregulierung in Vor- und Rücklauf mit Standbildschaltung ermöglicht eine exakte Auswertung der Kreislaufparameter in allen Phasen des Angiogramms (Abb. 1).

Bei der Analyse der videoangiographischen Untersuchungen wurden die Parameter Arm-Retina-Zeit (ARZ), arterielle Kreislaufzeit oben und unten (AKZo/AKZu), die frühvenöse Kreislaufzeit oben und unten (FVZo/FVZu), die spätvenöse Kreislaufzeit oben und unten (SVZo/SVZu) [63, 68], die arterielle Aderhautkreislaufzeit für 8 verschiedene Sektoren [35, 65] und der prozentual verspätete Anteil der Aderhautfüllung für das gesamte Blickfeld und für 4 Quadranten [nasal oben, nasal unten, temporal oben, temporal unten, Zentrum in der Fovea, entsprechend der im Programm Delta vorgesehenen Einteilung] bestimmt.

Arm-Retina-Zeit (ARZ)

Die ARZ entspricht der Zeitdifferenz zwischen der Injektion des Na-Fluoreszeins in die Handrückenvene und dem ersten Erscheinen des Farbstoffbolus in der Arteria centralis retinae im Niveau der Papille.

Arterielle Kreislaufzeit oben und unten (AKZo/AKZu)

Die AKZ wird als Intervall zwischen dem Erscheinen des Farbstoffs an der Papille und dem Erreichen eines 3 Papillendurchmesser von der Papille entfernt gelegenen Punktes der Arteriae temporales, getrennt für die obere und untere Temporalarterie, bestimmt.

Frühvenöse Kreislaufzeit oben und unten (FVZo/FVZu)

Die FVZ ist als Zeitraum zwischen der ersten Ankunft des Na-Fluoreszeins an der Papille und dem Beginn des laminaren venösen Stroms an der Papille definiert. Die Zeiten wurden für die obere und untere Temporalvene getrennt bestimmt.

Spätvenöse Kreislaufzeit oben und unten (SVZo/SVZu)

Die SVZ wird als Intervall zwischen dem Erreichen des Farbstoffs an der Papille und der kompletten Füllung der Vena temporalis superior und der Vena temporalis inferior bestimmt.

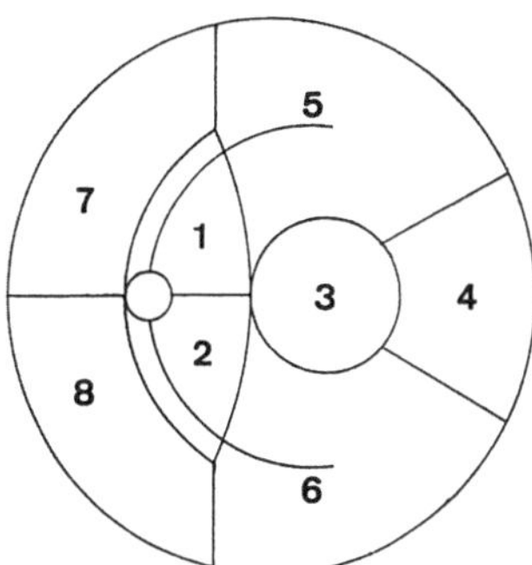

Abb. 2. Segmentale Gliederung des Fundus zur
Quantifizierung der Aderhaut-Kreislauf-Zeit

Aderhautkreislaufzeit (AHK)

Die normale Aderhautfüllung ist durch eine ausgeprägte Variabilität gekennzeichnet. Betrachtet man die Füllung in Zeitlupentechnik im Videoangiogramm,
so ist in den meisten Fällen das für Endarterien typische segmentale Füllungsmu-
ster erkennbar (< 70% der untersuchten Augen mit okulärer Hypertension oder
primärem Offenwinkelglaukom). Der Beginn der Aderhautfüllung ist durch eine
schwach ausgeprägte Fluoreszenz überwiegend im Bereich der Makula definiert.
Bis zur gleichförmigen feingranulierten Hintergrundfluoreszenz, welche die
komplette Füllung der Choriokapillaris und den beginnenden Austritt von
Fluoreszein aus den gefensterten Kapillaren der Chorioidea kennzeichnet, lassen
sich häufig deutlich abgegrenzte Areale erkennen, die unterschiedlich lange
dunkel bleiben. Anzahl und Größe dieser Bezirke sind sehr variabel. Um die
Unterschiede der arteriellen Aderhautfüllung in ihrem segmentalen Ablauf
sinnvoll quantifizieren zu können, wurde der Fundus in verschiedene Sektoren
gegliedert (Abb. 2). Dabei entsprechen die Sektoren 7 und 8 dem Versorgungsgebiet der kurzen Äste der medialen hinteren Ziliararterie (MPCA), die Sektoren
1–6 dem der lateralen hinteren Ziliararterie (LPCA). Im Sektor 3, der submakulä-
ren Region, treten die meisten kurzen LPCA durch die Sklera, um zentrifugal zur
Peripherie zu ziehen. Der Sektor 4 wird durch die lange LPCA versorgt. Die
Kombination der Sektoren 1, 2, 7 und 8 erlaubt die Quantifizierung der
peripapillären Aderhautzirkulation. Durch Zusammenfassung der Sektoren 1, 5,
7 und 2, 6, 8 können, als anatomische Variante, obere und untere PCA erfaßt
werden [35, 65]. Die Aderhautkreislaufzeit wurde für jeden Sektor als Differenz
zwischen dem Beginn der frühesten Aderhautfüllung und dem Beginn der
Aderhautfüllung im gesamten Sektor bestimmt. Wegen geringer Reliabilität
wurde der Zeitpunkt der maximalen Fluoreszenz der Aderhautfüllung bewußt
nicht bewertet.

Prozentual verspäteter Anteil der Aderhautfüllung

Pathologische Füllungsdefekte der Aderhaut liegen dann vor (p < 0,01), wenn nach Beginn der ersten Aderhautfüllung, je nach Sektor, 2,89–3,34 s überschritten sind. In Relation zu den Netzhautkreislaufzeiten entspricht dies der frühvenösen Kreislaufzeit. Um nun den prozentual verspäteten Anteil der Aderhautfüllung zu quantifizieren, wurde folgendermaßen vorgegangen:

Nacheinander wurden alle Angiogramme auf die frühvenöse Kreislaufzeit eingestellt und mit einer Spiegelreflexkleinbildkamera (Nikon FA 2; Nikomat-Zoom 1:4) abfotografiert (Agfapan-KB-Film; f[Blende] = 4; t = 1 s). Die Filme wurden mit Agfa Rodinal, Verdünnung 1:25, 5 min bei 20°C entwickelt. In einem weiteren Arbeitsgang wurden die Negative auf ein mit einem Kreuz zur Zentrierung in der Makula und ein zum Horizontalausgleich über die Papille versehenen Papier projiziert. Die jetzt hell erscheinenden verspäteten Aderhautareale wurden umfahren und in einem weiteren Arbeitsgang mit Tusche geschwärzt. Diese Vorlagen wurden über eine Reproeinheit auf Agfa-Ortho 25 KB-Film kopiert (f = 11, t = 1 s, Licht 4mal 250 Watt). Die Filme wurden mit Agfa Rodinal (Verdünnung 1:25, 5 min bei 20°C) entwickelt. Die verspäteten Flächen stellten sich nun gegenüber dem lichtdichten Rest des Negativs transparent dar. Die Quantifizierung erfolgte mit dem Telebelichtungsmesser Minolta Luminance Meter 1,0, mit einem Blickwinkel von 1° und einer für Reprozwecke geeigneten Lichtbank mit regelbarer Leuchtdichte. Der Belichtungsmesser wurde so installiert, daß das Meßfeld exakt mit dem Fundusausschnitt zur Deckung kam. Die Leuchtdichte konnte an der Lichtbank so geregelt werden, daß der Lichtwert für das gesamte Feld 100 ft-L, für ¼ Abdeckung 75 ft-L, für ½ Abdeckung 50 ft-L und für ¾ Abdeckung 25 ft-L betrug; somit entsprach die relativ verspätete Fläche verzögerter Aderhautfüllung direkt dem mit dem Spotmeter bestimmten Lichtwert. Es wurden das gesamte Feld und die mit dem Programm Delta entsprechenden 4 Quadranten ausgemessen. Eine direkte Kontrolle bestand durch den Vergleich der Lichtwerte für das gesamte Feld mit der Summe der einzelnen Quadranten. Bei den durchgeführten Messungen waren diese in allen Fällen identisch.

Ergebnisse

Einfluß des aktuellen Augeninnendrucks auf die retinale Hämodynamik

Zur Untersuchung der Abhängigkeit der retinalen Hämodynamik vom aktuellen Augeninnendruck wurden die Patientenkollektive okuläre Hypertension und primäres Offenwinkelglaukom zusammengefaßt und in 3 Gruppen eingeteilt:

Gruppe 1: Tension < 20 mmHg (n = 50),
Gruppe 2: Tension 20–29 mmHg (n = 24),
Gruppe 3: Tension 30–39 mmHg (n = 4).

Höhere intraokulare Druckwerte wurden nicht gemessen. Alle intraretinalen Kreislaufzeiten wurden durch die Tensionserhöhung beeinflußt. Die mittlere arterielle Kreislaufzeit verlängerte sich von 0,50 s über 0,51 s auf 0,66 s; die mittlere frühvenöse Kreislaufzeit von 3,61 s über 4,31 s auf 5,93 s und die mittlere spätvenöse Kreislaufzeit von 7,70 s über 8,07 s auf 14,29 s. Der mittlere Blutdruck war in Gruppe 1 132/82 mmHg, in Gruppe 2 133/83 mmHg und in Gruppe 3 131/82 mmHg. Veränderungen der Kreislaufzeiten lassen sich nicht auf den Blutdruck, der den intraokularen Perfusionsdruck beeinflußt [38], zurückführen.

Analyse der retinalen Kreislaufzeiten

Zur Analyse der retinalen Kreislaufzeiten wurden 4 verschiedene Kollektive untersucht:

Gruppe 1: Patienten mit okulärer Hypertension (OH; n = 18),
Gruppe 2: Patienten mit primärem Offenwinkelglaukom (POAG; n = 61),
Gruppe 3: Patienten mit Niederdruckglaukom (LTG; n = 7),
Gruppe 4: gesundes Kontrollkollektiv (CC; n = 100) [65].

Arm-Retina-Zeit (ARZ)

Die ARZ beträgt im Durchschnitt bei einem gesunden Kontrollkollektiv $\bar{x} = 12,84$ s, SD = 3,41 s, bei Patienten mit okulärer Hypertension $\bar{x} = 13,67$ s, SD = 3,79 s, bei Patienten mit primärem Offenwinkelglaukom $\bar{x} = 14,75$ s, SD 3,82 s und bei Patienten mit LTG $\bar{x} = 19,0$ s, SD = 7,83 s (Abb. 3).

Arterielle Kreislaufzeit (AKZ)

Die AKZ beträgt im Durchschnitt bei einem gesunden Kontrollkollektiv $\bar{x} = 0,56$ s, SD = 0,32 s, bei Patienten mit okulärer Hypertension $\bar{x} = 0,47$ s, SD = 0,11 s, bei Patienten mit primärem Offenwinkelglaukom $\bar{x} = 0,52$ s, SD = 0,29 s und bei Patienten mit Niederdruckglaukom $\bar{x} = 0,75$ s, SD = 0,40 s (Abb. 4).

Frühvenöse Kreislaufzeit (FVZ)

Die FVZ beträgt im Durchschnitt bei einem gesunden Kontrollkollektiv $\bar{x} = 3,44$ s, SD = 0,99 s, bei Patienten mit okulärer Hypertension $\bar{x} = 3,81$ s, SD = 1,18 s, bei Patienten mit primärem Offenwinkelglaukom $\bar{x} = 4,00$ s, SD = 2,05 s und bei Patienten mit Niederdruckglaukom $\bar{x} = 5,15$ s, SD = 1,74 s (Abb. 5).

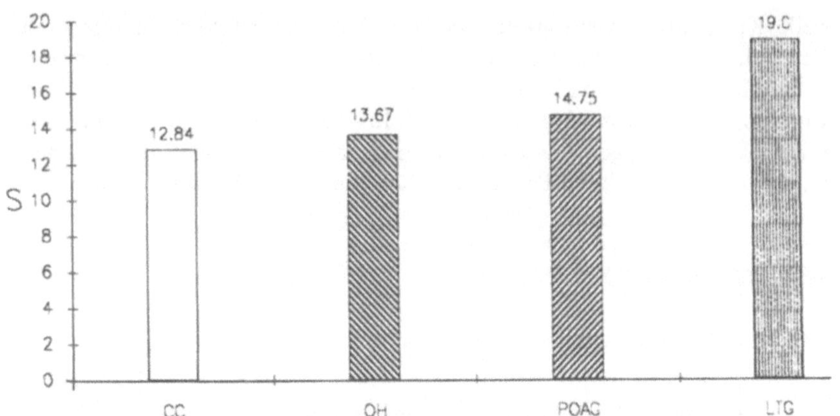

Abb. 3. Arm-Retina-Zeit bei Patienten mit okulärer Hypertension *(OH)*, primärem Offenwinkelglaukom *(POAG)*, Niederdruckglaukom *(LTG)* und einem augengesunden Kontrollkollektiv *(OC)*

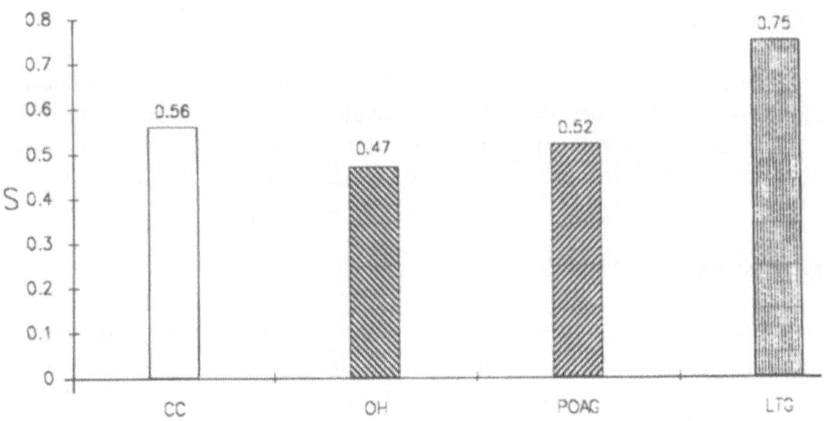

Abb. 4. Kreislaufzeit bei Patienten mit okulärer Hypertension *(OH)*, primärem Offenwinkelglaukom *(POAG)*, Niederdruckglaukom *(LTG)* und einem augengesunden Kontrollkollektiv *(CC)*

Spätvenöse Kreislaufzeit (SVZ)

Die SVZ beträgt im Durchschnitt bei dem gesunden Kontrollkollektiv $\bar{x} = 7{,}87$ s, $SD = 1{,}88$ s, bei Patienten mit okulärer Hypertension $\bar{x} = 7{,}38$ s, $SD = 2{,}23$ s, bei Patienten mit primärem Offenwinkelglaukom $\bar{x} = 8{,}37$ s, $SD = 4{,}98$ s und bei Patienten mit Niederdruckglaukom $\bar{x} = 11{,}45$ s, $SD = 3{,}77$ s (Abb. 6).

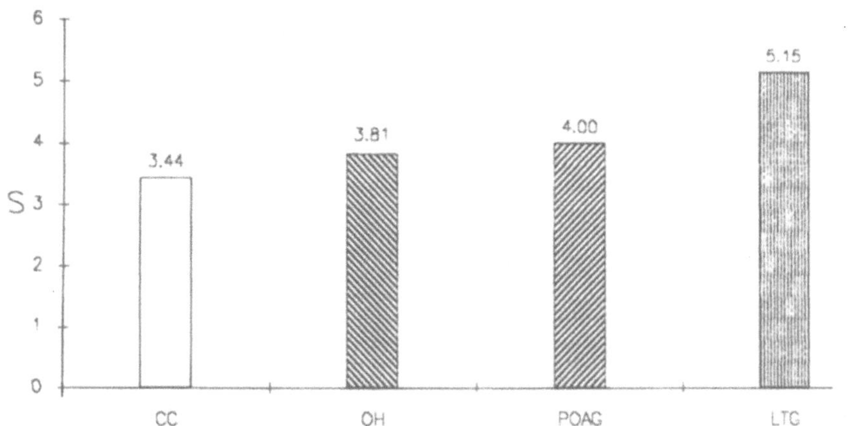

Abb. 5. Frühvenöse Kreislaufzeit bei Patienten mit okulärer Hypertension *(OH)*, primärem Offenwinkelglaukom *(POAG)*, Niederdruckglaukom *(LTG)* und einem augengesunden Kontrollkollektiv *(CC)*

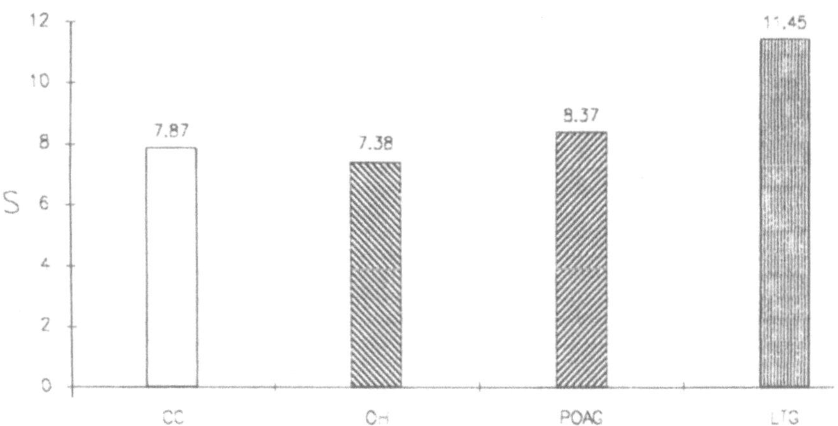

Abb. 6. Spätvenöse Kreislaufzeit bei Patienten mit okulärer Hypertension *(OH)*, primärem Offenwinkelglaukom *(POAG)*, Niederdruckglaukom *(LTG)* und einem augengesunden Kontrollkollektiv *(CC)*

Analyse der chorioidalen Hämodynamik

Gegenüber dem normalen Kontrollkollektiv war bei den Patienten mit okulärer Hypertension und primärem Offenwinkelglaukom die mittlere Aderhautgesamtzeit etwa verdoppelt, bei Patienten mit Niederdruckglaukom fast verdreifacht (Abb. 7). Die mittlere Aderhautkreislaufzeit beträgt im Durchschnitt des gesunden Kontrollkollektivs $\bar{x} = 1{,}01\,s$, $SD = 0{,}66\,s$, bei Patienten mit okulärer Hypertension $\bar{x} = 2{,}06\,s$, $SD = 0{,}79\,s$, bei Patienten mit primärem Offenwinkelglaukom

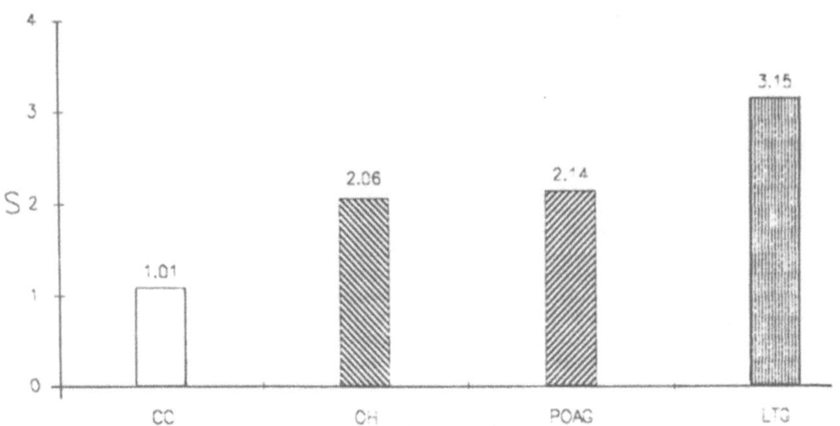

Abb. 7. Aderhaut-Kreislauf-Zeit bei Patienten mit okulärer Hypertension *(OH)*, primärem Offenwinkelglaukom *(POAG)*, Niederdruckglaukom *(LTG)* und einem augengesunden Kontrollkollektiv *(CC)*

$\bar{x} = 2,14\,s$, $SD = 1,11\,s$ und bei Patienten mit Niederdruckglaukom $\bar{x} = 3,15\,s$, $SD = 0,79\,s$.

Es finden sich bei Patienten mit okulärer Hypertension und primärem Offenwinkelglaukom gegenüber dem Kontrollkollektiv keine pathologischen Kreislaufzeiten ($\bar{x} \pm 2\,s$, $p \leq 0,05$; Richard [65]), jedoch unterscheiden sie sich in allen 8 Sektoren sehr deutlich ($p < 0,01$). Patienten mit Niederdruckglaukom zeigen in allen Sektoren gegenüber dem gesunden Kontrollkollektiv pathologisch ($\bar{x} \pm 2\,s$, $p \leq 0,05$) verzögerte, in den Sektoren 1–6 sogar hoch pathologisch ($\bar{x} \pm 3\,s$, $p \leq 0,01$) verzögerte Kreislaufzeiten. Da die mittlere Aderhautkreislaufzeit nur zum diastolischen arteriellen Blutdruck (s. oben) eine leichte Korrelation aufweist, die mittleren Blutdruckwerte aber innerhalb der untersuchten Kollektive keine Unterschiede aufweisen, läßt sich die Verzögerung der Aderhautzirkulation als ausschließlich glaukomatöse Störung interpretieren.

Analyse der Octopus-perimetrie in Abhängigkeit von der retinalen Hämodynamik bei Patienten mit primärem Offenwinkelglaukom

Das Patientenkollektiv mit primärem Offenwinkelglaukom wurde anhand der am genauesten zu bestimmenden frühvenösen Kreislaufzeit (FVZ) in 2 Gruppen aufgeteilt:

Gruppe 1: FVZ verzögert ($> \bar{x} \pm 1\,s$),
Gruppe 2: FVZ normal ($< \bar{x} \pm 1\,s$).

Patienten mit verzögerter frühvenöser Kreislaufzeit zeigten dabei deutlich schlechtere Ergebnisse in der Octopus-Perimetrie als Patienten mit normaler frühvenöser Kreislaufzeit. Der durchschnittliche Totalverlust für das gesamte

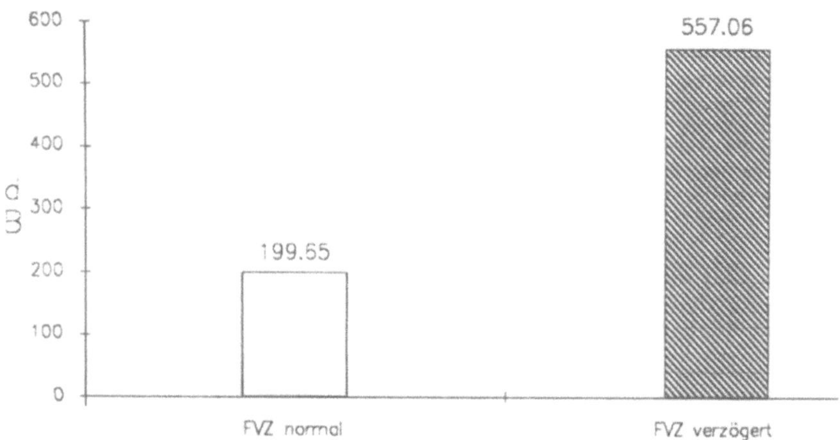

Abb. 8. Totalverlust bei Patienten mit primärem Offenwinkelglaukom *(POAG)*, bei normaler und verzögerter frühvenöser Kreislaufzeit *(FVZ normal/FVZ verzögert)*

Feld betrug bei Patienten mit verzögerter frühvenöser Kreislaufzeit $\bar{x} = 557{,}1\,\mathrm{dB}$, $SD = 607{,}6\,\mathrm{dB}$ gegenüber $\bar{x} = 199{,}6\,\mathrm{dB}$, $SD = 292{,}1\,\mathrm{dB}$ bei Patienten mit normaler frühvenöser Kreislaufzeit; die Anzahl der gestörten Punkte $\bar{x} = 35{,}9$, $SD = 25{,}6$ gegenüber $\bar{x} = 18{,}9$, $SD = 18{,}8$ und die mittleren Kurzzeitfluktuationen $\bar{x} = 2{,}18\,\mathrm{dB}$, $SD = 1{,}12\,\mathrm{dB}$ gegenüber $\bar{x} = 1{,}84\,\mathrm{dB}$, $SD = 0{,}89\,\mathrm{dB}$. Betrachtet man die Differenzen der mittleren Sensitivitäten, bezogen auf die alterskorrigierten Normalwerte (Programm Delta), so zeigten Patienten mit verzögerter frühvenöser Kreislaufzeit sehr deutlich ($p \leq 0{,}01$) höhere Sensitivitätsverluste für das gesamte untersuchte 30°-Gesichtsfeld als Patienten mit normaler frühvenöser Kreislaufzeit (Abb. 8). Betrachtet man bei den untersuchten Kollektiven die Altersverteilung, die Dauer der Glaukomanamnese und den aktuellen intraokularen Druck, so fällt auf, daß die Patienten mit verzögerter frühvenöser Kreislaufzeit durchschnittlich 5 Jahre jünger waren, das Glaukom durchschnittlich 10 Monate länger bekannt war und der aktuelle intraokulare Druck durchschnittlich 4 mmHg höher war als bei Patienten mit normaler frühvenöser Kreislaufzeit.

Diskussion

In der Glaukomdiagnostik fand bisher die Erfassung hämodynamischer Parameter der Netzhaut und Aderhaut nur wenig Berücksichtigung, obwohl die Beeinflussung des okulären Perfusionsdruckes durch den Augeninnendruck hinlänglich bekannt ist [17, 36, 50, 79]. Es handelt sich dabei durchweg um sequenzangiographische Studien [14, 39, 59]. Bei der Erfassung der retinalen und chorioidalen Kreislaufzeiten wurde dabei deren Abhängigkeit vom intraokularen Druck wiederholt untersucht [7, 49, 79].

Aus verständlichen Gründen hat sich die Sequenzangiographie jedoch zur Analyse hämodynamischer Parameter nicht durchsetzen können. Einerseits ist die Aufnahmefrequenz so gering, daß üblicherweise eine Aussage über Zirkulationsverzögerungen, insbesondere die Abgrenzung einer pathologisch veränderten Durchblutung, nicht möglich ist. Andererseits mißlingen in der Regel Versuche, die Fluoreszeinfüllung des Sehnervenkopfs mit Funktionsausfällen in Beziehung zu bringen. Dies liegt einerseits an der komplizierten Gefäßversorgung des Sehnervenkopfs, an der sowohl Aderhaut als auch Netzhaut interaktiv beteiligt sind, als auch an der großen physiologischen Variationsbreite der Fluoreszenz der Papille, die in der Regel eine klare diagnostische Abgrenzung von Füllungsdefekten und ihre Zuordnung als Glaukomschaden nicht ermöglicht. Nach vielversprechenden ersten Versuchen, den Beitrag der Fluoreszenzangiographie zum Verständnis des Glaukoms aufzuzeigen, wurden rasch die Grenzen des Verfahrens erkannt [71–74].

Der wesentliche limitierende Faktor der im klinischen Einsatz befindlichen Fluoreszenzangiographie ist deren geringe Aufnahmefrequenz, die es lediglich erlaubt, qualitative Veränderungen der Gefäße darzustellen. Für die Funktionsanalyse quantitativer Veränderungen der Zirkulation des menschlichen Auges ist jedoch, über die bisherigen Untersuchungsmöglichkeiten hinaus, eine fortlaufende Aufzeichnung des Fluoreszeindurchlaufs durch die Gefäße erforderlich.

Mit Hilfe der Videoangiographie ist es möglich geworden, die Fluoreszenzangiographie der Netzhaut kontinuierlich darzustellen. Sie belastet den Patienten wenig und zeichnet sich durch eine sehr gute Bildqualität aus. Aus diesen Gründen ist sie besonders einfach in der klinischen Routine einzusetzen.

Durch die Zeitlupenauswertung des Fluoreszeindurchlaufs durch die Gefäße können die arterielle, kapillare und venöse Zirkulation gezielt erfaßt werden. Dies ist möglich durch die Definition verschiedener Netzhautkreislaufzeiten. Insbesondere kann auch die Aderhautdurchblutung nachverfolgt werden. Die normale Aderhautfüllung verläuft in so raschem Tempo, daß sie bei der Durchführung der Sequenzangiographie in ihren verschiedenen Phasen nie erfaßt werden kann. Jede Phase des Angiogramms kann in der gewünschten Geschwindigkeit Bild für Bild nachverfolgt werden, Methoden der Bildverarbeitung können wahlweise angeschlossen werden. Da lediglich eine i.v. Farbstoffinjektion erforderlich ist, kann trotz gelegentlich auftretender Unverträglichkeitserscheinungen die Untersuchung dem Patienten zugemutet werden, was für zahlreiche, nur tierexperimentell anwendbare Verfahren zur Blutvolumenbestimmung, nicht zutrifft [5, 25, 26, 51].

Die durch die Videoangiographie quantifizierbaren Kreislaufzeiten stellen charakteristische Blutflußparameter dar. Einschränkend gilt, daß für die Bestimmung des Blutvolumendurchflusses darüber hinaus Angaben über die absoluten Gefäßradien erforderlich sind. Die ausreichend genaue Bestimmung der wahren Größen von retinalen Gefäßen ist aufgrund videoangiographischer Aufnahmen jedoch in der Regel nicht möglich.

Die Erfassung funktioneller Störungen erfolgte mit dem statistischen Computerperimeter Octopus 201. Gegenüber einer perimetrischen Goldmann-Perimetrie sind die Ergebnisse vom Untersucher unabhängig und unter standardisierten Bedingungen für alle Patienten durchführbar [27]. Die größtmögliche Rasterdichte wird jedoch durch die Belastungsfähigkeit des Patienten begrenzt. Das im Programm 31 verwendete 6°-Raster stellt eine ausgewogene Kombination zumutbarer Untersuchungszeit und Größe der noch zu erfassenden Skotome dar. Dabei bleibt nicht auszuschließen, daß Skotome in Größe des blinden Flecks zwischen den Prüfpunkten liegen und damit nur am Rand oder überhaupt nicht erfaßt werden [31].

Bei der photometrischen Bestimmung der Fläche der verspäteten Aderhaut-areale war die Summe der für die einzelnen Quadranten ausgemessenen Lichtwer-te in allen Fällen mit dem zur Kontrolle gemessenen Wert für das Gesamtfeld identisch. Alternativ ist auch eine, wie die zur Papillometrie verwendete, planimetrische Bestimmung der Areale durchführbar [42].

Es stellt sich die Frage, warum die retinale Zirkulation beim Glaukom Gegenstand der Untersuchung ist, obwohl sich das Interesse bezüglich der Pathogenese des Glaukoms weitgehend auf den Sehnervenkopf fokussiert. Es sollte jedoch nicht vergessen werden, daß einerseits Ganglienzellschichten in der inneren Netzhaut lokalisiert sind und ihre Blutversorgung von der retinalen Zirkulation erhalten. Daher kann eine Veränderung der retinalen Zirkulation durchaus eine Rolle in der Ätiologie der glaukomatösen Pathologie spielen. Andererseits erfolgt auch im Sehnervenkopf die Versorgung der oberflächlichen Schichten durch retrograde Arteriolen, ausgehend vom retinalen Gefäßnetz.

Bei der videoangiographischen Untersuchung findet sich gegenüber dem augengesunden Kontrollkollektiv bei Patienten mit okulärer Hypertension, primärem Offenwinkelglaukom und Niederdruckglaukom die frühvenöse Kreis-laufzeit verzögert (p < 0,05). Unterschiede sind bei primärem Offenwinkelglau-kom und Niederdruckglaukom nachweisbar. Die Aderhautkreislaufzeit bei allen 3 untersuchten Patientengruppen gegenüber dem Kontrollkollektiv ist hochsigni-fikant (p < 0,01) verlängert. Bei Patienten mit okulärer Hypertension und primärem Offenwinkelglaukom sind die Zeiten etwa verdoppelt, bei den Patien-ten mit Niederdruckglaukom mehr als verdreifacht. Diese Unterschiede sind sowohl für die mittlere Aderhautkreislaufzeit, alle 8 Sektoren als auch für jeden einzelnen Sektor nachweisbar.

Vergleicht man darüber hinaus die mit dem Programm 31 des Octopus gewonnenen Gesichtsfeldbefunde von Glaukompatienten mit normaler frühve-nöser Kreislaufzeit mit solchen, die eine verzögerte Kreislaufzeit haben, so ist zwischen beiden Gruppen ein deutlicher Unterschied (p < 0,05) der Gesichtsfeld-veränderungen nachweisbar. Patienten mit normaler frühvenöser Kreislaufzeit weisen deutlich geringere Werte für den Gesamtverlust wie auch für die Anzahl der gestörten Punkte auf. Wertet man diese Ergebnisse, so bleibt festzuhalten, daß bei Patienten mit erhöhtem Augeninnendruck, vom hämodynamischen Aspekt her, solche mit intakter Autoregulation von anderen mit gestörter Autoregulation unterschieden werden müssen. Es ist zu vermuten, daß bei intakter Autoregula-tion ein konstanter Blutvolumenfluß trotz Änderungen des intraokularen Druckes gewährleistet wird. Die Versorgung der Netzhaut mit Sauerstoff und Glukose kann so in gewissen Grenzen aufrechterhalten werden [11]. Ist videoan-giographisch eine hochgradige Störung der Hämodynamik nachweisbar, so ist dies ein Hinweis für den Verlust der autoregulativen Fähigkeit. Es kommt mit steigendem intraokularen Druck zu einer Drosselung der retinalen Perfusion und damit zu Funktionsausfällen, in erster Linie zu Gesichtsfeldausfällen.

Besonders eindrucksvoll waren die Verzögerungen bei allen Patienten mit Niederdruckglaukom, die gegenüber dem Kontrollkollektiv sehr deutliche Störungen der retinalen und chorioidalen Hämodynamik aufwiesen. Hayreh et al. [38] haben durch experimentelle Studien am Rhesusaffen belegen können, daß die Erniedrigung des systemischen Blutdrucks für den Sehnerv die gleiche schädigende Wirkung haben kann wie ein erhöhter intraokularer Druck. Neuere perimetrische Arbeiten [28] zeigten eine Diskrepanz zwischen Papillenexkavation bzw. Fläche des neuroretinalen Randsaums und dem Gesichtsfeldschaden. Bei gleicher Fläche des neuroretinalen Randsaums ist der Gesichtsfeldschaden bei Patienten mit Niederdruckglaukom geringer als bei Patienten mit primärem Offenwinkelglaukom. Bedingt durch die chronische Minderperfusion würde somit beim Niederdruckglaukom der Verlust des astrozytären Stützgewebes einer Schädigung der Ganglionzellaxone vorausgehen. Eine Ursache für die geringere Tensionstoleranz bei Niederdruckglaukom könnte damit in dem Verlust von nicht mehr gestützen Kapillaren im Papillenbereich liegen.

Von besonderem Interesse war die Abhängigkeit von Gesichtsfeldveränderungen in ihrer Zuordnung zu Störungen der lokalen chorioidalen Hämodynamik. Zusätzlich zu den videoangiographisch ermittelten Zirkulationszeiten der 8 Aderhautsektoren wurde die Fläche verzögerter Aderhautareale bestimmt. Rein statistisch zeigten sich dabei keine Korrelationen mit den unmittelbar vor der Angiographie durchgeführten Gesichtsfelduntersuchungen. Es ließen sich weder für das gesamte videoangiographisch erfaßte Feld noch bei der Analyse der einzelnen Quadranten Beziehungen zu perimetrischen Veränderungen nachweisen. Auffällig bleibt allerdings die Beobachtung von parapapillär gelegenen verzögerten Aderhautarealen bei 34 der untersuchten Augen. Diese auch von anderen Autoren [16] beschriebenen chorioidalen Füllungsdefekte sind scharf begrenzt und reichen teilweise bis direkt an die Papille. Blumenthal et al. [9] konnten durch künstliche Erhöhung des intraokularen Drucks eine Größenzunahme der betroffenen Areale erzeugen. Ähnliche juxtapapillär gelegene Füllungsdefekte der Aderhaut sind auch nach Ligatur der kurzen Ziliararterien beschrieben worden.

Zusammenfassung

Störungen der Balance zwischen intraokularem Druck und Perfusionsdruck der retinalen und chorioidalen Gefäße begünstigen glaukomatöse Schädigungen und sind an der Entwicklung von Gesichtsfelddefekten beteiligt. Ziel der vorliegenden Studie ist es, mit Hilfe der Videoangiographie die retinale und chorioidale Hämodynamik an 18 Augen mit okulärer Hypertension, an 61 Augen mit primärem Offenwinkelglaukom und an 7 Augen mit Niederdruckglaukom zu quantifizieren und die Ergebnisse den Resultaten von 100 Normalaugen gegenüberzustellen. Auf das Verhalten funktioneller Parameter wird in Abhängigkeit von Verzögerungen der retinalen Perfusion und von lokalen Verspätungen der chorioidalen Zirkulation eingegangen. Dabei ist eine Zunahme aller retinalen Kreislaufzeiten in Abhängigkeit vom spontanen intraokularen Druck nachweisbar. Die am genauesten zu bestimmende frühvenöse Kreislaufzeit verlängert sich von durchschnittlich 3,61 s in der Gruppe der Patienten mit intraokularen Druckwerten unter 20 mmHg auf 5,93 s bei Patienten mit Druckwerten über 30 mmHg. Die Analyse der retinalen Kreislaufzeiten zeigt im Vergleich zu den Ergebnissen bei einem gesunden Kontrollkollektiv eine deutliche Verlängerung ($p < 0,05$) der frühvenösen Kreislaufzeit mit Patienten bei primärem Offenwinkelglaukom (4,00 s gegenüber 3,44 s) und eine sehr deutliche Verzögerung ($p < 0,01$) der frühvenösen ($\bar{x} = 5,15$ s gegenüber $\bar{x} = 3,44$ s) und spätvenösen Kreislaufzeit (11,45 s gegenüber $\bar{x} = 7,87$ s) bei Patienten mit Niederdruckglaukom. Die Aderhautkreislaufzeiten sind in allen 3 untersuchten Kollektiven stärker als die Netzhautkreislaufzeiten verzögert. Gegenüber dem augengesunden Kontrollkollektiv sind die Zeiten bei den Augen mit okulärer Hypertension ($\bar{x} = 2,0$ s gegenüber $\bar{x} = 1,01$ s) und primärem Offenwinkelglaukom ($\bar{x} = 2,14$ s gegenüber $\bar{x} = 0,01$ s) erhöht, bei den Augen mit Niederdruckglaukom ($\bar{x} = 1,35$ s gegenüber $\bar{x} = 1,01$ s) sogar verdreifacht. Patienten mit primärem Offenwinkelglaukom und frühvenöser Kreislaufzeit zeigen bei der Octopus-Perimetrie doppelt so hohe Werte für den Gesamtverlust als Patienten mit normaler frühvenöser Kreislaufzeit. Bei der Untersuchung der Abhängigkeit von Fläche und Lokalisation verspäteter Aderhautareale zu Octopus-perimetrisch nachweisbaren Gesichtsfelddefekten sind keine Beziehungen, weder für das gesamte Feld noch für einzelne aneinander entsprechende Quadranten, nachweisbar.

Literatur

1. Airaksinen PJ, Alanko HI (1983) Effect of retinal nerve fiber loss on the optic nerve head configuration in early glaucoma. Graefe's Arch Clin Exp Ophthalmol 220:193–196
2. Airaksinen PJ, Lakowski R, Drance SM, Price M (1986) Color vision and retinal nerve fiber layer in early glaucoma. Am J Ophthalmol 101:208–213
3. Alm A (1977) The effect of sympathetic stimulation on blood flow through the uvea, retina and optic nerve in monkeys (Macaca irus). Exp Eye Res 25:19–24
4. Alm A, Bill A (1970) Blood flow and oxygen extraction in the cat uvea at normal and high intraocular pressures. Acta Physiol Scand 80:19
5. Alm A, Bill A (1972) The oxygen supply to the retina. II. Effects of high intraocular pressure and the increased arterial carbon dioxide tension on uveal and retinal blood flow in cats. A study with radioactively labeled microspheres including flow determinations in brain and some other tissues. Acta Physiol Scand 84:306–319
6. Alm A, Bill (1973) Ocular and optic nerve blood flow at normal and increased intraocular pressures in monkeys (Macaca irus): a study with radioactively labelled microspheres including flow determination in brain and some other tissues. Exp Eye Res 15:15
7. Archer DB, Ernest JT, Krill AE (1972) Retinal, chorioidal, and papillary circulations under conditions of induced ocular hypertension. Am J Ophthalmol 73:834–845
8. Aulhorn E, Karmeyer H (1976) Frequency distribution in early glaucomatous visual field defects. Doc Ophthalmol Proc Ser 75–83
9. Best M, Blumenthal M (1972) Fluorescein angiographie during induced ocular hypertension in glaucoma. Br J Ophthalmol 56:6–12
10. Best M, Toyofuku H (1972) Ocular hemodynamics during induced ocular hypertension in man. Am J Ophthalmol 74:932–939
11. Best M, Gerstein D, Wald N, Rabinovitz AZ, Hiller GH (1973) Autoregulation of ocular blood flow. Arch Ophthalmol 89:143–148

12. Bill A (1962) Calorimetric procedures for the study of the blood flow through the capillary region and the choroid in rabbits. Acta Ophthalmol 40:1
13. Bill A (1974) Effects of acetazolamide and carotid occlusion on ocular blood flow in unanesthetized rabbits. Invest Ophthalmol 13:954
14. Blumenthal M, Gitter KA, Best M, Galin MA (1970) Fluorescein angiographie during induced ocular hypertension in man. Am J Ophthalmol 69:39–43
15. Blumenthal M, Best M, Galin MA, Gitter KA (1971) Ocular circulation: analysis of the effect of induced ocular hypertension on retinal and chorioidal blood flow in man. Am J Ophthalmol 71:819–825
16. Blumenthal M, Best M, Galin MA, Toyofuku H (1971) Peripapillary choroidal circulation in glaucoma. Arch Ophthalmol 86:31–38
17. Bonnet M, Baserer T, Grance JD (1979) Angiographie fluorescéinique de la papille dans l'hypertension oculaire et le glaucome. J Fr Ophthalmol 4:239–246
18. Clauß, Ebner (1982) Statistik, Bd 1. Berlin
19. De Laey JJ (1978) Fluoro-angiographic study of the choroid in man. Doc Ophthalmol 45:1–217
20. Dollery CT, Henkind P, Kohner EM, Paterson JW (1968) Effect of raised intraocular pressure on retinal and choroidal circulation. Invest Ophthalmol 7:191–198
21. Enzmann V, Ruprecht KW (1982) Zwischenfälle bei der Fluoreszenzangiographie der Retina. Symptomatik, Prophylaxe und Therapie. Klin Monatsbl Augenheilkd 181:235–239
22. Evans PY (1973) Fluorescein angiography of the optic nerve head. Trans Am Acad Ophthalmol Otolar 77:260–273
23. Ffytche TJ (1974) Effects of changes in intraocular pressure on the retinal microvasculature. Br J Ophthalmol 58:514
24. Friedman E, Smith TR (1965) Estimation of retinal blood flow in animals. Invest Ophthalmol 4:1122
25. Friedman E, Koplald HH, Smith TR (1964) Retinal and choroidal blood flow determined with Krypton-85 anesthetized animals. Invest Ophthalmol 3:539–546
26. Geijer C, Bill A (1979) Effects of raised intraocular pressure on retinal, prelaminar, laminar and retrolaminar optic nerve flow in monkey. Invest Ophthalmol Vis Sci 18:1030
27. Gramer E (1985) Lesen von Gesichtfeldbefunden bei der automatischen Perimetrie. Z Prakt Augenheilkd 6:353–364
28. Gramer E, Leydhecker W (1985) Zur Pathogenese des Glaukoms ohne Hochdruck. Z Prakt Augenheilkd 6:329–333
29. Gramer E, Kriegelstein GK (1981) Zur Verlaufskontrolle der retrobulbären Neuritis mit Hilfe des Computerperimeters Octopus. Klin Monatsbl Augenheilkd 179:418
30. Gramer E, Althaus G, Leydhecker W (1986) Lage und Tiefe glaukomatöser Gesichtsfeldausfälle in Abhängigkeit von der Fläche der neuroretinalen Randzone der Papille bei Glaukom ohne Hochdruck, Glaukoma simplex, Pigmentglaukom. Klin Monatsbl Augenheilkd 189:190–198
31. Gramer E, Althaus G, Leydhecker W (1986) Bedeutung der Rasterdichte bei der computergesteuerten Perimetrie. Z Prakt Augenheilkd 7:197–202
32. Handbuch Octopus 201. Gerätebeschreibung, Ausgabe 4.0
33. Handbuch Programm Delta (1981) Gerätebeschreibung
34. Hamasaki D, Fujino T (1967) Effect of intraocular pressure on ocular vessels filling with india ink. Arch Ophthalmol 78:369–379
35. Hayreh SS (1975) Segmental nature of the choroidal vasculature. Br J Ophthalmol 59:631–648
36. Hayreh SS (1981) The effects of raised intraocular pressure on the blood vessels of the retina and optic disc. In: Proc Int Symp Fluorescein angiography, Albi 1969. Karger, Basel
37. Hayreh SS (1987) Anterior ischemic optic neuropathy. Ophthalmology 94:1488–1502
38. Hayreh SS, Revie IHS, Edwards J (1970) Vasogenic origin of visual field defects and optic nerve changes in glaucoma. Br J Ophthalmol 54:461–472
39. Hunold W, Stubenrauch D, Wilmans I (1982) Fluoreszenzangiographie der Aderhaut unter erhöhtem intraokularen Druck. Klin Monatsbl Augenheilkd 180:86–89

40. Ingelstedt S, Ivstam B (1950) Hypersensitivity to fluorescein. Int Arch Allerg Appl Immununol 1:157–159
41. Jonas JB, Naumann GOH (1988) Die parapapilläre Region in Normal- und Glaukomaugen. Klin Monatsbl Augenheilkd 193:182–188
42. Jonas JB, Gusek GC, Naumann GOH (1988) Die parapapilläre Region in Normal- und Glaukomaugen. I. Planimetrische Werte von 312 Glaukom- und 125 Normalaugen. Klin Monatsbl Augenheilkd 192:325–328
43. Jung F, Kiesewetter H, Körber N, Wolf S, Reim M, Müller G (1983) Quantification of characteristic blood-flow parameters in the vessels of the retina with a picture analysis system for video-fluorescence angiograms: initial findings. Graefe's Arch Clin Exp Ophthalmol 221:133–136
44. Kennedy SJ, Schwartz B, Takamoto T, Eu JKT (1983) Interference fringle scale for absolute ocular fundus measurement. Invest Ophthalmol Vis Sci 24:169–174
45. Körber N, Gesch M, Kiesewetter H, Reim M, Schmid-Schönbein H (1980) Fernsehfluoreszenzangiographie der Retina – neue technische Aspekte. Graefe's Arch Clin Exp Ophthalmol 213:65–70
46. Lakowski R, Drance SM (1979) Acquired dyschromatropsias: the earliest functional losses in glaucoma. Doc Ophthalmol Proc Ser 19:159–165
47. Littmann H (1988) Zur Bestimmung der wahren Größe eines Objektes auf dem Hintergrund eines lebenden Auges. Klin Monatsbl Augenheilkd 192:66–67
48. Moses RA, Hart WM (1987) Adler's physiology of the eye. Clinical application, 8th edn. Mosby, St Louis
49. Nagasubramanian S, Perkins ES, Gloster J (1977) Combined reflectometric and photographic study of the retinal and chorioidal circulation at raised intraocular pressure. Trans Ophthal Soc UK 97:177–184
50. Novotny HR, Alvis DL (1961) A method of photographing fluorescence in circulating blood in the human retina. Circulation 24:82
51. O'Day DM (1967) Ocular blood flow measurements by nuclide labelled microspheres. Arch Ophthalmol 86:565
52. Palme GE (1986) Möglichkeiten und Grenzen der computergesteuerten Perimetrie. Augenspiegel 5:30–34
53. Papst N, Bopp M, Schnaudigel OE (1984) The pattern evoked electroretinogram associated with elevated intraocular pressure. Graefe's Arch Clin Exp Ophthalmol 222:34–37
54. Perkins ES (1966) Recent advances in the treatment of glaucoma. Trans Ophthalmol Soc UK 76:199–209
55. Pillunat LE, Stodtmeister R, Wilmanns I (1986) A new approach to the diagnosis of low tension glaucoma. New Trends Ophthalmol 1:207–214
56. Pillunat LE, Stodtmeister R, Wilmanns I, Christ TH (1986) Drucktoleranztest des Sehnervenkopfes bei okularer Hypertension. Klin Monatsbl Augenheilkd 186:39–44
57. Preussner PR, Richard G (1989) Die Bestimmung der Durchblutung der menschlichen Retina mittels Bildanalyse von Videoangiogrammen. Fortschr Ophthalmol 86:111–114
58. Preussner PR, Richard G, Darrelmann O, Weber J, Kreissig I (1983) Quantitative measurement of retinal blood flow in human beings by application of digital image-processing methods to television fluorescein angiograms. Graefe's Arch Clin Exp Ophthalmol 221:110–112
59. Raitta C, Sarmela T (1978) Fluorescein angiographie of the optic disc and the peripapillary area in chronic glaucoma. Acta Ophthalmol 48:303–308
60. Richard G (1984) Die Anwendung der Videoangiographie der Retina. Klin Monatsbl Augenheilkd 185:119–122
61. Richard G (1985) Einfluß des arteriellen Blutdrucks auf die retinale Hämodynamik – eine videoangiographische Untersuchung zur Frage der Autoregulation der Blutversorgung der Netzhaut. Klin Monatsbl Augenheilkd 187:191–194
62. Richard G (1985) Beeinflussung der retinalen Hämodynamik durch Änderung des Augeninnendruckes: eine videoangiographische Studie. Ophthalmologica (Basel) 190:199–204

63. Richard G (1985) Differentiation of retinal circulation times by video angiography. Ophthalmologica (Basel) 191:161–163
64. Richard G (1987) Videoangiographie. Ecomed, Landsberg
65. Richard G (1988) Die Untersuchung der chorioidalen Hämodynamik mit Hilfe der Videoangiographie. Klin Monatsbl Augenheilkd 192:686–692
66. Richard G (1989) Videoangiography: a new technique for the quantification of the retinal. In: Lambrou GN, Greve EL (eds) Ocular blood flow in glaucoma circulation. Kugler, Ghedeni Amsterdam, pp 267–273
67. Richard G (1990) Fluorescein angiography. Thieme, Stuttgart New York, pp 19–23
68. Richard G, Darrelmann OG, Kreissig I, Schubring G, Weber J (1984) Videoangiographische Unterteilung der Netzhautkreislaufzeit: ihre Bedeutung für die Diagnostik von Durchblutungsstörungen der Netzhaut. Fortschr Ophthalmol 81:592–595
69. Riva CE, Loebl M (1977) Autoregulation of blood flow in the capillaries of the human macula. Invest Ophthalmol Vis Sci 16:568
70. Riva CE, Grunwald JE, Petrig BL (1987) Autoregulation of human retinal blood flow. An investigation with laser Doppler velocimetrie. Invest Ophthalmol Vis Sci 27:1706–1712
71. Schwartz B, Rieser JC, Fishbein SL (1977) Fluorescein angiographic defects of the optic disc in glaucoma. Arch Ophthalmol 95:1961–1974
72. Spaeth G (1975) Fluorescein angiography: its contributions towards understanding the mechanisms of visual loss in glaucoma. Trans Am Ophthalmol Soc 73:491–553
73. Spaeth GL (1977) The pathogenesis of nerve damage in glaucoma: contributions of fluorescein angiography. Pergamon, New York
74. Spaeth GL (1989) Contributions and limitations of fluorescein-angiography in understanding glaucoma or „Where do we get now?“ In: Lambrou GN, Greve EL (eds) Ocular blood flow in glaucoma. Kugler, Ghedeni Amsterdam, pp 237–242
75. Stein MR, Parker CW (1971) Reactions following intravenous fluorescein. Am J Ophthalmol 72:861–868
76. Takats I, Leiszter F (1979) Relationship between blood flow velocity in the choroid and intraocular pressure in rabbits. Acta Ophthalmol 57:48–54
77. Törnquist P, Alm A, Bill A (1979) Studies on ocular blood flow and retinal capillary permeability to sodium in pigs. Acta Physiol Scand 106:343
78. Törnquist P (1979) Capillary permeability in cat choroid studied with the single injection technique. Acta Physiol Scand 106:425
79. Tsukahara S, Nagataki S, Sugaya M, Yoshida S, Komuro Y (1975) Chorioidal and optic disc circulation at different intraocular pressure levels. Jpn J Ophthalmol 19:386–392
80. Van Herick W, Shaffer R, Schwartz A (1969) Estimation of width of angle of anterior chamber. Am J Ophthalmol 68:626–629
81. Vilser W, Brandt HP, Königsdörfer E, Wittwer B, Jütte A, Dietze U, Deufrains A (1979) Messungen zur Ermittlung des Blutvolumenflusses in großen retinalen Gefäßen des Menschen. Graefe's Arch Clin Exp Ophthalmol 212:41–47
82. Weber J, Dobeek K (1986) What is the most suitable grid for computer perimetry in glaucoma patients? Ophthalmologica (Basel) 192:88–96

4.2 Drucktoleranztest des Sehnerven bei verschiedenen Glaukomformen

R. Stodtmeister, L. E. Pillunat

Einleitung

Seit mehr als 80 Jahren ist die Definition des Glaukoms unverändert. 1908 hat Schmidt-Rimpler im Handbuch der gesamten Augenheilkunde geschrieben: „In dem vielgestaltigen Krankheitsbilde des Glaukoms treten drei Grundzüge als pathognomonisch hervor:

a) die Steigerung des intraokularen Druckes erkennbar durch vermehrte Härte des Augapfels (Tensionszunahme, Hypertonie),
b) Exkavation der Papilla nervi optici und
c) Abnahme des Sehvermögens mit schließlicher, wenn auch oft erst nach Jahren eintretender Erblindung".

Zu der Zeit, als Schmidt-Rimpler diese Definition niederschrieb, bot sie ein bündiges Konzept. Als funktionelle Störungen nennt der gleiche Autor:

„1. Hinausrücken des Nahepunktes. Abnahme der Refraktion.
 2. Das Sehen eines gefärbten Ringes (Regenbogen) um Lichtflammen. Photopsien.
 3. Periodische Sehstörungen. Obskurationen.
 4. Ciliarneuralgien.
 5. Herabsetzung des Lichtsinnes".

Wenn es zu solchen groben Störungen kommt, wie sie unter den Punkten 1–4 genannt sind, so ist mit großer Wahrscheinlichkeit der Augeninnendruck stark erhöht.

Über die Augeninnendruckmessung schreibt Schmidt-Rimpler (1908): „Die Menge der erfundenen Tonometer spricht schon für ihre Unvollkommenheit. Bjerrum ... empfiehlt neuerdings besonders das Schjötz'sche Tonometer; wenn die Spannung 35 mm Quecksilber bei Glaukom trotz Anwendung von Miotica überschreitet, soll man nach ihm operieren".

Zur Herabsetzung des Lichtsinnes schreibt Schmidt-Rimpler (1908): „Dies Symptom ist nicht selten und tritt selbst in den Prodromalanfällen bisweilen hervor ...".

Im Verlauf dieses Jahrhunderts, das uns die Applanationstonometrie und die automatisierte statische Perimetrie gebracht hat, benutzen wir bei wesentlich verfeinerter Diagnostik eine Glaukomdefinition, die schon am Anfang des Jahrhunderts Gültigkeit hatte. Wir berücksichtigen nicht die inzwischen aufgetretenen, berechtigten Zweifel (Krakau 1981) an dieser Definition.

In diesem Jahrhundert haben die Augenärzte gelernt, den Augeninnendruck nicht mehr nur nach den Kriterien hoch und niedrig einzuordnen. Heute ist es möglich, unter Berücksichtigung der Meßgenauigkeit, den Augeninnendruck auf wenige mmHg genau zu bestimmen. Werden heute diese relativ genauen Druckwerte zum Glaukomschaden in Beziehung gesetzt, ist der Zusammenhang zwischen Augeninnendruck und Glaukomschaden bei genauerer Analyse nur noch lose. Somit erscheint es notwendig, eine neue Definition zu finden, die nach heutigem Kenntnisstand in sich schlüssig ist.

Auf der Suche nach einer solchen neuen Definition können wir uns an der allgemeinen Definition von Krankheit orientieren, nach der Krankheit die Unfähigkeit bedeutet, Homoöstase aufrechtzuerhalten (Holle 1967; Encyclopaedia Britannica 1973). Auf das primäre Offenwinkelglaukom bezogen bedeutet das:

Ein Glaukom liegt dann vor, wenn im Sehnervenkopf die Wirkung des Augeninnendrucks nicht mehr ausgeglichen werden kann.

Mit dieser Definition wird der Augeninnendruck weiterhin mit dem Glaukomschaden verknüpft. Der wesentliche Unterschied zu der bisher akzeptierten Form liegt darin, daß die schädliche Wirkung des erhöhten Augeninnendrucks nicht mehr nach seiner physikalischen Größe, sondern nach seiner individuellen biologischen Wirksamkeit beurteilt wird.

· Diese Definition hat den Vorteil, daß ein Hilfsbegriff wie der eines Glaukoms ohne Hochdruck und der einer okulären Hypertension nicht mehr benutzt werden muß.

Setzen wir diese Definition in der Praxis ein, ist es notwendig, die Fähigkeit des Auges zu beurteilen, ob es die Wirkung des erhöhten Augeninnendrucks ausgleichen kann oder nicht. Wir haben also nach Regelvorgängen zu suchen, mit denen die Wirkung eines erhöhten Augeninnendrucks kompensiert wird und können uns somit bei der Suche nach einem geeigneten Diagnoseverfahren an der Lehre der biologischen Regelvorgänge, der Biokybernetik (Roehler 1973), orientieren.

Regelmechanismen können dadurch beschrieben werden, daß das geregelte System definierten Änderungen unterworfen wird, und daß dann die Reaktion auf diese Änderungen erfaßt und analysiert wird. Ein einfaches Beispiel: Wollen wir wissen, ob unsere Zentralheizung geregelt wird, so öffnen wir im Winter Fenster und Türen und prüfen, ob der Brenner anspringt.

Bei unserer Näherung an das Glaukomproblem haben wir das System „Auge" einer stufenweisen Druckerhöhung unterworfen und dabei registriert, wie die Funktion des Auges auf diese Druckänderung reagiert. Als Zeichen für die Funktion haben wir die visuell evozierten kortikalen Potentiale angesehen (Pillunat et al. 1985). Die Druckänderung wird bei diesem Vorgehen mit der Saugnapfmethode (Kukan 1931) bewerkstelligt, und die visuell evozierten kortikalen Potentiale werden mit einem Vektorvoltmeter analysiert (Padmos u. van Norren 1972). Vereinfacht gesagt: Es wird das Auge gedrückt und am Ausschlag eines Zeigerinstruments beurteilt, wie das Auge darauf reagiert.

Dieses Verfahren bezeichnen wir als Drucktoleranztest. Wir konnten zeigen, daß Glaukompatienten wesentlich anders auf die Druckerhöhung reagieren als

Tabelle 1. Autoregulation beim Drucktoleranztest

	Autoregulation		
	+ (n)	− (n)	Gesamt (n)
Gesunde (n)	70	11	81
Glaukompatienten (n)	7	49	56
Gesamt (n)	77	60	137

Gesunde. Bei einer Untersuchung an 81 Gesunden und 56 Glaukomkranken (Tabelle 1) fanden wir eine Spezifität von 86% und einer Sensitivität von 88%. Das heißt, von 100 Gesunden werden 86 richtig als gesund erkannt und 14 werden falsch als krank erkannt, und von 100 Glaukomkranken werden 88 richtig als krank erkannt und 12 werden falsch als gesund bezeichnet. Der Drucktoleranztest ist im Frühstadium des Glaukoms somit geeigneter als die Perimetrie (Quigley 1985) oder die Papillenbeurteilung und die Beurteilung der peripapillären Fundusareale, auch wenn die dabei auf Farbfotografien vermessenen anatomischen Strukturen bei äußerst geringer Irrtumswahrscheinlichkeit mit dem Schweregrad der Glaukompapille korrelieren (Jonas 1989).

Es scheint einiges Umdenken zu erfordern, das Glaukom nicht mehr nach dem angerichteten Schaden (Sehnervenfaserschwund, Gesichtsfeldausfall) zu beurteilen, sondern nach der Fähigkeit des Auges, eine Augeninnendruckerhöhung ausgleichen zu können. Im täglichen Leben haben wir uns eine ähnliche Denkweise schon angewöhnt: wir bezeichnen eine Zentralheizungsanlage nicht erst dann als defekt, wenn die Wasserleitungen einfrieren und platzen, sondern auch schon dann, wenn der Thermostat bei einer deutlichen Temperaturerniedrigung nicht die Heizungsanlage in Gang setzt. Auf diese Alltagserfahrung zurückgreifend sollte das Umdenken beim Glaukom nicht mehr schwer fallen.

Wir haben die Drucktoleranzprüfung für Klinik und Praxis einsetzbar gemacht, indem wir einen Rechner verwenden, um die Untersuchung zu steuern. Der Drucktoleranztest ist so nicht schwieriger durchzuführen als eine rechnergesteuerte statische Perimetrie, und die Durchführung kann an nichtärztliches Personal delegiert werden. Es handelt sich damit nicht mehr um eine Methode, die nur einigen wenigen gut ausgestatteten Labors vorbehalten ist, sondern um eine Methode, die in der Praxis eingesetzt werden kann. Wir halten es deshalb für sinnvoll, Ergebnisse, wie sie bei dieser Diagnostik erhalten werden, zu demonstrieren.

Methoden

Klinische Untersuchungsmethoden

Der Augeninnendruck wurde applanatorisch mit einem geeichten Goldmann-Tonometer in sitzender Position gemessen. Die Gesichtsfelder wurden rechner-gesteuert statisch innerhalb 30° Exzentrizität bestimmt (Humphrey 30–2). Bei der biomikroskopischen binokularen Papillenbeurteilung benutzen wir die indirekte biomikroskopische Methode mit einer 78 dptr- oder einer 90 dptr-Linse oder die direkte Methode mit einem Kontaktglas. Der Kammerwinkel wurde mit einem Goldmann-Gonioskop beurteilt. Es besteht in der Ableitung visuell evozierter kortikaler Potentiale unter küntlicher Augeninnendrucker-höhung.

Stimulierung und Ableitung der visuell evozierten kortikalen Potentiale

Schachbrettmusterumkehrreize bei einer Musterwechselrate von 7,5 Hz. Leucht-dichte der hellen Musterelemente: 200 cd/m^2. Leuchtdichte der dunklen Muster-elemente < 10 cd/m^2. Mustergröße: Die Kantenlänge der Elemente konnte variiert werden zwischen 11° bis 13′ Sehwinkel.

Ableitung der visuell evozierten kortikalen Potentiale. Elektroden: vergoldete kuppelförmige Hautelektroden (Grass, Quincy, Massachusetts, USA) befestigt mit Elektrodencreme EC-2 (Grass). Überleitungswiderstand < 2 kΩ. Explorie-rende Elektrode: O$_z$. Referenzelektrode: C$_z$. Symmetrieelektrode: A$_2$ (20-20 System). Eingangsimpedanz des Vorverstärkers > 2mal 10 mΩ. Das Ausgangssi-gnal des Vorverstärkers wird an den Eingang eines Spannungsmessers gelegt, der hauptsächlich die visuell evozierten kortikalen Potentiale der Frequenz 7,5 Hz mißt (Vektorvoltmeter). Die Spannungswerte des Voltmeters werden in Echtzeit fortlaufend auf dem Bildschirm angezeigt und digital gespeichert. Nach der Untersuchung kann der Spannungsverlauf ausgedruckt werden. Der zeitliche Zusammenhang zwischen Reizsignal und Antwortsignal wird ebenfalls registriert und nach der Untersuchung ausgedruckt. Bei stehenden Antwortwellen ist es üblich, diesen Zusammenhang als Phasenwinkel anzugeben. Der Phasenwinkel berechnet sich aus der zeitlichen Verschiebung der Antwort gegenüber dem Steuersignal in Relation zur Periodendauer:

$$\text{Phasenwinkel} = \frac{\text{Zeitverzögerung des Antwortsignals [s]}}{\text{Periodendauer des Reizsteuersignals}} \cdot 360.$$

Der intraokulare Druck wird künstlich mit der Saugnapfmethode erhöht (Kukan 1931): Es wird ein Saugnapf von 11 mm Innendurchmesser temporal auf die Sklera aufgesetzt mit dem vorderen Saugnapfrand 1 mm hinter dem Limbus. In diesem Saugnapf wird durch eine Saugpumpe eine negative Druckdifferenz erzeugt. Aus dem spontan vorhandenen Augeninnendruck und der negativen Druckdifferenz wird der künstlich erhöhte Augeninnendruck berechnet.

Untersuchungsablauf

- Augeninnendruckmessung;
- Tropfanästhesie der Bindehaut;
- Befestigen der Elektroden;
- Übernahme der Untersuchungssteuerung durch den Prozeßrechner (RTH Elektronik, 4100 Duisburg 11):
  Messung des Elektrodenwiderstands und Warnung, wenn dieser Widerstand 5 kΩ überschreitet,
  Bestimmung des Reizmusters, bei dem die höchste Antwortamplitude gemessen wird (interaktiv mit dem Untersucher),
  auf Hinweis des Rechners setzt der Untersucher den Saugnapf auf die Sklera, und auf Knopfdruck erhöht der Rechner über die Saugpumpe den Augeninnendruck,
  Einstellung folgender Stufen negativer Druckdifferenz (Unterdruck) durch die rechnergesteuerte Saugpumpe: 80, 130, 160, 200, 250, 300, 350, 400, 450, 500 mmHg,
  Messung der Amplitude der visuell evozierten kortikalen Potentiale und Speicherung dieser Werte. Ebenso Messung und Speicherung der Phasenlage,
  Umrechnen von negativer Druckdifferenz und spontanem Augeninnendruck in künstlich erhöhten Augeninnendruck,
  Zeichnen des Amplituden-/Druck-Diagramms,
  Ausdrucken des Diagramms zusammen mit den wichtigsten Untersuchungsparametern,
  Ausdrucken des gesamten Untersuchungsverlaufs mit erläuternden Kommentaren,
  Ausdrucken aller Untersuchungsparameter.

Neben den Amplituden-/Druck-Diagrammen werden vom Rechner die wichtigsten Untersuchungsparameter ausgedruckt. Rechts neben den Diagrammen finden sich Angaben zu folgenden Parametern: Elektrodenwiderstand an O_z und an F_z. Angaben zur Leuchtdichte in Geräteeinheiten. Unter der Rubrik Parameter sind die Filtereinstellungen des Vektorvoltmeters in Geräteeinheiten angegeben und darunter die Musterwechselrate. Das Reizmuster ist ebenfalls in Geräteeinheiten angegeben. Unter Bezugspegel wird die Amplitude der visuell evozierten kortikalen Antwort bei unbeeinflußtem Augeninnendruck ausgedruckt.

Unter dem Amplituden-/Druck-Diagramm sind die Patientendaten, Augeninnendruck, Untersucher und Untersuchungsdatum ausgedruckt.

Anhand der Amplituden-/Druck-Diagramme haben wir bei jedem Auge den Druck bestimmt, bei dem die Amplituden-/Druck-Kurve das 20-%-Niveau erreicht. Diesen Druck nennen wir den „kritischen Druck".

Ergebnisse

Ein Ausdruck des Amplituden- und Phasenverlaufs ist in Abb. 1 (Nr. 1453/RA) dargestellt. Das aus diesen Antworten berechnete Amplituden-/Druck-Diagramm findet sich weiter unten bei der Patientin, die unter der gleichen laufenden Nummer vorgestellt wird. Die Phasenlage schwankt nicht unbeträchtlich. Die großen Sprünge der Phasenaufzeichnung zwischen der oberen und unteren Begrenzung des Aufzeichnungsbereichs sind bedingt durch das Passieren der Phasenlage $+180°$ bzw. $-180°$, wobei diese beiden Phasenlagen identisch sind.

Es werden Ergebnisse bei einzelnen Patienten vorgestellt, die exemplarisch die Rolle des Drucktoleranztests bei der Glaukomdiagnostik zeigen sollen. Die Angaben zu den Patienten sind gemäß den Vorschriften für den Datenschutz maskiert.

Die klinische Diagnose wurde ohne Berücksichtigung des Drucktoleranztests gestellt.

Patientin, 56 Jahre alt (Patientenregister Nr. 1135), überwiesen wegen großer Exkavation der Papille zur Glaukomdiagnostik. Höchster bekannter Augeninnendruck beidseits 20 mmHg. Keine Gesichtsfeldausfälle (Humphrey 30-2).

1453/RA

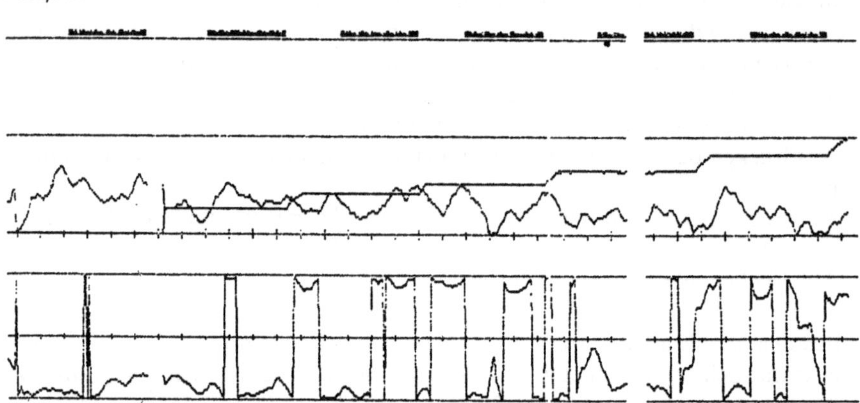

Abb. 1. Originalregistrierung des Drucktoleranztestes am rechten Auge einer Patientin mit primärem Offenwinkelglaukom (Patientenregister Nr. 1453). Die Registrierung erfolgte von links nach rechts. Die Marken auf der 3. Linie von oben bezeichnen Zeitabschnitte von 4 s. Die stufenartige Registrierung über dieser Linie ist die Druckregistrierung. Bei der vorletzten Druckstufe weist die Registrierung eine scheinbare zeitliche Lücke auf. Diese Lücke markiert Blattwechsel auf dem Drucker. Erscheint auf der 1. Seite als letzte die Adresse x, so wird auf der 2. Seite mit der Adresse x + 1 fortgefahren. Die fortlaufende Linie über der Zeitregistrierung ist die Aufzeichnung der Amplitude. Die Gerade darüber markiert 5 μV und die oberste Gerade 10 μV Amplitude. Über der obersten Geraden finden sich Balken, die die Zeitabschnitte markieren, aus denen die Amplitudenwerte entnommen werden, deren arithmetisches Mittel zum Zeichnen der Amplituden-/Druck-Kurve verwendet wird. Zwischen den unteren 3 Geraden ist die Phase registriert. Die mittlere Gerade markiert die Phasenlage 0°, die obere Gerade die Phasenlage $+180°$ und die untere Gerade $-180°$

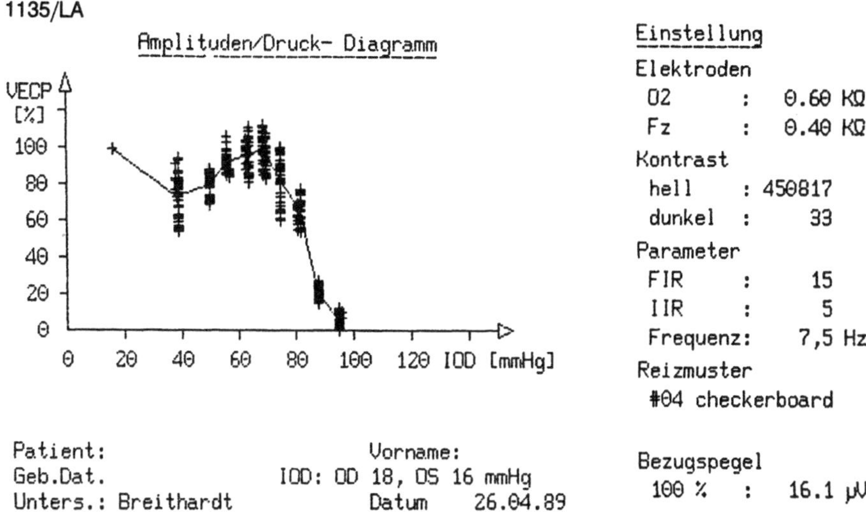

Abb. 2. Amplituden-/Druck-Diagramm einer gesunden Patientin (Patientenregister Nr. 1135). Ordinate: Amplitude der visuell evozierten kortikalen Potentiale [%] des Amplitudenwertes bei unbeeinflußtem Augeninnendruck. Abszisse: Augeninnendruck in mmHg. Neben und unter dem Diagramm finden sich Angaben zur untersuchten Person (hier aus Gründen des Datenschutzes gelöscht) und Angaben zu den Reiz- und Aufnahmeparametern

Exkavation rechts: vertikal und horizontal 0,5; links: vertikal 0,5, horizontal 0,6. Kammerwinkel weit offen.

Klinische Diagnose: altersentsprechender Normalbefund. Kein Anhalt für Glaukom. Die Amplitude bei unbeeinflußtem Augeninnendruck ist mit 16,1 µV sehr hoch, die Streuung der einzelnen Meßwerte gering.

Drucktoleranztest: deutliches Zeichen der Autoregulation (nicht monotoner Verlauf der Amplituden-/Druck-Kurve): bei steigendem Augeninnendruck fällt zuerst die Amplituden-/Druck-Kurve, von 39 mmHg Augeninnendruck bis 72 mmHg steigt die Kurve wieder und fällt dann zum Rauschpegel ab (Abb. 2, 1135/LA).

Patientin, 73 Jahre alt (Patientenregister Nr. 1453). Höchster bekannter Augeninnendruck rechts 23 mmHg, links 24 mmHg. Ausgedehnte, tiefe Gesichtsfeldausfälle. Exkavation beidseits horizontal und vertikal 1,0. Kammerwinkel weit.

Klinische Diagnose: primäres Offenwinkelglaukom.

Drucktoleranztest: fehlende Autoregulation (Abb. 3, 1453/RA). Ausgehend vom spontan vorhandenen Augeninnendruck fällt die Amplitude bei steigendem Augeninnendruck (monotones Verhalten). Die Amplitude beim spontan vorhandenen Augeninnendruck ist mit 2,1 µV sehr niedrig. Die Streuung der Meßwerte ist deshalb relativ hoch; sie zeigten jedoch keine schiefe Verteilung, so daß die Mittelwerte als verläßlich angesehen werden können. Bei einem Augeninnendruck von 76 mmHg wurde der Drucktoleranztest abgebrochen, da das Antwortsignal nicht mehr vom Rauschen unterschieden werden konnte.

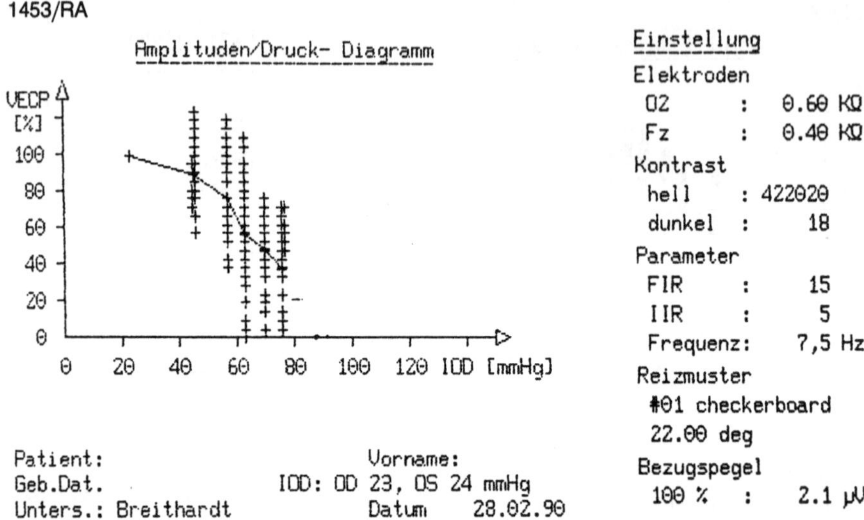

Abb. 3. Amplituden-/Druck-Diagramm einer Patientin mit primärem Offenwinkelglaukom

Patientin, 31 Jahre alt (Patientenregister Nr. 1358/1359) wurde uns wegen eines Basalioms an der Stirn überwiesen, ein Glaukom war zuvor nicht bekannt gewesen. Augeninnendruck bei uns rechts 28 mmHg, links 24 mmHg. Im Gesichtsfeld rechts deutliche Ausfälle (Abb. 4a) und links keine Ausfälle (Abb. 4b). Papillenexkavation horizontal und vertikal rechts 0,4 und links 0,3. Kammerwinkel beidseits weit.

Klinische Diagnose: rechts primäres Offenwinkelglaukom, links okuläre Hypertension.

Drucktoleranztest: rechts (Abb. 5a, 1358/RA) fällt die Amplituden-/Druck-Kurve bis 60 mmHg kontinuierlich ab und zeigt zwischen 62 mmHg und 75 mmHg einen erneuten Anstieg. Bei weiterer Druckerhöhung fällt die Amplituden-/Druck-Kurve dann bis zum Rauschpegel ab. Dieser Kurvenverlauf wird nicht als Zeichen der Autoregulation angesehen, weil der Anstieg bei einem Augeninnendruck über 60 mmHg erfolgt. Links (Abb. 5b, 1359/LA) fällt die Amplituden-/Druck-Kurve bis 53 mmHg ab und steigt dann bis 72 mmHg Augeninnendruck wieder an, um bei den letzten beiden Druckstufen zum Rauschpegel abzufallen. Dieser Verlauf wird als Zeichen der Autoregulation gedeutet.

Abb. 4. a Zentrales Gesichtsfeld rechts (Humphrey 30-2) einer Patientin mit einseitig ausgeprägtem primärem Offenwinkelglaukom (Amplituden-/Druck-Diagramm s. Abb. 5a); **b** zentrales Gesichtsfeld (Humphrey 30-2) des linken nicht befallenen Auges der gleichen Patientin (Amplituden-/Druck-Diagramm s. Abb. 5b)

1358

30-2 ZENTRALFELD SCHWELLENTEST
STIMULUS III, WEISS
PRUEFGROESSE BLINDER FLECK III
FIXATIONSMARKE   ZENTRAL
TECHNIK   DOPPELTE EINGABELUNG
NAME N   M.
NR   GEBURTSDATUM 12-04-58
DATUM 07-12-89 ZEIT 08:21:17
PUPILLENDURCHM. 5 MM V: 0.8
KORR.   SPH   ZYL   ACHSE
RECHTS
FIXATIONVERLUSTE 1/23
FRAGEN GESTELLT 423
FALSCH POS. ANT. 1/11
FALSCH NEG. ANT. 1/12
FLUKTUATION   1.19 DB
FOVEA: 33 DB
TESTDAUER 00:11:25
30°   30°
* = INNER. 4 DB D. ERWAR.
NO. = DEFEKTIEFE (DB)
33 DB = ZENTRALE BEZ. EMPF. KEIT
NO. = SCHWELLENWERT IN DB
(NO.) = (2.. TEST)

a

1359

30-2 ZENTRALFELD SCHWELLENTEST
STIMULUS III, WEISS
PRUEFGROESSE BLINDER FLECK III
FIXATIONSMARKE   ZENTRAL
TECHNIK   DOPPELTE EINGABELUNG
NAME
NR   GEBURTSDATUM
DATUM 07-12-89 ZEIT 08:34:35
PUPILLENDURCHM. 4 MM V: 1.0
KORR.   SPH   ZYL   ACHSE
FIXATIONVERLUSTE
FRAGEN GESTELLT 435
FALSCH POS. ANT. 1/14
FALSCH NEG. ANT. 0/15
FLUKTUATION   2.32 DB
FOVEA: 34 DB
TESTDAUER 00:11:55   30°
LINKS
30°
* = INNER. 4 DB D. ERWAR.
NO. = DEFEKTIEFE (DB)
35 DB = ZENTRALE BEZ. EMPF. KEIT
NO. = SCHWELLENWERT IN DB
(NO.) = (2.. TEST)

b

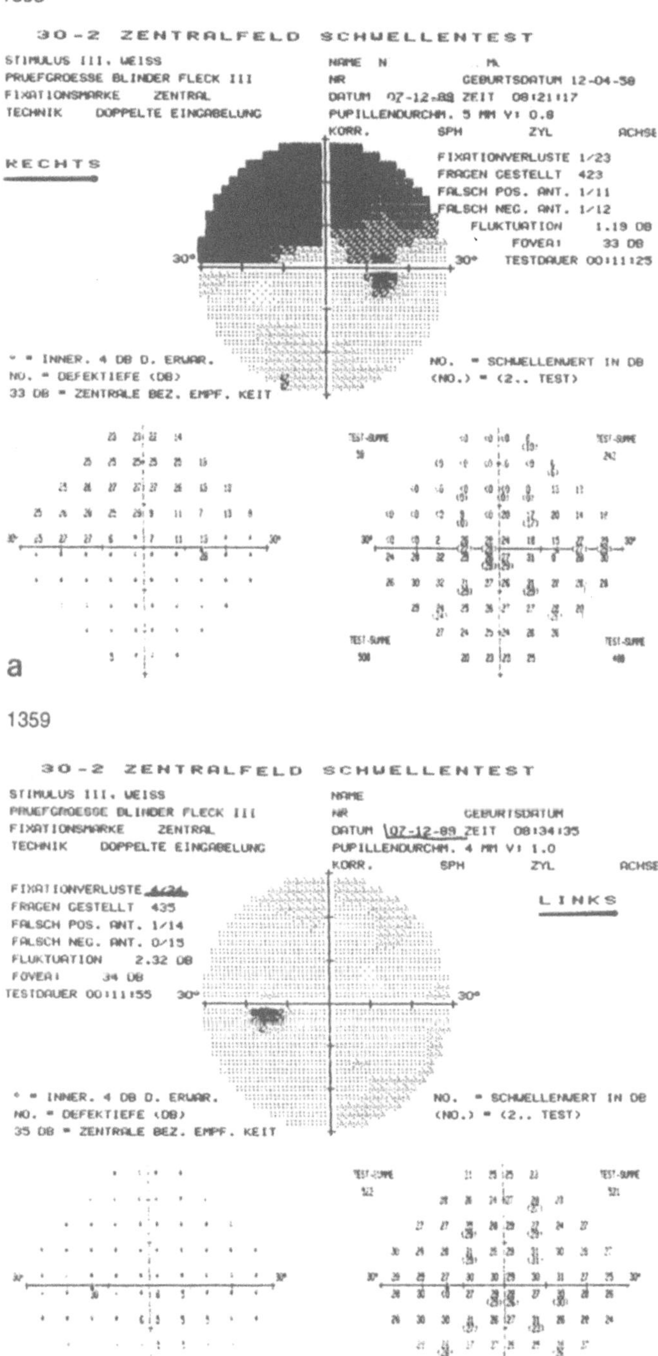

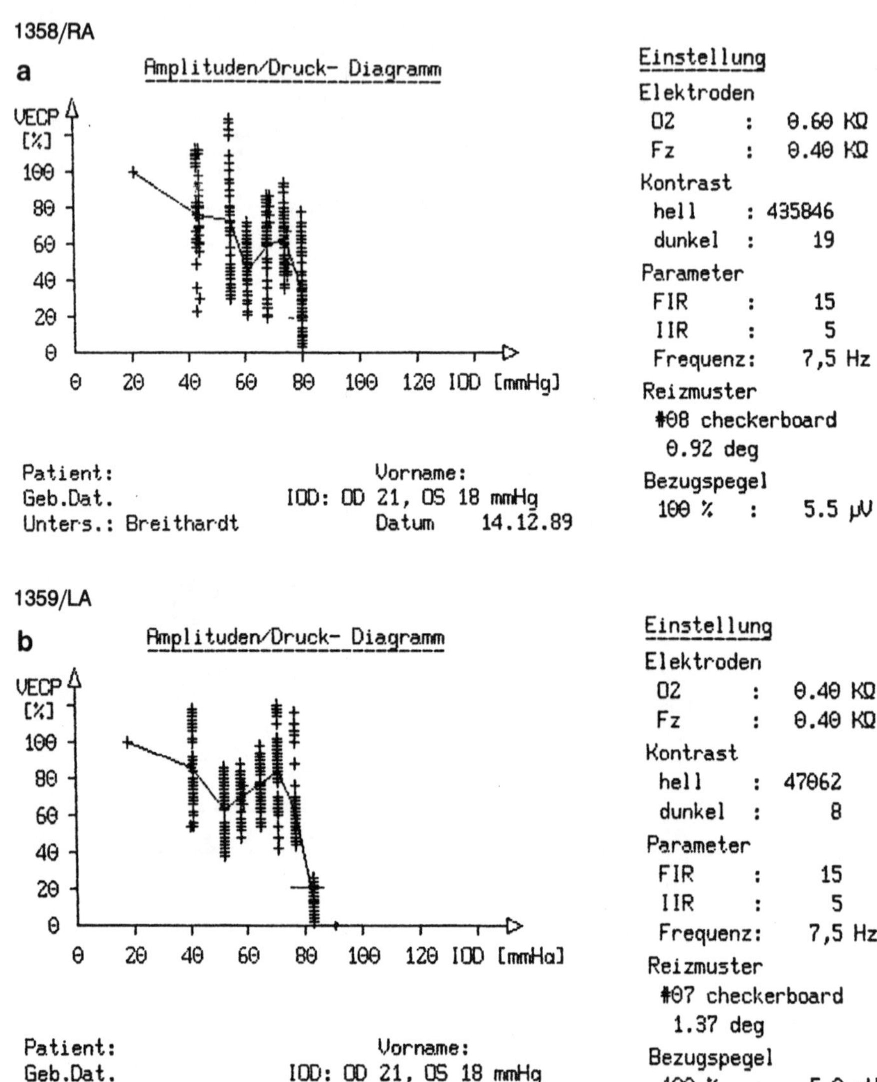

Abb. 5. a Amplituden-/Druck-Diagramm des Auges, dessen Gesichtsfeld in Abb. 4a dargestellt ist. An diesem Auge besteht ein primäres Offenwinkelglaukom; **b** Amplituden-/Druck-Diagramm des Auges, dessen Gesichtsfeld in Abb. 4b dargestellt ist. An diesem Auge besteht eine okuläre Hypertonie

Patientin, 82 Jahre alt (Patientenregister Nr. 1361) berichtet, seit 3 Monaten sei das Sehvermögen schlechter geworden. Sie sei deswegen zum Augenarzt gegangen. Während medikamentöser Mydriasis außerhalb unserer Klinik war der Augeninnendruck rechts 52 mmHg und links 46 mmHg. Deshalb Überweisung zu uns. Im Gesichtsfeld bei enger Pupille und bei schlechter Mitarbeit keine

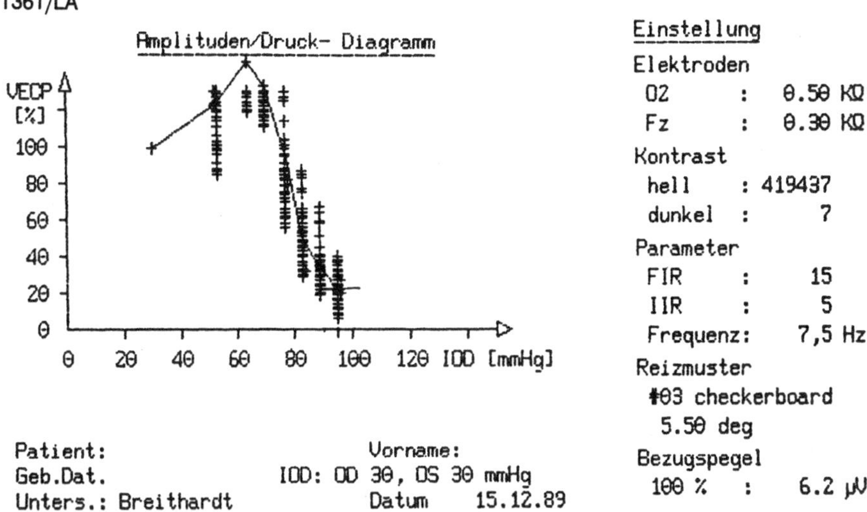

Abb. 6. Amplituden-/Druck-Diagramm eines Auges mit Engwinkelglaukom, bei dem keine Sehnervenfaserschäden bestehen

glaukomtypischen Ausfälle bei allgemeiner Sensitivitätsherabsetzung. Exkavation horizontal und vertikal rechts 0,4 und links 0,3. Kammerwinkel beiseits eng.

Klinische Diagnose: Engwinkelglaukom.

Drucktoleranztest: erst Anstieg der Amplituden-/Druck-Kurve bis zur Stufe 64 mmHg, dann Abfall bis zum Rauschpegel (Abb. 6, 1361/LA). Somit Autoregulation vorhanden. Kritischer Druck 95 mmHg.

Patient, 75 Jahre alt (Patientenregister Nr. 1583). Höchster bekannter Augeninnendruck rechts 28 mmHg, links 36 mmHg. Wie lange die Augeninnendruckerhöhung bestanden hat, läßt sich von dem Patienten nicht erfragen. Gesichtsfeldausfälle vorhanden, aber wegen schlechter Mitarbeit nicht sicher bestimmbar. Exkavation beidseits horizontal und vertikal 0,4. Kammerwinkel beidseits eng.

Klinische Diagnose: Engwinkelglaukom beidseits.

Drucktoleranztest rechts: die Amplituden-/Druck-Kurve fällt kontinuierlich zum Rauschpegel ab (Abb. 7, 1583/RA). Autoregulation fehlt somit, der kritische Druck beträgt 68 mmHg.

Patient, 69 Jahre alt (Patientenregister Nr. 1377). 2 Jahre vor der Untersuchung durch uns litt der Patient 4 Monate lang unter Episoden einer systemischen Hypotonie, und 2 Wochen zuvor hatte der überweisende Augenarzt bei einer Routineuntersuchung Gesichtsfeldausfälle festgestellt. Seit dem 19. Lebensjahr ist bekannt, daß die Papillen ausgedehnt exkaviert sind. Höchster bekannter Augeninnendruck sitzend beidseits 12 mmHg und liegend beidseits 15 mmHg. Papillenexkavation horizontal und vertikal rechts 0,9 und links 0,8, beidseits sehr tief. Kammerwinkel beidseits weit. Stark ausgeprägte Gesichtsfeldausfälle beid-

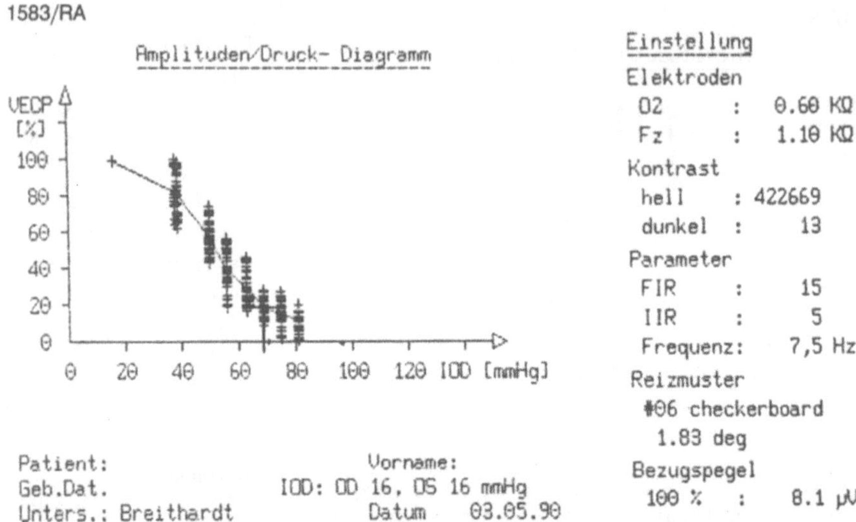

Abb. 7. Amplituden-/Druck-Diagramm eines Auges mit Engwinkelglaukom, bei dem Sehnervenfaserschäden vorhanden sind

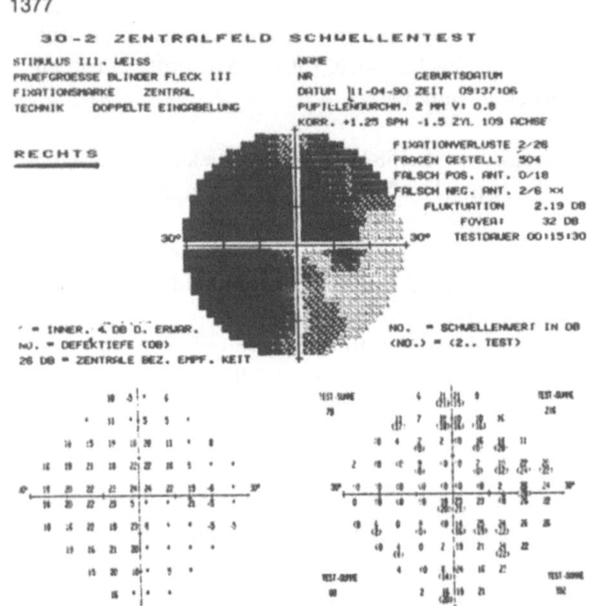

Abb. 8. Zentrales Gesichtsfeld (Humphrey 30-2) eines Patienten mit sekundärer Sehbahnläsion

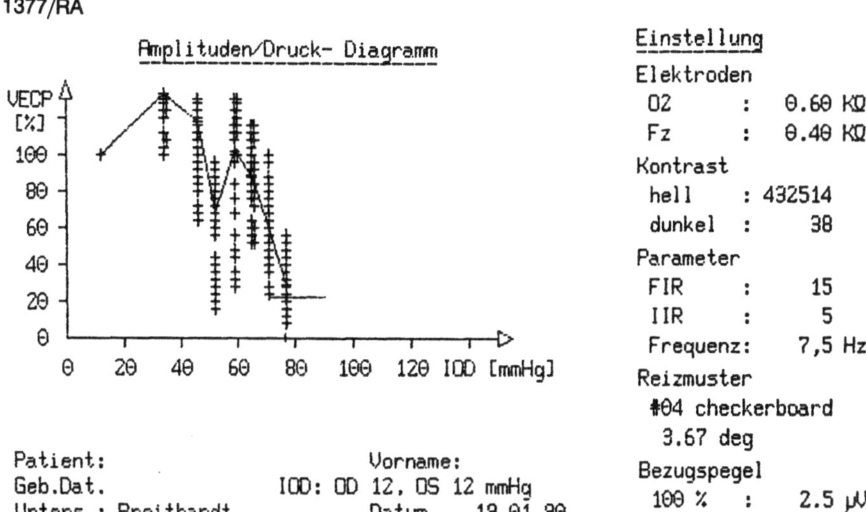

Abb. 9. Amplituden-/Druck-Diagramm eines Patienten mit sekundärer Sehbahnläsion, dessen Gesichtsfeld in Abb. 8 gezeigt ist

seits. Es werden hier nur die Befunde des rechten Auges gezeigt, da auf dem linken Auge der Drucktoleranztest wegen zu kleiner Potentiale nicht durchgeführt werden konnte (Abb. 8). Bei einer Nachuntersuchung ½ Jahr später waren die Gesichtsfeldbefunde unverändert.

Im Drucktoleranztest steigt die Amplituden-/Druck-Kurve erst an, fällt dann ab und steigt ab 52 mmHg bis 59 mmHg wieder an, um dann bis zum Rauschpegel abzufallen.

Klinische Diagnose: sekundäre Sehbahnläsion.

Drucktoleranztest: die Phasenlage ist erst bei der letzten Druckstufe instabil (Abb. 9, 1377/RA). Im Amplituden-/Druck-Diagramm zeigt die Amplituden-/Druck-Kurve erst einen Anstieg und dann einen Abfall, der durch einen weiteren kleinen, intermittierenden Anstieg nochmals unterbrochen wird. Der kritische Druck ist mit 77 mmHg hoch.

Diskussion

Methodisches

Die Funktion des Auges wird beim Drucktoleranztest dargestellt durch die Registrierung visuell evozierter kortikaler Potentiale. Wie in Abb. 1 (s. S. 186) zu sehen, schwankt die Amplitude dieser Potentiale nicht unbeträchtlich, auch wenn der Augeninnendruck konstant ist. Solche Schwankungen können durch Änderung der Aufmerksamkeit bedingt sein (Marshall u. Harden 1952; van Balen u. Henkes 1962; Garcia-Ausst et al. 1964; Gastaut 1963; Ciganek 1964; Donchin

u. Lindsley 1966; Potts u. Nagaya 1967; Pfurtscheller u. Pfurtscheller 1970; Lehtonen u. Thörn 1974). Solche Schwankungen durch Änderung der Aufmerksamkeit werden bei der Registrierung visuell evozierter kortikaler Potentiale durch Mittelwertbildung übersehen, da einem Mittelwert nicht anzusehen ist, aus welchen Einzelwerten er gebildet ist. Bei der hier benutzten Darstellung der visuell evozierten kortikalen Potentiale läßt sich abschätzen, welchen Einfluß Störungen auf den Mittelwert haben.

In den Amplituden-/Druck-Diagrammen werden bei jeder Druckstufe die Einzelwerte durch Kreuze markiert. Mit dieser Methode kann eine Aussage über den Streubereich und in erster Näherung eine Aussage über die Verteilung der Einzelwerte gemacht werden. Damit sind wichtige Informationen vorhanden, die zur Beurteilung eines Mittelwertes notwendig sind (Sokal u. Rohlf 1981).

Beim Drucktoleranztest, wie er durch die Rechnersteuerung vorgegeben ist, wird der zeitliche Bezug zwischen Reiz und Antwort nicht wie bei transienten Antworten durch die Latenz, sondern physikalisch richtiger durch die Phasenlage charakterisiert (Regan 1982). In der Darstellung des von uns verwandten Gerätes wird die Phasenlage von − 180° über 0° bis + 180° dargestellt. Das bedeutet nichts anderes, als daß dargestellt wird, ob die Latenz oder die Gipfelzeit „vorgeht" oder „nachgeht". Wichtig ist es, die Stabilität der Phasenlage beurteilen zu können. Im Idealfall ist die Phasenlage bei stabiler Reizsituation ebenfalls stabil, wie es die Phasenlage des Wechselstroms ist zur Umdrehung des Generators. Solange das Gerät eine stabile Phasenlage ausgibt, bedeutet das, daß das Gerät ein Signal erkennt, das in einer festen Phasenbeziehung zum Reizsignal steht. Das heißt, durch die Ausgabe eines stabilen Phasensignals sagt uns das Gerät: „Ich sehe ein Signal, das durch den Reiz ausgelöst ist." Wenn die Phasenlage nicht stabil ist, signalisiert das, daß das Gerät kein Signal mehr erkennen kann. Somit dient die Ausgabe der Phasenlage der Qualitätssicherung der Methode.

Der Beurteilende kann anhand eines Ausdrucks den gesamten Untersuchungsablauf nachvollziehen. Eine weitere Kontrollmöglichkeit bietet der Ausdruck der Reiz- und Ableitungsparameter, weil sie neben den Amplituden-/Druck-Diagrammen ausgegeben werden. Da die technische Durchführung des Tests nachvollziehbar ist, kann sie an nichtärztliches Personal ohne Qualitätsverlust delegiert werden.

Im Amplituden-/Druck-Diagramm werden die gegen den Augeninnendruck aufgetragenen Amplitudenwerte mit Linien verbunden, wodurch nach mathematischer Nomenklatur Polygonzüge entstehen. Diese werden der Einfachheit halber als Amplituden-/Druck-Kurven bezeichnet.

In den Amplituden-/Druck-Kurven wird die Amplitude der visuell evozierten kortikalen Potentiale gegen den Augeninnendruck aufgetragen. Möglich ist es auch, die Amplitude gegen den Perfusionsdruck aufzutragen, wie es in physiologischen Experimenten getan wurde (Alm u. Bill 1972b). Um den Perfusionsdruck zu kennen, muß man zum Zeitpunkt der Messung den Blutdruck in dem betreffenden Gefäßgebiet kennen. Dann wird der Augeninnendruck von dem Blutdruck subtrahiert, und es resultiert der eigentlich interessierende Perfusionsdruck. Wegen der technischen Schwierigkeit, den Blutdruck im Auge zu bestimmen, haben Alm und Bill bei ihren Tierexperimenten den Perfusiondruck aus Gründen der Zweckmäßigkeit nur näherungsweise aus dem Femoralisblutdruck und dem Augeninnendruck berechnet (Alm u. Bill 1972a). Auch beim Menschen kann der arterielle Blutdruck im Auge selbt nicht bestimmt werden, sondern nur nahe dem Abgang der A. centralis retinae und nahe dem Abgang der Aa. ciliares (Ulrich u. Ulrich 1985). Diese Methode weist eine große interindividuelle Streuung auf (Stodtmeister et al. 1989b), so daß bei Verwenden des Perfusionsdrucks eine größere Genauigkeit nicht zu erwarten ist. Zudem kann beim Menschen der Blutdruck in der Nähe des Auges nur vor oder nach einer Druckbelastung gemessen werden. Veränderungen des Blutdrucks während der Messung sind dann ein Unsicherheitsfaktor.

Während eine Autoregulation der Gefäße im Sehnervenkopf früher stets verneint wurde (Ulrich u. Ulrich 1984), ist seit unseren ersten Ergebnissen und unserer ersten Beschreibung (Pillunat et al. 1985) unwidersprochen, daß die Zirkulation im Sehnervenkopf eine Autoregulation hat (Ulrich et al. 1986). Wir könnten nun mit der Okulo-Oszillo-Dynamographie vor dem Drucktoleranztest den Blutdruck in der Nähe des Auges messen und dann den Perfusionsdruck berechnen. Diese Berechnung muß aber deshalb falsch sein, weil sich aufgrund der Autoregulation der Gefäßdurchmesser und damit der Gefäßwiderstand und der Blutdruck im Gewebe ändern. Eine Perfusionsdruckabszisse würde also durch die Autoregulation wie ein Gummiband verändert. Das wäre nicht schlimm, wenn wir wüßten wie. Doch wir können es bei einer Untersuchung wie dem Drucktoleranztest nicht wissen. Somit brächte die Verwendung des Perfusionsdrucks auf der Abszisse nur scheinbar eine Verbesserung, während gleichzeitig nicht kontrollierbare Fehler in Kauf genommen werden müßten. Wir benutzen deshalb auf der Abszisse den Augeninnendruck, der sich mit guter Genauigkeit aus dem Anfangsaugeninnendruck, der Trichtergröße und der negativen Druckdifferenz im Trichter bestimmen läßt (Stodtmeister et al. 1989b).

Durch das Aufpressen des Saugnapfes auf das Auge entsteht ein Astigmatismus (Pillunat et al. 1985), den wir als nicht gravierend betrachtet hatten. Schiefer et al. (1990) haben über wesentlich höhere Astigmatismuswerte bei der Saugnapfapplikation berichtet. Diese Autoren haben jedoch unter wesentlich anderen Bedingungen untersucht als wir es getan haben:

1) Die negative Druckdifferenz bei diesen Autoren war −65 mmHg. Wir dagegen haben immer als erste Druckstufe −80 mmHg verwendet, weil nach unserer Erfahrung erst bei dieser negativen Druckdifferenz eine feste Ankopplung des Saugnapfes an das Auge gewährleistet ist. Bei einer geringeren negativen Druckdifferenz kann der Saugnapf nach vorn näher an die Hornhaut heranrutschen, oder er kann sich sogar teilweise auf die Hornhaut hinaufschieben. Bei solchen Positionen des Saugnapfes ist der Astigmatismus wesentlich größer als bei der von uns benutzten Position, bei der der vordere Rand des Saugnapfes 1 mm hinter dem Limbus zu liegen hat.

2) Schiefer et al. (1990) haben den Schlauch vom Saugnapf in einer Lägen von ca. 50 cm herabhängen lassen. Durch diesen Zug wird der Saugnapf gekippt und induziert zusätzlich noch mehr Astigmatismus. Wir entlasten den Saugnapf nach wenigen cm durch Festkleben am Kopf.

Schiefer et al. (1990) haben somit ihre Untersuchungen unter wesentlich anderen Bedingungen durchgeführt als wir sie für den Drucktoleranztest für notwendig halten und wie wir sie seit unseren ersten Arbeiten beschrieben haben. Wir haben inzwischen Ergebnisse erarbeitet, die zeigen, daß bei adäquater Anwendung des Saugnapfes die Astigmatismuswerte in der Größenordnung liegen, wie wir sie 1985 (Pillunat et al.) angegeben haben. Der vom Saugnapf induzierte Astigmatismus kann somit vernachlässigt werden.

Demonstrierte Patienten

Bei der ersten Patientin (Abb. 2, s. S. 187) liegt nach klinischen Befunden kein Glaukom vor. Es ist deshalb nicht erstaunlich, daß die Patientin sich im Drucktoleranztest wie eine gesunde Person verhält. Die Streuung ist hier sehr klein, da die Amplitude des Antwortsignals bei unbeeinflußtem Augeninnendruck 16,1 μV beträgt.

Bei der Patientin, deren Amplituden-/Druck-Diagramm in Abb. 3 (s. S. 188) gezeigt wird, besteht anhand der klinischen Befunde kein Zweifel, daß ein primäres Offenwinkelglaukom vorliegt. Wegen der kleinen Anfangsamplitude von 2,1 μV ist die Streuung zwar relativ groß, doch erscheint die Streuung symmetrisch. Das arithmetische Mittel zur Beschreibung der zentralen Tendenz ist deshalb akzeptabel. An einem kontinuierlichen Abfall der Amplituden-/ Druck-Kurve besteht kein Zweifel.

Einen solchen Abfall nennen wir monoton, gemäß den Regeln, die in der Mathematik für die Beschreibung solcher Kurven dienen (Batschelet 1974), wogegen nach diesen Regeln eine Kurve wie in Abb. 2 (s. S. 187) als nichtmonoton bezeichnet wird.

Bei der zweiten Patientin finden wir auf dem rechten Auge einen höheren Augeninnendruck als links und eine größere Papillenexkavation. Rechts sehen wir einen typischen Gesichtsfeldausfall (Abb. 4a, s. S. 189), während im Gesichtsfeld des linken Auges (Abb. 4b) lediglich Empfindlichkeitserniedrigungen im Rahmen der üblichen Streubreite zu beobachten sind. Nach der von uns gebrauchten Definition ist ein Glaukom erst anzunehmen, wenn in mehr als 6 Prüfpunkten Ausfälle tiefer als 6 dB auftreten. Bei Vorliegen nicht glaukombedingter morphologischer Veränderungen darf diese Definition nicht verwendet werden. Diese Definition macht uns frei von der Aufgabe, bei der Gesichtsfeldbeurteilung zu bestimmen, was ein glaukomtypischer Ausfall sei und was nicht.

Die Amplituden-/Druck-Kurve des rechten Auges der zweiten Patientin (Abb. 5a, s. S. 190) fällt bis 61 mmHg kontinuierlich ab und steigt bis 75 mmHg wieder an. Dann fällt die Kurve wieder ab.

Diese Amplituden-/Druck-Kurve zeigt erst bei Drücken über 60 mmHg einen nichtmonotonen Verlauf. Nach unseren bisherigen Beobachtungen sind diese Anstiege bei Augeninnendrücken über 60 mmHg meistens durch Artefakte bedingt, weshalb wir einen Wiederanstieg der Amplituden-/Druck-Kurve bei Augeninnendrücken über 60 mmHg bei der qualitativen Kurvenbeurteilung grundsätzlich nicht berücksichtigen. Die Amplituden-/Druck-Kurve in Abb. 5 ist somit nach unseren Kriterien als monoton zu klassifizieren. Damit wird aus dem Verlauf dieser Amplituden-/Druck-Kurve geschlossen, daß keine Autoregulation im Sehnervenkopf vorliegt, was für ein Glaukom spricht, das nach den klinischen Befunden auch vorliegt. Die hier dargestellten Klassifikationsregeln, nach denen beurteilt wird, was als monoton und was als nichtmonoton zu gelten hat, mögen auf den ersten Blick etwas künstlich erscheinen. Der Zweck dieser Regeln ist es, dem Beurteiler beim Befunden der Amplituden-/Druck-Kurven einen möglichst geringen Spielraum zu überlassen. Nur so ist gewährleistet, daß die Befunde des Drucktoleranztestes weitgehend unabhängig vom klinischen Befund sind. Wir haben diese strengen Regeln bei der Klassifikation der Amplituden-/Druck-Kurven befolgt und haben damit die in der Einleitung erwähnte Spezifität von 0,86 und Sensitivität von 0,88 gefunden. Es besteht somit keine Notwendigkeit, von diesen Regeln abzugehen, wenn es auch wie in Abb. 5a verführerisch naheliegt, weil die Streuung der Meßwerte relativ klein ist.

Bei der 82jährigen Patientin war nicht zu erfahren, wie lange bei ihr schon ein erhöhter Augeninnendruck bestanden haben kann. Es ist allerdings möglich, daß die Erhöhung des Augeninnendrucks erst durch die medikamentöse Mydriasis induziert wurde. Bei den hohen Augeninnendruckwerten und bei dem engen Kammerwinkel besteht kein Zweifel an der Diagnose Engwinkelglaukom. Nach dem Ergebnis des Drucktoleranztestes am rechten Auge besteht noch eine Autoregulation der Durchblutung im Sehnervenkopf (Abb. 6, s. S. 191). Hier steigt die Amplituden-/Druck-Kurve zuerst an bis zu einem Augeninnendruck von 65 mmHg, um dann kontinuierlich zum Rauschpegel abzufallen.

Dieser Kurvenverlauf ist zwar grundlegend verschieden von dem Kurvenverlauf, wie wir ihn zuerst als Zeichen einer Autoregulation beschrieben haben (s. Abb. 2, S. 187, und Pillunat et al. 1985). Jedoch kann auch die Amplituden-/Druck-Kurve in Abb. 6 durch Regulation zustande kommen, wenn das System leicht „anspringt" und es zu einem starken gegenregulatorischen Effekt kommt (Roehler 1973).

In der Einleitung wurde für das primäre Offenwinkelglaukom folgende Definiton vorgeschlagen: „Ein Glaukom liegt dann vor, wenn im Sehnervenkopf die Wirkung des Augeninnendrucks nicht mehr ausgeglichen werden kann." Für das Engwinkelglaukom kann diese Definition schon aus theoretischen Gründen nicht immer zutreffen, denn es kann sich bei einem Anstieg des Augeninnendrucks wie hier möglicherweise um das erste Ereignis seiner Art handeln. Dann ist nicht zu erwarten, daß die Gefäße in kurzer Zeit die Fähigkeit zur Autoregulation verlieren. Es erscheint möglich, daß bei einer über mehrere Stunden bestehenden Ischämie des Sehnervenkopfs während eines Glaukomanfalls Sehnervenfasern zugrunde gehen und anschließend nach Drucksenkung Gesichtsfeldausfälle bestehen bei noch intakter Autoregulation. Aufgrund dieser Überlegungen besteht beim akuten Engwinkelglaukom kein Widerspruch zwischen der klinischen Diagnose und dem Befund des Drucktoleranztestes.

Bei dem nächsten Patienten (Abb. 7, s. S. 192) finden wir bei der klinischen Diagnose Engwinkelglaukom keine Autoregulation. Eine genaue Anamnese war nicht zu erheben. Augrund des Drucktoleranztests ist anzunehmen, daß der mäßig erhöhte Augeninnendruck schon länger bestanden hatte und die Autoregulation aufgrund des längeren Geschehens verloren ging.

Wir können somit beim Engwinkelglaukom mit dem Drucktoleranztest 2 Formen unterscheiden: eine Form, bei der kurzdauernde Episoden erhöhten Augeninnendrucks keine Änderung der Kreislaufregulation bewirkt haben und eine Form, bei der eine solche Änderung vorliegt, weil die Druckerhöhung längere Zeit bestanden hat.

Bei dem nächsten Patienten war die Diagnose anhand der klinischen Befunde nur näherungsweise zu stellen. Die Papillenbefunde konnten zur Diagnose nicht beitragen, da seit der Musterung, 50 Jahre zuvor, schon eine große Exkavation beidseits bekannt war. Kerben im Randsaum bestanden nicht. Der noch vorhandene Randsaum war vital gefärbt. Der Augeninnendruck war immer niedriger als 16 mmHg gemessen worden. Die Gesichtsfeldausfälle (Abb. 8, s. S. 192) waren stark ausgeprägt und gut reproduzierbar.

Man könnte versucht sein, hier ein Niederdruckglaukom als Diagnose anzunehmen, wobei man eine so große Papillenexkavation nicht mehr nur als Normvariante einstuft. Gegen ein Niederdruckglaukom kann man klinisch das Argument gelten lassen, daß eine Progredienz fehlt. Gegen ein Niederdruckglaukom spricht der hohe kritische Druck von 77 mmHg bei einem systemischen Blutdruck von 130/90 mmHg. Als Diagnose kommt auch eine proximal des Auges gelegene Sehbahnläsion in Frage. Im Computertomogramm ließen sich zwar keine Veränderungen nachweisen, wobei solche Befunde für diese Diagnose nicht obligat sind.

Aufgrund der *klinischen* Befunde war bei diesem Patienten ein Niederdruckglaukom nicht auszuschließen. Bei allen Niederdruckglaukomen, die wir bisher untersucht haben, fanden wir wie bei unserer ersten Serie (Pillunat et al. 1987) einen niedrigen kritischen Druck. Diese Linksverschiebung der Amplituden-/Druck-Kurve ist typisch für Niederdruckglaukom. Da diese Verschiebung fehlt, können wir bei diesem Patienten ein Niederdruckglaukom ausschließen. Für eine solche Erkrankung läßt sich auch die Bezeichnung sekundäres Niederdruckglaukom prägen in der Vorstellung, daß bei kurzdauernden Episoden von systemischer Hypotonie schon der normale Augeninnendruck für kurze Zeit zu hoch ist und deshalb zu Schäden führt. Gegen den Begriff des sekundären Niederdruckglaukoms läßt sich einwenden, daß nicht alle Kreislauferkrankungen der distalen Sehbahn mit dem Glaukom in Verbindung gebracht werden müssen, und daß Zirkulationsstörungen durch Blutdruckabfall im Systemkreislauf auch als solche bezeichnet werden sollten.

Schlußfolgerungen

Wie gezeigt widersprechen die Ergebnisse des Drucktoleranztests nicht den klinischen Ergebnissen, sondern erweitern sie. Nach unseren Resultaten ist es sinnvoll, den Drucktoleranztest in der Glaukomdiagnostik einzusetzen, da dieser Test ganz wesentlich zur Diagnosegenauigkeit beiträgt; mehr jedenfalls als die Untersuchung des Druckschmerzes im MacBurney-Punkt zur Diagnosesicherung bei der Appendizitis (Anschütz 1982), eine Untersuchung, die jedem Arzt vertraut ist.

Gafner u. Goldmann (1955) haben gezeigt, daß durch perimetrische Untersuchungen unter künstlicher Druckerhöhung die Glaukomdiagnostik erweitert werden kann. Diese Methode ist sehr aufwendig und konnte sich deshalb nicht durchsetzen. Für die Klinik zu schwierig war auch die Ableitung visuell evozierter kortikaler Potentiale unter künstlicher Druckerhöhung mit dem Impressionstonometer (Benedikt et al. 1974; Bartl 1978). Die Druckerhöhung mit der Saugnapfmethode (Kukan 1931) hat die Druckerhöhung und damit die Ableitung visuell evozierter kortikaler Potentiale bei künstlicher Druckerhöhung wesentlich vereinfacht und reproduzierbarer gemacht.

Zur Vereinfachung hat weiter beigetragen, daß wir mit einer relativ hohen Musterwechselrate die visuell evozierten kortikalen Potentiale auslösen. Dadurch entsteht über der Sehrinde ein Wechselstrom, der nach Gleichrichtung mit einem Zeigerinstrument gemessen werden kann wie der Wechselstrom aus der Steckdose. Weil dieser vom Reiz ausgelöste Wechselstrom von den weit größeren spontan vorhandenen Hirnströmen unterschieden werden muß, ist ein sog. Vektorvoltmeter erforderlich; auch andere Bezeichnungen für diese Methode sind in Gebrauch: phasenempfindliche Gleichrichtung, Fourier-Analyse auf der Grundfrequenz (Fricker 1971a, b, 1974; Padmos u. van Norren 1972; Regan 1972). Die Vielzahl der Bezeichnungen darf nicht verwirren. Zum Verständnis wichtig ist nur, daß mit einem Zeigerinstrument kontinuierlich die Amplitude dieses Wechselstroms angezeigt werden kann. Diese Methode hat gegenüber der Auslösung und Ausmessung transienter visuell evozierter kortikaler Potentiale den Vorteil, daß sie weit weniger störanfällig ist, und daß das Ergebnis in nur 2 Zahlen besteht: Amplitude und Phase (Regan 1982).

Zur Vereinfachung hat zusätzlich beigetragen, daß wir den Testablauf durch einen Rechner steuern lassen. Dieses Prinzip hat der statischen Perimetrie den Weg in die Praxis geöffnet. Zusätzlich wertet der Rechner die Meßdaten aus und stellt sie graphisch dar. Dies verkürzt die Auswertungszeit von 1 h auf 1 min.

Weil 1) der Untersucher vom Rechner bei der Durchführung des Tests wesentlich entlastet wird, und weil 2) gleichzeitig ein fester Untersuchungsplan vorgegeben ist, und weil 3) der Untersuchungsablauf vom beurteilenden Arzt anhand der Aufzeichnungen nachvollzogen werden kann, ist die Ausführung des Drucktoleranztestes delegierbar.

Wir haben somit einen für die tägliche Praxis geeigneten Test, um bei jedem einzelnen Patienten mit guter Genauigkeit zu bestimmen, ob der bei ihm vorliegende Augeninnendruck die Ernährung des Sehnervenkopfes beeinträchtigt hat oder nicht. Damit erfüllt der Drucktoleranztest ein grundlegendes Postulat neuerer klinischer Glaukomforschung (Goldmann 1959, 1973; Goldmann u. Blok 1971; Richardson 1978; Anderson 1983).

Weil Gesichtsfeldausfälle in größerem Umfang auch bei Patienten mit Augeninnendrücken von 20 mmHg und weniger gefunden werden (s. Abschn. 1.3), ist zu schließen, daß die Drucktoleranz des Sehnervenkopfes auch bei Augeninnendrücken unter 21 mmHg fehlen kann, wodurch Sehnervenfaserschäden auftreten können. Wir sehen es somit als sinnvoll an, den Drucktoleranztest auch bei Augeninnendrücken unter 21 mmHg durchzuführen, weil der Schwellendruck für eine Schädigung deutlich unter 21 mmHg angenommen werden muß.

Die Glaukomdiagnostik kann somit nicht mehr länger aus Augeninnendruckmessung, Gesichtsfeldbestimmung und aus der morphologischen Beurteilung des Sehnervenkopfes bestehen, sondern es sind auch Aspekte der Kreislaufbeurteilung in die Diagnostik mit einzubeziehen. Dies gilt insbesondere auch für die Glaukomtherapie, da hier mit dem Clonidin (Marquardt et al. 1988) und den β-Blockern (Stodtmeister et al. 1989b) Substanzen eingesetzt werden, die Auswirkungen auf den okulären und den allgemeinen Kreislauf haben können. Nur Augenärzte sind dazu ausgebildet, solche Zusammenhänge zu erkennen. Deshalb sollte die Glaukomdiagnostik und Therapie nur in der Hand von Augenärzten liegen.

Seit Beginn dieses Jahrhunderts haben die Internisten ihre Ansichten über Herzkrankheiten wesentlich beeinflussen lassen durch die Erkenntnisse, die mit dem Elektrokardiogramm erarbeitet wurden, das in diesem Jahrhundert erfunden wurde. Wir Augenäzte sollten darüber nachdenken, ob nicht im Laufe dieses Jahrhunderts Erkenntnisse gewonnen wurden, die das Bild des Glaukoms, wie es am Anfang des Jahrhunderts bestand, hätten verändern können. Wie von Goldmann 1973 (S. 435) vermerkt, befinden wir uns immer noch auf dem Weg zu einer – u. A. nach notwendigen – neuen Definition. Argumente für eine solche neue Definition haben wir in diesem Beitrag vorgestellt.

Literatur

1. Alm A, Bill A (1972a) The oxygen supply to the retina. I. Effects of changes in intraocular and arterial blood pressures, and in arterial PO2 and PCO2 on the oxygen tension in the vitreous body of the cat. Acta physiol Scand 84:261–274
2. Alm A, Bill A (1972b) The oxygen supply to the retina. II. Effects of high intraocular pressure and of increased arterial carbon dioxide tension on uveal and retinal blood flow in cats. Acta Physiol Scand 84:306–319
3. Anderson DR (1983) The mechanisms of damage of the optic nerve. In: Krieglstein GK, Leydhecker W (eds) Glaucoma update II. Springer, Berlin Heidelberg New York, pp 89–93
4. Anschütz F (1982) Indikation zur ärztlichen Handeln. Springer, Berlin Heidelberg New York
5. Balen ATM van, Henkes HE (1962) Attention and amblyopia. An electroencephalic approach to an ophthalmological problem. Br J Ophthalmol 46:12–20
6. Bartl G (1978) Das Elektroretinogramm und das evozierte Sehrindenpotential bei normalen und an Glaukom erkrankten Augen. Graefe's Arch Clin Exp Ophthalmol 207:243–269
7. Benedikt O, Bartl G, Hiti H, Mandl H (1974) Die Änderung der elektrophysiologischen Antwort am menschlichen Auge bei kurzzeitiger Erhöhung des intraokularen Druckes. Graefe's Arch Clin Exp Ophthalmol 192:57–64
8. Ciganek L (1964) Excitability cycle of the visual cortex in man. Ann N Y Acad Sci 112:241–253
9. Donchin E, Lindsley DB (1966) Average evoked potentials and reaction times to visual stimuli. Electroencephal Clin Neurophysiol 20:217–223
10. Encyclopedia Britannica (1973) Makropaedia, vol 5, 15th edn. Benton, Chicago

11. Fricker SJ (1971a) Application of synchronous detector techniques for electrorethinographic studies in patients with retinitis pigmentosa. Invest Ophthalmol Vis Sci 10/5:329–339
12. Fricker SJ (1971b) Analysis of the visual evoked response by synchronous detector techniques. I. Patients with cataracts. Invest Ophthalmol Vis Sci 10/5:340–347
13. Fricker SJ (1974) Numerical measurements of retinal and occipital function. Arch Ophthalmol 76:37–46
14. Gafner F, Goldmann H (1955) Experimentelle Untersuchungen über den Zusammenhang von Augendrucksteigerung und Gesichtsfeldschädigung. Ophthalmologica 130:357–377
15. Garcia-Ausst E, Bogacz J, Vanzulli A (1964) Effects of attention and inattention upon visual evoked response. Electroencephal Clin Neurophysiol 17:136–143
16. Gastaut H (1963) A transcranial chronographic and topographic study of cerebral potentials evoked by photic stimulation in man. In: Moruzzi, Fessard, Jasper (eds) Brainmechanisms. Elsevier, Amsterdam, pp 374–394
17. Goldmann H (1959) Some basic problems of simple glaucoma. Am J Ophthalmol 48:213–220
18. Goldmann H (1973) Über Pathophysiologie des Glaukoms. Klin Monatsbl Augenheilkd 162:427–436
19. Goldmann H, Blok P (1971) On a possibility to connect quantitatively ocular hypertension and damage to the optic nerve. Graefe's Arch Clin Exp Ophthalmol 183:232ff
20. Holle G (1967) Lehrbuch der allgemeinen Pathologie. Fischer, Jena
21. Jonas J (1989) Biomorphometrie des Nervus opticus. Enke, Stuttgart, pp 1–184
22. Krakau CET (1981) Intraocular pressure elevation-cause or effect in chronic glaucoma? Ophthalmologica 182:141–147
23. Kukan F (1931) Weitere Angaben zur experimentellen Hypotonie und Hypertonie. Klin Monatsbl Augenheilkd 89:553
24. Lehtonen LB, Törn A (1974) Verbesserung des Signal-Rausch-Verhältnisses bei der Aufzeichnung visueller evozierter Potentiale unter besonderer Berücksichtigung der Alpha-Tätigkeit als Störgröße. Z EEG EMG 5:53–59
25. Maraquardt R, Pillunat LE, Stodtmeister R (1988) Okuläre Hämodynamik nach lokaler Clonidin-Applikation. Klin Monatsbl Augenheilkd 193:637–640
26. Marshall D, Harden C (1952) Use of rhythmically varying patterns for photic stimulation. Electroencephal Clin Neurophysiol 4:283–287
27. Padmos P, van Norren D (1972) The vector voltmeter as a tool to measure electroretinogram spectral sensitivity and dark adaption. Invest Ophthalmol Vis Sci 11/9:783–788
28. Pfurtscheller G, Pfurtscheller B (1970) Korrelation zwischen α-Rhythmus und gemittelten kortikalen Reizantworten. J EEG EMG 1:197–204
29. Pillunat LE, Stodtmeister R, Wilmanns I, Christ TH (1985) Autoregulation of ocular blood flow during changes of intraocular pressure. Graefe's Arch Clin Exp Ophthalmol 223:219–223
30. Pillunat LE, Stodtmeister R, Wilmanns I (1987) Pressure compliance of the optic nerve head in low tension glaucoma. Br J Ophthalmol 71:181–187
31. Potts AM, Nagaya T (1967) Studies on the visual evoked response. II. The effect of special cortical activity. Invest Ophthalmol Vis Sci 6:657–665
32. Quigley HA (1985) Changes in the appearance of the optic disk. Surv Ophthalmol 30:117–126
33. Regan D (1972) Evoked potentials. Chapman & Hall, London, p 218
34. Regan D (1982) Comparison of transient and steady-state methods. Ann N Y Acad Sci: 45–71
35. Richardson KT (1978) Glaucoma and glaucoma suspects. In: Heilmann K, Richardson KT (eds) Glaucoma – conceptions of a disease. Thieme, Stuttgart New York, p 2
36. Roehler R (1973) Biologische Kybernetik. Teubner, Stuttgart
37. Schiefer U, Wilhelm H, Zrenner E (1990) Beeinflussung von Refraktion und Rauschfeld-Wahrnehmung durch Saugnapf-Okulokompression. Tagungsprogramm Dtsch Ophthalmol Ges 88:236
38. Schmidt-Rimpler H (1908) Glaukom. In: Saemisch Th (Hrsg) Graefe-Saemisch, Handbuch der gesamten Augenheilkunde. Engelmann, Leipzig, pp 1–330

39. Sokal RR, Rohlf FJ (1981) Biometry. Freeman, New York
40. Stodtmeister R, Pillunat L, Mattern A, Polly E (1989a) Die Beziehung zwischen negativer Druckdifferenz und künstlich erhöhtem Augeninnendruck bei der Saugnapfmethode. Klin Monatsbl Augenheilkd 194:178–183
41. Stodtmeister R, Pillunat LE, Wilmanns I, Neubrand M, Finger B, Tobias G (1989b) Wirkung von Carteolol- und Timolol-Augentropfen auf die Drucktoleranz des Sehnervenkopfes. Ophthalmologica 198:64–77
42. Ulrich WD, Ulrich C (1984) An electrophysiological approach to the diagnosis and treatment of glaucoma. Dev Ophthalmol 9:140–146
43. Ulrich WD, Ulrich C (1985) Oculo-oscillo-dynamography: a diagnostic procedure for recording ocular pulses and measuring retinal and ciliary arterial blood pressures. Ophthalmic Res 17:308–317
44. Ulrich WD, Ulrich C, Bohne BD (1986) Deficient autoregulation and lengthening of the diffusion distance in the anterior optic nerve circulation in glaucoma. An electroencephalodynamographie investigation. Ophthalmic Res 18:253–259

4.3 Rundtischgespräch und Zusammenfassung

Teilnehmer: K. W. Ruprecht, S. S. Hayreh, G. Richard,
R. Stodtmeister, L. E. Pillunat, V. Brethfeld

Bei der Anwendung der Videoangiographie stellt sich die Frage, ob diese Methode sich eignet, bei allen Glaukompatienten angewandt zu werden.

Da bei der Videoangiographie klare optische Medien vorhanden sein müssen und eine Pupillenerweiterung benötigt wird, ist dieses Verfahren sicher nicht bei jedem Patienten anzuwenden.

Die Untersuchung mit der Videoangiographie stellt jedoch ein gutes Modell dar, um chorioidale oder retinale Perfusionsstörungen beim Glaukom zu erfassen. Zum Beispiel ist ein erhöhtes Risiko bei Patienten gegeben, die deutlich verzögerte Kreislaufzeiten erkennen lassen. Dies trifft insbesondere bei Patienten zu, die physiologische Augeninnendrücke aufweisen, sog. Normaldruckglaukome.

Mir der Videoangiographie läßt sich zeigen, daß bei diesen Patienten die Zirkulation oft erheblich gestört ist, so daß sie nur mit anderen schweren Zirkulationsstörungen des Auges vergleichbar ist.

Therapeutische Konsequenzen lassen sich hieraus jedoch zum gegenwärtigen Zeitpunkt noch nicht ableiten. Andererseits stellt sich jedoch die Bewertung der Armretinazeit als sehr variabler Parameter dar. Nach Hayreh wird die Armretinazeit von verschiedenen Faktoren beeinflußt: von der Vene, in die der Farbstoff injiziert wird, die Art der Injektion, die Menge des Farbstoffs und v. a. die Venengröße. Somit stellt die Armretinazeit nach Hayreh einen sehr variablen Parameter dar. Andererseits gibt sie einen guten Anhalt für eine bestehende, systemische Arteriosklerose.

Bei der Bewertung des Drucktoleranztestes stellt sich wiederholt die Frage, wie ein Auge, welches einen schweren Glaukomschaden aufweist, auf eine derartige Augeninnendruckerhöhung reagiert. Da bereits Untersuchungen an ca. 1500 Probanden und Patienten gemacht wurden, kann davon ausgegangen werden, daß diese Untersuchungsmethode gut toleriert wird.

Beim Drucktoleranztest beträgt die Ischämiezeit des Auges zwischen 20 und 40 s. Hayreh weist darauf hin, daß nach neueren Untersuchungen das Auge eine Ischämiezeit von 100 min ohne Schaden toleriert. Somit kann der Drucktoleranztest als unbedenklich angesehen werden.

CO_2 stellt nach Hayreh einen sehr wesentlich Stimulus für die zerebrale und die ziliare Zirkulation dar. Auch die Venen weisen eine Dilatation und eine Durchmesservergrößerung unter CO_2-Einfluß auf. Somit stellt CO_2 einen wesentlichen Stimulus dar, den Blutfluß in der Chorioidea zu steigern.

In der Neurologie wird die CO_2-Provokation durchgeführt und gleichzeitig eine Dopplersonographie der Karotiden bzw. eine transkranielle Dopplersonographie durchgeführt, um die zentrale Reservekapazität zu beurteilen.

Bei gesunden Normalpersonen steigen die okulären Pulsamplituden unter CO_2-Rückatmung deutlich an, und bei Glaukompatienten, insbesondere bei Normaldruckglaukompatienten, findet sich dieser Anstieg erheblich erhöht. Bei diesen Patienten zeigen sich weiterhin deutliche Gesichtsfeldverbesserungen unter CO_2-Einfluß. Dies läßt auf mögliche Vasospasmen schließen, die unter dem Einfluß von CO_2 gelöst werden, wobei es somit zu einer Verbesserten Perfusion kommt.

Möglicherweise läßt sich dieser akute, vasodilatative Effekt durch die Applikation von Kalziumantagonisten stabilisieren. Die Gabe von Kalziumantagonisten andererseits ist ebenfalls nicht unbedenklich. So wirken nach Krieglstein einige Kalziumantagonisten im unterschiedlichen Maß negativ-inotrop, d. h. sie reduzieren die kardiale Reservekapazität. Dies findet sich beim Nifedipin nicht so ausgeprägt wie bei anderen Kalziumantagonisten. Dennoch muß bedacht werden, daß eine Relaxation eines Vasospasmus u. a. den okulären Perfusionsdruck senken kann. Nach Hayreh müssen die Patienten, die Nifedipin erhalten, daher sehr genau ausgewählt werden.

Eine generelle Medikation mit Kalziumantagonisten kann zur Blutdrucksenkung führen und somit das Krankheitsbild verschlechtern. Finden sich jedoch Hinweise auf vasospastische Elemente wie z. B. Migräne oder anamnestische Angaben über kalte Hände, so scheinen Kalziumantagonisten indiziert zu sein.

Nach Veröfentlichungen von Flammer sind Kalziumantagonisten insbesondere bei Patienten indiziert, die einen positiven Kältetest aufweisen; d. h. wenn die Hand des Patienten in kaltes Wasser gehalten wird, verschlechtert sich das Gesichtsfeld. Bei diesen Patienten zeigt die Gabe von 30 mg Nifedipin eine deutliche Verbesserung des Gesichtsfeldes. Des weiteren scheint ein positiver CO_2-Test die Indikation für Kalziumantagonisten zu erleichtern.

Neben der Problematik der Therapie vaskulärer Komponenten stellt sich die Frage nach der Sensitivität von Meßmethoden zur Beurteilung der Durchblutung beim Glaukompatienten. So weist Hayreh darauf hin, daß Pulsamplitudenmessungen im wesentlichen die ziliare Zirkulation erfassen. Da die chorioidale Zirkulation etwa das 40fache der retinalen Zirkulation umfaßt, wird die okuläre Pulskurve im wesentlichen durch die uveale Zirkulation bestimmt.

Da jedoch nur ein sehr geringer Teil des ziliaren Blutvolumens den Sehnerv bzw. den Sehnervenkopf ernährt, scheint es durchaus möglich, ein normales Pulsoszillogramm aufzunehmen, obwohl der Sehnerv minderperfundiert ist. Andererseits finden sich verminderte Pulsamplituden, was auf eine gestörte uveale Zirkulation hinweist, bei regelrechten Perfusionsverhältnissen des Sehnervs. Somit scheinen absolute Pulsamplitudenmessungen nach Hayreh wenig Aussagekraft über die Durchblutungsverhältnisse des Sehnerv zu haben.

Relative Messungen hingegen, d. h. Pulsamplitudenmessungen vor und nach Gabe eines Medikaments oder z. B. der CO_2-Provokationstest erscheinen sinnvoll. Weiterhin weist Hayreh darauf hin, daß auch die Laserdopplervelocimetrie des Sehnervs nur eine beschränkte Aussage hat. Da bei der Laserdopplermessung der Laserstrahl auf das oberflächliche Sehnervengewebe gerichtet wird, kann nur dort die Zirkulation gemessen werden. Da jedoch die oberflächlichen Schichten des Sehnervs von der retinalen Zirkulation versorgt werden, gibt das Meßergebnis im wesentlichen einen Anhalt für die Verhältnisse im retinalen Stromgebiet.

Die eigentliche Blutversorgung des Sehnervs erfolgt jedoch über das ziliare System, so daß auch die Laserdopplermessung nur einen beschränkten Aussagewert im Hinblick auf vaskuläre Erkrankungen des Sehnervs aufweist.

5 Therapie der Glaukome

5.1 Leitlinien zur medikamentösen Glaukomtherapie

G. K. Krieglstein

Einleitung

Die Entwicklung neuartiger Antiglaukomatosa, die Entwicklung neuer pharmazeutischer Zubereitungsformen traditioneller Antiglaukomatosa, neue Erkenntnisse zum Therapieverhalten des Glaukompatienten, neue Ergebnisse langfristiger Therapiestudien zur Effizienz der medikamentösen Glaukomtherapie, Ausscheiden alter Antiglaukomatosa aus dem Medikamentenspektrum (da deren therapeutische Breite nicht mehr zeitgemäß erscheint, z.B. bei irreversiblen Cholinesterasehemmern), additive Therapieeffekte mit laserchirurgischen Verfahren wie auch immer neue Varianten der fixen Kombinationstherapie oder der Kombinationstherapie in gestrennten pharmazeutischen Zubereitungen machen die medikamentöse Glaukomtherapie außerordentlich variantenreich. Somit mag die gesamte Breite medikamentöser Behandlungsoptionen verwirrend erscheinen. Trotz einer relativ kurzen Halbwertszeit von Kenntnissen und Möglichkeiten in der Pharmakotherapie des Glaukoms folgt diese dennoch wenigen, grundsätzlichen Leitlinien, die aufzuzeigen das Anliegen der vorliegenden kurzen Übersicht ist.

Indikationen zur medikamentösen Glaukomtherapie

Die Zielgröße der Glaukomtherapie ist der Augeninnendruck, welcher nicht ausschließlich maßgebend für das Risiko einer glaukomatösen Papillen- und Gesichtsfeldschädigung ist. Dies wird sehr deutlich aus den epidemiologischen Eckdaten des erhöhten Augeninnendrucks und glaukomatöser Papillen- und Gesichtsfeldläsionen. Aufwendige Querschnitt- und Längsschnittuntersuchungen der scheinbar gesunden Bevölkerung, welche in das Screening-Design nicht nur die Tonometrie, sondern auch die Ophthalmoskopie zur Beurteilung der Papille und eine adäquate Perimetrie einbeziehen, haben gezeigt, daß jenseits des 40. Lebensjahres die Prävalenz des erhöhten Augeninnendrucks etwa 4–8% ist, die Prävalenz des manifesten Glaukoms ist jedoch nur 0,4–0,8%. Dies bedeutet, daß in einem bestimmten Zeitraum nur ein geringer Prozentsatz der Patienten mit erhöhtem Augeninnendruck einen Glaukomschaden bekommt. Verwirrend wird die Risikoanalytik des erhöhten Augeninnendrucks, wenn man bedenkt, daß ein

Teil der ersten glaukomatösen Gesichtsfeldausfälle bei Augeninnendruckwerten im statistischen Normbereich stattfinden. Einige Autoren sehen diese paradoxe Situation bei etwa 20% der Weitwinkelglaukome erwiesen. Die Korrelation von erhöhtem Augeninnendruck und Risiko, einen Glaukomschaden zu bekommen, als Leitlinie der augendrucksenkenden, medikamentösen Therapie ist also nicht absolut und auch von anderen, augendruckunabhängigen Mechanismen, z. B. Durchblutung der Papille, abhängig. Die Multivarianzanalyze von Risikofaktoren beim Glaukom, begründet auf prospektive Untersuchungen, belegt, daß der erhöhte Augeninnendruck der wichtigste Risikofaktor für das Entstehen eines manifesten Glaukomes ist. Andere prospektiv verifizierte Risikofaktoren sind die reduzierte Abflußleichtigkeit, Papillenanomalitäten, Alter des Patienten, Diabetes, kardiovaskuläre Erkrankungen, Refraktion und z. B. Familienanamnese. Unter Einbeziehung aller Kenntnisse und Daten zur Wechselwirkung von Glaukomrisiko und Augeninnendruck muß man akzeptieren, daß zwischen dem relativen Risiko, einen glaukomatösen Ausfall zu bekommen, und dem Augeninnendruck eine lineare Beziehung besteht, welche bereits im statistischen Normbereich der Augendruckverteilung beginnt. Hier wären die Niederdruck- bzw. Normaldruckglaukome anzusiedeln. Es gibt keinen Augeninnendruckwert im mittleren Druckbereich bis etwa 35 mmHg, ab welchem das Risiko, einen glaukomatösen Ausfall zu bekommen, besonders hoch wäre, was einem exponentiellen Zusammenhang zwischen Druck und Glaukomrisiko entspräche. Die Steilheit des linearen Zusammenhangs von Glaukomrisiko und Augeninnendruck wird durch die Präsenz oder das Fehlen anderer Risikofaktoren als dem erhöhten Augeninnendruck bestimmt. Um so tiefer das Augendruckniveau liegt, bei welchem sich ein erster Glaukomschaden einstellt, um so begrenzter ist eine Behandlungslogik, welche sich ausschließlich auf die Senkung des Augendrucks konzentriert. Eine brauchbare Leitlinie zur Indikation für einen Beginn der medikamentösen Therapie sind unbehandelte Augendruckwerte über 25 mmHg beim Fehlen relevanter Risikofaktoren. Beim Nachweis von relevanten Risikofaktoren, welche prospektiv verifiziert wurden, wäre eine augendrucksenkende Therapie sicherlich bereits bei Werten über 22 mmHg indiziert. Dies sind in der Tat lediglich Leitlinien, und sie bedürfen der sorgfältigen Beachtung der individuellen Situation.

Verfügbares Spektrum von Antiglaukomatosa

Die verfügbaren Antiglaukomatosa lassen sich in 3 Gruppen einteilen: Cholinergika, Adrenergika und Karboanhydrasehemmstoffe. Die Osmotika sollen hier nicht erwähnt werden, da sie nur zur akuten Augeninnendrucksenkung als Operationsvorbereitung oder zur Therapie des Glaukomanfalls geeignet sind. Die heutzutage verfügbaren Antiglaukomatosa haben abgesehen von ganz wenigen Spezialindikationen die Anwendung der irreversiblen Cholinesterasehemmer in der Gruppe der Cholinergika bzw. Miotika erübrigt.

Die Palette von klinisch indizierten Miotika reicht von Pilokarpin über Aceclidin und Carbachol bis zu Neostigmin. Wegen seiner günstigen Pharmakokinetik am Auge ist das Pilokarpin in dieser Gruppe dominierend und in einer großen Anzahl verschiedener pharmazeutischer Zubereitungsformen einsetzbar. Das Aceclidin ist in seiner therapeutischen Breite dem Pilokarpin vergleichbar und ein vorzüglicher Pilokarpinersatz bei einer Allergie auf dieses. Carbachol bedarf einer viskösen Zubereitung wegen der reduzierten Permeationsfähigkeit durch die Hornhaut, Neostigmin ist ein synthetisches Alkaloid, das stärker miotisch als die vorgenannten Substanzen wirkt und eine stärkere Augendrucksenkung mit intensiveren Nebenwirkungen ermöglicht.

Aus der Gruppe der Adrenergika sind die bekannten ophthalmologischen β-Blocker die Hauptvertreter, daneben ist das Dipivalyladrenalin ein wichtiger Eckpfeiler der konservativen Glaukomtherapie. Weniger bedeutsam wegen seiner systemischen Nebenwirkungen und der bedenklichen Blutdrucksenkung ist Clonidin. Überwiegend beim Engwinkelglaukom von Bedeutung sind α-Blocker wie Thymoxamin. Bis jetzt nur als perorale Therapie verfügbar sind die Karboanhydrasehemmer, in Deutschland überwiegend das Acetazolamid und Dichlorphenamid, in anderen Ländern auch das Methazolamid und Ethoxzolamid. Eine langjährige perorale Therapie mit Karboanhydrasehemmstoffen ist bedenklich wegen der bekannten Nebenwirkungen, im Einzelfall kann eine gut überwachte Dauertherapie mit mäßig dosierten Karboanhydrasehemmstoffen durchaus vertretbar sein.

Wirkungsmechanismen der Antiglaukomatosa

Es gibt grundsätzlich 4 Wege, den Augeninnendruck medikamentös zu beeinflussen: Verbesserung der trabekulären Abflußleichtigkeit, Verbesserung der uveoskleralen Abflußleichtigkeit, Reduktion der Kammerwasserbildung, Senkung des episkleralen Venendrucks.

Alle Cholinergika bzw. Miotika senken den Augeninnendruck durch die Zugwirkung der Pars longitudinalis des Ziliarmuskels auf das Trabekelmaschenwerk. Dieser Muskelanteil strahlt in einem feinen elastischen Geflecht in das juxtakanalikuläre Maschenwerk ein und erweitert durch Muskelzug die Porosität des Gewebes, welches in überwiegendem Maß die Abflußleichtigkeit von Augenwasser aus der vorderen Augenkammer bestimmt. Adrenalinhaltige Glaukommedikamente verbessern im Dauergebrauch auch den trabekulären Abfluß, jedoch nicht auf mechanischem sondern auf noch nicht geklärtem humoralen Weg. Man nimmt an, daß die Permeabilität über eine günstige Beeinflussung der extrazellulären Matrix des Trabekelsystems verbessert wird bzw. die Phagozytose von extrazellulärem Material durch Adrenalin angeregt wird und somit indirekt zur transtrabekulären Fazilität beiträgt. Die Abnahme der Zellularität des Trabekelsystems in hohem Alter begrenzt die Ansprechbarkeit auf diesem Weg. Zu Beginn der Adrenlinwirkung besteht jedoch eine Reduktion der Kammerwassersekretion, vermutlich durch den ausgeprägten vasokonstriktiven Effekt im Ziliarkörperbereich. Die ophthalmologischen β-Blocker wirken ausschließlich über eine Hemmung der Kammerwassersekretion, deren pharmakologischer Mechanismus noch nicht geklärt ist. Eine therapeutisch relevante Verbesserung des uveoskleralen Abstroms ist durch verschiedene Prostaglandinderivate gegeben, welche sich noch in der klinischen Erprobung befinden. Clonidin senkt den Augeninnendruck durch eine Reduktion des Kammerwassereinstroms, vermutlich durch Reduktion der Perfusion des Ziliarkörpers, jedoch ist auch eine Reduktion des episkleralen Venendrucks durch diese Substanz beschrieben, welcher an der Augendrucksenkung beteiligt sein mag. Durch die antiglaukomatöse Monotherapie ist in der Regel eine relative Augendrucksenkung von etwa 25 % des unbehandelten Augendruckniveaus zu erwarten. Eine antiglaukomatöse Kombinationstherapie von Pharmaka unterschiedlicher Wirkungsmechanismen kann eine relative Augendrucksenkung von 35–40 % in Abhängigkeit der Behandlungsanamnese erwarten lassen.

Prinzipien der Kombinationstherapie

Der Vorteil der Kombination von Wirkstoffen in getrennten pharmazeutischen Zubereitungen ist die Möglichkeit der selektiven Steuerung der Dosierungen sowie des selektiven Abbruchs bei Nebenwirkungen oder Unverträglichkeiten. Dem steht der unbestrittene Vorteil fixer Kombinationen in Form einer besseren Compliance und einer geringeren Belastung des Auges durch Konservierungsstoffe gegenüber. Grundsätzlich gilt für eine Kombinationstherapie, daß nur Wirkstoffe unterschiedlicher Wirkungsmechanismen kombiniert werden sollten. Da der entscheidende Pathomechanismus für den erhöhten Augeninnendruck die erschwerte Abflußleichtigkeit für Augenwasser ist, sollte in einer Kombinationstherapie jeweils eine abflußwirksame Substanz enthalten sein. Man sollte die geringstmöglichen Konzentrationen für die Einzelwirkstoffe wählen und auch bei der Kombinationstherapie den Regeln einer Dosistitration folgen. Eine additive Wirkung mit Miotika ist zu erwarten mit β-Blockern, Adrenalinderivaten, Clonidin und auch Karboanhydrasehemmstoffen. β-Blocker wirken additiv mit Miotika, Clonidin und Karboanhydrasehemmstoffen. Fraglich ist die Logik einer Kombination von β-Blockern mit Adrenalinderivaten. Eine spezielle Kombinationstherapie ist Guanethidin mit Adrenalin, da hierbei ein synergistischer Mechanismus vorliegt. Das sympatholytische Guanethidin senbilisiert den adrenergen Rezeptor an der Effektorzelle auf exogene Katecholamine und verstärkt somit den Adrenalineffekt auf die Abflußleichtigkeit. Bei Patienten, bei welchen eine laserchirurgische Therapie nicht möglich ist oder mikrochirurgische Eingriffe abgelehnt werden, ist eine Dauertherapie mit Karboanhydrasehemmstoffen in niedriger Dosierung, z. B. Acetazolamid 2mal 125 mg tgl. oder Methazolamid 2mal 50 mg tgl. in Kombination mit der topischen Applikation von Pilokarpin, Adrenalin oder β-Blockern möglich. Da β-Blocker und Karboanhydrasehemmstoffe auf unterschiedlichem Weg die Kammerwassersekretion hemmen, ist diese Kombination nicht unlogisch.

Neue Glaukommedikamente

In diesem Bereich erscheinen 3 verschiedene Wirkstoffgruppen besonders aussichtsreich und vielversprechend in ersten klinischen Erprobungen: lokal applizierbare Karboanhydrasehemmstoffe, α-2-Agonisten wie Apraclonidin und Prostaglandinderivate. Auf dem Gebiet lokal applizierbarer Karboanhydrasehemmstoffe wurden erstaunliche Entwicklungen erarbeitet. Neuartige Substanzen haben in wässriger Lösung bereits zu einer relativen Augendrucksenkung von 29% geführt, die Augendrucksenkung ist dosisabhängig, die lokale Applikation tolerabel und von minimalen Nebenwirkungen begleitet. Eine verschreibungsfähige Augentropflösung eines Karboanhydrasehemmstoffs scheint nunmehr realistisch in naher Zukunft zu erwarten, eine Behandlungsoption, die als Monotherapie wie auch in der Kombinationstherapie neue Perspektiven eröffnet. Der klassische Vertreter der α-2-Agonisten in der Ophthalmologie ist das Clonidin. Die verwandte Substanz Apraclonidin ist stärker polar als Clonidin und dringt damit weniger in das Zentralnervensystem ein. Es hat damit auch weniger blutdrucksenkende Eigenschaften bei lokaler Applikation am Auge und damit eine günstigere therapeutische Breite als das Clonidin. Es gibt jedoch auch eine Reihe anderer α-2-Agonisten in klinischer Erprobung, welche dem Clonidin verwandt sind. Die Wirksamkeit in der Prophylaxe laserinduzierter Augendrucksteigerungen ist belegt, Langzeitstudien beim chronischen Weitwinkelglaukom sind ebenfalls ermutigend.

Eine neue Dimension der medikamentösen Glaukomtherapie wird durch die Prostaglandinderivate eröffnet. Unsere gängigen Vorstellungen von den Prostaglandinwirkungen am Auge sind mit dem Einsatz hoher Dosen verknüpft: Hyperämie der Konjunktiva und der Iris, ausgeprägte Miosis, Zusammenbruch der Blut-Kammerwasser-Schranke, Augendrucksteigerung. Bei sehr niedrigen Dosierungen ist die Augendrucksteigerung passager, es tritt anschließend eine Augendrucksenkung von 15–20 h ein und nur noch eine Zunahme der Proteine im Kammerwasser von 30%. Mit dem Prostaglandin-F2-α-Isopropylester konnte im Tierversuch am Primatenauge eine Augendrucksenkung von 80% erreicht werden, erste Prüfungen am Menschen zeigten eine wesentliche Augendrucksenkung bei Gesunden und bei Glaukomen, vermittelt durch eine massive Zunahme der uveoskleralen Abflußleichtigkeit. Morphologische Untersuchungen zeigten eine Dilatation der intramuskulären Räume innerhalb des Ziliarmuskels, eine Abnahme von Kollagen I und III im Bindegewebe und Phagolysosomen mit phagozytierten Kollagenfibrillen. Insgesamt erschienen die uveoskleralen Abflußwege deutlich erweitert, so daß mit der Gruppe der Prostaglandine ganz im Gegensatz zu den Miotika eine Substanzklasse vorliegt, welche den Abfluß aus der Vorderkammer über uveosklerale Wege entscheidend verbessert. Die gleichzeitige Anwendung von Miotika würde den Prostaglandineffekt auf den Augeninnendruck jedoch reduzieren, da durch die Ziliarmuskelkontraktur bei Miotikagabe der Prostaglandineffekt aufgehoben wird.

Therapiemonitoring

Die Indikation zur medikamentösen Augendrucksenkung am unbehandelten Augendruckniveau ausschließlich zu orientieren ist schwer genug. Ebenso schwierig ist es, ein therapeutisches Augendruckniveau zu definieren. Die Höhe des anzustrebenden Augendruckniveaus unter Therapie sollte sich an dem Augeninnendruckniveau orientieren, bei welchem ein Glaukomschaden an Papille und Gesichtsfeld eintrat. Ist dies bei sehr hohen Augeninnendruckwerten geschehen, so mag ein therapeutisches Augendruckniveau von vielleicht 22–25 mmHg ausreichend sein, das Auge aus der Gefahrenzone des hohen Drucks zu bringen. Ist umgekehrt die Glaukomschädigung bei nur geringfügig gesteigertem Augeninnendruck oder noch im oberen Normbereich eingetreten, dann ist der Zielaugeninnendruck tiefer anzusiedeln, wenn möglich unter 17 mmHg. Den Augeninnendruck über 24 h des Tages auf das angestrebte Niveau zu bringen ist das Ziel des Augendruckmonitorings. Dies ist jedoch nur die unmittelbare Effizienzkontrolle, langfristig geht es um den Erhalt von Papille und Gesichtsfeld. Bei Therapiebeginn oder Therapieänderung ergibt ein Tagesprofil gute Hinweise über die unmittelbare Therapieeffizienz. Eine Kontrolle des Druckniveaus unter Therapie nach 1–2 Wochen, nach 3–4 Wochen und bei Erreichen des Therapieziels nach 3 Monaten und anschließend im vierteljährlichen Wechsel erscheint gerechtfertigt. Demgegenüber rangiert die Kontrollfrequenz von Gesichtsfeld und Papille in einem Bereich von 6 Monaten bis 2 Jahren in Abhängigkeit des Erkrankungsstadiums, der Compliance, dem Vorliegen anderer Augenerkrankungen, der Progredienz der Erkrankung und dem Alter des Patienten. Die Kontrolle der IOD-Tagesrhythmik geschieht am besten durch adäquate Tagesprofile des Augeninnendrucks oder durch Augendruckkontrollen zu verschiedenen Tageszeiten oder durch eine einseitige Therapie bei Bilateralität der Erkrankung. Die gebotene Kontrollfrequenz der Papille ist identisch mit der des Gesichtsfeldes. Die Papillendokumentation bei stereoskoper Beurteilung kann je nach Möglichkeiten des Therapeuten und persönlicher Bevorzugung durch eine Beschreibung, eine Zeichnung, eine Photodokumentation oder durch eine elektronisch-optische Verlaufskontrolle geschehen. Kommt es zu einem weiteren Gesichtsfeldverfall bei scheinbar reguliertem Augeninnendruck, so können nichtentdeckte Augendruckspitzen vorliegen, eine abnorm niedrige Tensionstoleranz des Sehnervs oder ein Fall von Non-Compliance.

Compliance

Die Compliance ist unabhängig von Alter, Geschlecht, Bildungsstatus, Beruf oder Stadium der Erkrankung. Non-Compliance kann bedeuten „tropft zu häufig", „tropft zu selten" oder „tropft unzeitgemäß". Eine gute Compliance ist in der Regel zu erwarten bei einem guten Artzpatient-Verhältnis, bei guter Aufklärung und bei einem verständlichen Behandlungsschema. Ungünstige Vorzeichen der Compliance sind ein kompliziertes Therapieschema, lange Wartezeiten beim Arzt oder eine lustlose Aufklärung durch Dritte. Die Aufklärung sollte die Risiken der Erkrankung verständlich darlegen, potentielle Nebenwirkungen freimütig aufzeigen, den Erkrankten von der adäquaten Kontrollfrequenz überzeugen und ihn über die richtige Anwendung der Medikation unterrichten.

Zusammenfassung

In der vorliegenden kurzen Übersicht werden grundsätzliche Aspekte der medikamentösen Glaukomtherapie für eine zeitgemäße Behandlungslogik besprochen. Besonders bedeutsam scheint hierbei dem Autor die kritische Einstellung zur Indikation für eine medikamentöse Glaukombehandlung zu sein. Der kurzen Erläuterung des Spektrums der Antiglaukomatosa folgt eine Differenzierung der Wirkungsmechanismen, woraus sich Regeln für eine sinnvolle Kombinationstherapie ergeben. Neue, noch in der klinischen Eprobung befindliche medikamentöse Behandlungswege werden aufgezeigt. Regeln zum Monitoring des augendrucksenkenden Effektes der Pharmakotherapie des chronischen Glaukoms ebenso wie die Effizienzkontrolle der Therapie bemessen unmittelbar an der intraokularen Drucksenkung und langfristig am Erhalt des Sehnerven und des Gesichtsfeldes werden dargestellt. Der wichtige Behandlungsparameter Compliance wird ebenfalls diskutiert.

5.2 Galenik und Kinetik von Glaukomtherapeutika

C. Keßler

Einleitung

Fast alle β-Blocker zur Therapie des Glaukoms werden in unterschiedlichen Konzentrationen von 0,05–2,0% (meist 0,1–0,6%) [23] verwendet. Es erscheint sinnvoll, den Einfluß der unterschiedlichen Zubereitungen von β-Blockern auf die Wirkstoffkonzentration im Kammerwasser zu untersuchen. Substanzen, die die Hornhaut durchdringen sollen, müssen zur Penetration lipophile und hydrophile Eigenschaften besitzen [5]. Von lokal applizierten β-Blockern sollen nur ca. 1% der applizierten Wirkstoffmenge das Augeninnere erreichen [16]. Lottie et al. [13] glauben, daß kein Zusammenhang zwischen dem Verteilungsverhältnis der β-Blocker in Oktanol/Puffer und der Penetrationsgeschwindigkeit durch die Hornhaut vorliegt. Nach Maurice u. Mishima [15] besteht eine lineare Abhängigkeit zwischen präkornealer Wirkstoffkonzentration und penetrierender Wirkstoffmenge. Ros et al. [22] beschreiben für einige β-Blocker eine lineare arithmetische Beziehung zwischen applizierter Wirkstoffkonzentration und intraokularen Wirkstoffspiegeln, während Lottie et al. [13] für Timolol eine lineare logarithmische Beziehung zwischen applizierter Wirkstoffkonzentration und intraokularen Gewebespiegeln beschreiben.

Angaben zur Kammerwasserkonzentration am Menschen nach Gabe von unterschiedlich konzentrierten β-Blockern sind aus der vorliegenden Literatur nicht erkennbar. Nach Gabe von Timolol 0,5% wurde die Wirkstoffkonzentration im Kammerwasser bestimmt [14, 20, 21]. Die dabei gefundenen Meßwerte werden als Vergleichsdaten mit den Untersuchungsergebnissen dargestellt. Timolol ist ein nichtselektiver β-Rezeptorenblocker ohne intrinsische sympathomimetische Aktivität, besitzt ein Verteilungsverhältnis in Oktanol/Wasser von 0,51 und eine Eiweißbindung von ca. 10% [1].

Reflektorische Tränensekretion und Lidschlagfrequenz haben einen entscheidenden Einfluß auf die Verweildauer und Konzentration des Pharmakons am äußeren Auge [15]. Die Tropfengröße der Zubereitungen von β-Blockern und Pilocarpin beträgt zwischen 25,1 und 56,4 μl [11]. Tropfvolumina von 50 μl und 75 μl erbringen im Tränenfilm eine Wirkstoffkonzentration von 87–91% der Konzentration der applizierten Augentropfen. 25 μl Tropfen der gleichen Wirkstofflösung erbringen dort ca. 76% der Konzentration der applizierten Augentropfen [3]. Am Menschen wurde der Einfluß der Größe von Pilocarpintropfen zwischen 5 und 50 μl auf die Resorptionsgeschwindigkeit anhand der Dauer und Stärke der miotischen Reaktion untersucht. Diese Wirkung nimmt zu, wenn die

Tropfengröße von 5 auf 20 μl angehoben wird. Größere Tropfvolumina führen zu keiner stärkeren miotischen Reaktion [7, 26].

Die Viskosität wäßriger Augentropfen läßt sich mit Hilfsstoffen erhöhen, die sich auf der Hornhaut ausbreiten, an ihrer Oberfläche haften [6] und dadurch die Wirkdauer von Ophthalmika am äußeren Auge verlängern [29]. Ein 0,5prozentiger Zusatz von Polyvinylalkohol (PVA) in Augentropfen erhöht die Viskosität auf ca. 3 cP ($H_2O = 1$ cP) und vermindert die Drainagerate von lokal applizierten Augentropfen gegenüber rein wäßrigen Lösungen deutlich. Bei einer Viskosität bis 7,7 cP nimmt die Drainagerate um den Faktor 2–3 ab. Viskositätserhöhung von 7,7 auf 57,8 cP verringert die Drainage nochmals um den Faktor 2–3. Bis 3% PVA-Gehalt wird die Drainagerate deutlich gesenkt und bleibt durch noch höhere PVA-Gehalte unbeeinflußt [19]. Methylzellulosezusatz in Augentropfen, der eine Viskosität von 12,5 cP bewirkt, erhöht die Kammerwasserkonzentration eines Stoffes nach 20 min um das 1,6fache [19]. PVA-Zusatz, zur Erzielung einer Viskosität bis 17,5 cP, erhöht die intraokulare Wirkstoffkonzentration um den Faktor 1,4 während der ersten 20 min nach der Applikation [19].

Material, Methode

Metipranolol ist ein nichtselektiver β-Rezeptorenblocker ohne intrinsische sympathomimetische Aktivität. Metipranolol besitzt ein Verteilungsverhältnis in Oktanol/Wasser von 0,68, an dem hydrophile und lipophile Eigenschaften des Moleküls ablesbar sind, und hat eine Eiweißbindung von ca. 70%. Metipranolol wird in wenigen Minuten nach der Applikation vollständig zu Desacetylmetipranolol metabolisiert, das identische pharmakologische Eigenschaften wie Metipranolol besitzt [1].

Als Prüfsubstanz wurden metipranololhaltige Augentropfen in den Konzentrationen 0,1% mit einer Viskosität von 7,5 cP und 0,3% mit zwei Viskositäten von 1,5 cP und 7,5 cP verwendet. Appliziert wurden 20 μl oder 30 μl große Tropfen dieser 3 Lösungen mit einer Eppendorf-Varipette. Daraus ergaben sich 6 Prüfgruppen. Die Lösungen besitzen einen pH-Wert von 5,5, der ohne Puffer eingestellt ist. Die Lösungen mit 7,5 cP werden mit Polyvinylpyrrolidon (PVP) viskosiert. Beide Präparate sind mit Benzalkoniumchlorid 0,1 mg/ml konserviert.

In diese Untersuchung wurden Patienten einbezogen, die sich einer Routinekataraktoperation mit Implantation einer Hinterkammerlinse unterzogen. Eine Augenerkrankung, eine längerfristige lokale Vortherapie oder eine systemische Metipranololtherapie führte zum Ausschluß aus der Studie.

256 Patienten nahmen an dieser Studie teil. 217 erhielten präoperativ Metipranololaugentropfen, 39 Patienten dienten als Kontrollgruppe. Den Patienten der Prüfgruppen wurden ca. 30, 60, 120 und 300 min vor dem operativen Eingriff unterschiedliche therapeutische Mengen der ophthalmologischen Zubereitungen des β-Blockers Metipranolol in Rückenlage in den unteren Bindehautsack eingeträufelt. Danach erfolgte eine Okulopression mit 30–50 mmHg durch Bleisäckchen für 10 bis 15 min. Zu Beginn der Operation wurde eine Kammerwasserprobe von mindestens 100 μl entnommen.

Die gewonnenen Proben wurden auf − 18°C gekühlt und bis zum Abschluß der gesamten Probenentnahmen tiefgefroren gelagert. Der Desacetylmetipranololgehalt der Kammerwasserproben wurde mittels Gaschromatographiemassenspektrometrie bestimmt. Die Kammerwasserproben wurden zwei Bestimmungen auf Desacetylmetipranolol unterzogen, und es wurde aus den Meßwerten der Mittelwert gebildet.

Zur Überprüfung des Einflusses der unterschiedlichen Konzentrationen, Tropfengrößen und Viskositäten der Prüflösungen auf die Wirkstoffkonzentration im Kammerwasser wurde der „Wilcoxon-signed rank test" verwendet. Der Jonckheere-Test wird angewandt um zu prüfen, ob mit steigender Wirkstoffmenge in den Prüflösungen auch die intraokulare Wirkstoffkonzentration steigt. Die Meßdaten nach Gabe von Metipranolol 0,1% und 0,3% mit einer Viskosität von 7,5 cP und einer Tropfengröße von 30 µl wurden durch Kleinstquadrateanpassung für nichtlineare Funktionen moduliert, wobei der Nelder-Mead-Algorithmus verwendet wurde. Es wurde vorausgesetzt, daß In- und Evasion des Wirkstoffes im Kammerwasser einen exponentiellen Verlauf haben, so daß der Verlauf der Wirkstoffkonzentration im Kammerwasser der folgenden Gleichung gehorcht:

$$\text{Konzentration } y = A \cdot [(\exp - K1 \cdot t) - (\exp - K2 \cdot t)]$$

(K1,2 = In- und Evasionskonstanten, t = Zeit, A = Konzentration nach Einstellung des Verteilungsgleichgewichts [8].

Ergebnisse

7 Kammerwasserproben, die 30 min nach der Applikation gewonnen worden waren, zeigten keinen nachweisbaren Desacetylmetipranololgehalt. Sie wurden nicht in die weiteren Berechnungen mit einbezogen, da eine fehlerhafte Applikation vermutet wurde. In der Prüfgruppe, die Metipranolol 0,1% 300 min vor der Operation erhalten hatten, waren 3 Proben ohne nachweisbares Metipranolol. Bei diesen Proben könnte eine fehlerhafte Applikation oder die völlige Wirkstoffelimination aus dem Kammerwasser zum Zeitpunkt der Probenentnahme ursächlich sein. Sie wurden in die Auswertung einbezogen. Durch diese Ausschlüsse ergaben sich für den Zeitpunkt 30 min in jeder Prüfgruppe 20 auswertbare Ergebnisse mit Ausnahme einer Prüfgruppe, in der nur 18 Proben verwertet werden konnten. Für die späteren Zeitpunkte ergaben sich Gruppengrößen von 11–21 Probanden.

20 µl der 0,1prozentigen Konzentration von Metipranolol erbrachten im Kammerwasser 66,84 ng/ml. 30 µl der 0,1prozentigen Konzentration führten im Kammerwasser zu 108,97 ng/ml Desacetylmetipranolol. 20 µl der 0,3prozentigen Konzentration von Metipranolol mit einer Viskosität von 7,5 cP führten im Kammerwasser zu einer Wirkstoffkonzentration von 572,21 ng/ml und 30 µl zu einer Konzentration von 860,94 ng/ml an Desacetylmetipranolol. 20 µl der 0,3prozentigen Konzentration von Metipranolol mit einer Viskosität von 1,5 cP

Tabelle 1. Kammerwasserkonzentration von Desacetylmetipranolol 30 min nach Applikation von $20\,\mu$l oder $30\,\mu$l 0,1prozentiger oder 0,3prozentiger Wirkstofflösungen mit einer Viskosität von 1,5 cP oder 7,5 cP; arithmetische Mittelwerte, Kammerwasserkonz. = Kammerwasserkonzentration von Desacetylmetipranolol

Metipranolol		Tropfen-größe	Visko-sität	Kammerwasserkonz.		Anzahl (n)
Konzen-tration [%]	Gehalt [mg]	$[\mu l]$	[cP]	ng/ml	± SD	
0,1	0,02	20	7,5	66,84	35,39	20
0,1	0,03	30	7,5	108,97	79,09	20
0,3	0,06	20	7,5	572,21	445,45	20
0,3	0,09	30	7,5	860,94	388,35	18
0,3	0,06	20	1,5	592,92	396,50	20
0,3	0,09	30	1,5	503,46	477,15	20

erzielten im Kammerwasser eine Wirkstoffkonzentration von 592,92 ng/ml. $30\,\mu$l führten zu einer Konzentration von 503,46 ng/ml an Desacetylmetipranolol. Die in der Tabelle 1 angegebenen Werte stellen arithmetische Mittelwerte der Wirkstoffkonzentration im Kammerwasser 30 min nach der Applikation einer Prüfgruppe dar.

Die 6 unterschiedlichen Metipranololzubereitungen wurden im „Wilcoxon-signed rank test" auf Abhängigkeiten zwischen den Variablen „Wirkstoffkonzentration, Tropfengröße, Viskosität" der Prüflösungen und der Kammerwasserkonzentration des Wirkstoffs geprüft. Die verglichenen Prüflösungen sind in den folgenden Tabellen aufgeführt und die P-Werte angegeben.

Wirkstoffkonzentration

Der Einfluß der Konzentration der Wirkstofflösung auf die Kammerwasserkonzentration wurde bei der 0,1prozentigen und der 0,3prozentigen Lösung mit einer Viskosität von 7,5 cP untersucht. Die Lösungen wurden in einer Menge von $20\,\mu$l oder $30\,\mu$l gegeben. Aus der Tabelle 2 geht der signifikante Einfluß der Wirkstoffkonzentration der Prüflösung auf die Wirkstoffkonzentration im Kammerwasser hervor. Eine Verdreifachung der Wirkstoffkonzentration in der Prüflösung erbrachte für diesen Zeitpunkt eine überproportionale Steigerung der Wirkstoffkonzentration im Kammerwasser.

Tropfvolumen

Der Einfluß des Tropfenvolumens auf die Kammerwasserkonzentration wurde anhand der 20- und der 30-μl-Tropfen der 0,1prozentigen und der 0,3prozentigen Lösungen mit einer Viskosität von 7,5 cP und der 0,3prozentigen Lösungen mit

Tabelle 2. Wahrscheinlichkeit eines Einflusses der Konzentration; Tropfvolumen und Viskosität konstant (*P* Wahrscheinlichkeit, *W* Wert, *WBEOB* wie im Versuch beobachtet, % Wirkstoffkonzentration, μl Tropfengröße, *cP* Viskosität)

%	μl	cP		%	μl	cP	P(W ≤ WBEOB)	P(W = WBEOB)	P(W ≥ WBEOB)
0,1	20	7,5	–	0,3	20	7,5	0,0000	0,0000	1,0000
0,1	30	7,5	–	0,3	30	7,5	0,0000	0,0000	1,0000

einer Viskosität von 1,5 cP untersucht. Als statistisch signifikant erwies sich der Einfluß des größeren Tropfvolumens auf die Erhöhung der Wirkstoffkonzentration im Kammerwasser nur für die höher viskosierte und höher konzentrierte Metipranolollösung. Die 3. Zeile der Tabelle 3 zeigt dies. Die beiden anderen Prüflösungen zeigen einen nichtsignifikanten (Zeile 1) oder gegensinnigen Einfluß (Zeile 2) des Tropfvolumens auf die Wirkstoffkonzentration im Kammerwasser.

Viskosität

Der Einfluß der Viskosität der Wirkstofflösung auf die Kammerwasserkonzentration wurde zwischen der 0,3prozentigen Lösung mit einer Viskosität von 1,5 cP und der 0,3prozentigen Lösung mit einer Viskosität von 7,5 cP untersucht. Die Lösungen wurden in einer Menge von 20 μl oder 30 μl gegeben. Die 2. Zeile der Tabelle 4 belegt, daß durch steigende Viskosität in einem 30-μl-Tropfen die Wirkstoffkonzentration im Kammerwasser steigt. Die Versuchsergebnisse weisen durch die höhere Viskosität von 7,5 cP eine Erhöhung der intraokularen Wirkstoffkonzentration um den Faktor 1,7 aus. Für den 20-μl-Tropfen ist dies nur tendenziell ausgeprägt.

Wirkstoffmenge

In der Jonckheere-Statistik wurde geprüft, ob mit steigender absoluter Wirkstoffmenge im applizierten Tropfen die intraokulare Wirkstoffmenge im applizierten Tropfen die intraokulare Wirkstoffkonzentration zunimmt. Dabei wurden folgende Prüflösungen in diesen Test einbezogen:

0,1%, 20 μl, 7,5 cP: 0,02 mg Metipranolol,
0,1%, 30 μl, 7,5 cP: 0,03 mg Metipranolol,
0,3%, 20 μl, 7,5 cP: 0,06 mg Metipranolol,
0,3%, 30 μl, 7,5 cP: 0,09 mg Metipranolol.

Werden die zugeführten absoluten Wirkstoffmengen mit den erzielten Wirkstoffkonzentrationen im Kammerwasser verknüpft, läßt sich eine deutliche Abhängig-

Tabelle 3. Wahrscheinlichkeit eines Einflusses des Tropfvolumens; Viskosität und Konzentration konstant (Abkürzungen s. Tabelle 2)

%	μl	cP		%	μl	cP	P(W $\leq$ WBEOB)	P(W = WBEOB)	P(W $\geq$ WBEOB)
0,1	20	7,5	–	0,1	30	7,5	0,0672	0,0036	0,9291
0,3	20	1,5	–	0,3	30	1,5	0,8945	0,0049	0,1006
0,3	20	7,5	–	0,3	30	7,5	0,0051	0,0005	0,9944

Tabelle 4. Wahrscheinlichkeit eines Einflusses der Viskosität; Konzentration und Tropfvolumen konstant (Abkürzungen s. Tabelle 2)

%	μl	cP		%	μl	cP	P(W $\leq$ WBEOB)	P(W = WBEOB)	P(W $\geq$ WBEOB)
0,3	20	1,5	–	0,3	20	7,5	0,3198	0,0096	0,6796
0,3	30	1,5	–	0,3	30	7,5	0,0018	0,0002	0,9980

keit erkennen. In der aufgeführten Reihenfolge steigt, mit einem p-Wert von 0,0000* (p $\leq$ 0,05), die Wirkstoffkonzentration im Kammerwasser.

Im folgenden werden die Ergebnisse des ersten Untersuchungsteils, die Daten der Kammerwasserkonzentration von Metipranolol 30 min nach Applikation von Metipranololaugentropfen (0,1% oder 0,3% mit 7,5 cP und 30 μl), zusammen mit den Meßdaten der Kammerwasserkonzentration nach 60, 120 und 300 min dargestellt. Als Vergleich sollen Literaturangaben zur Kammerwasserkonzentration von Timolol dienen.

30 min nach Applikation von Metipranolol 0,1% konnten im Kammerwasser 108,97 ng/ml, 1 h nach Applikation 624,55 ng/ml, 2 h nach Applikation 235,29 ng/ml und 5 h nach Applikation 88,02 ng/ml festgestellt werden. In der Patientengruppe, die Metipranolol 0,3% zu den unterschiedlichen Zeitpunkten vor der Operation erhalten hatte, wurden folgende Wirkstoffkonzentrationen im Kammerwasser · gemessen: 30 min nach Applikation 860,94 ng/ml, 1 h nach Applikation 1289,20 ng/ml, 2 h nach Applikation 1120,88 ng/ml und 5 h nach Applikation 327,26 ng/ml. Tabelle 5 enthält die Ergebnisse, Mittelwerte und Standardabweichung sowie die Mediane und die Interquartilsabstände in der Übersicht. Abbildung 1 zeigt die Einzelwerte der Kammerwasserkonzentration zu den Untersuchungspunkten.

Zwischen 30 und 120 min nach Applikation von Metipranolol 0,1% und 0,3% erreicht Desacetylmetipranolol das Konzentrationsmaximum im Kammerwasser. Eine Steigerung der Metipranololkonzentration in der Wirkstofflösung führte auch zu einer Steigerung der Kammerwasserkonzentration. Die maximal gemessene Wirkstoffkonzentration war 1 h nach Applikation von Metipranolol 0,3% höher als nach Metipranolol 0,1%. Eine nichtlineare Steigerung der

Tabelle 5. Mittelwerte und Mediane der Kammerwasserkonzentration von Desacetylmetipranolol 30, 60, 120 und 300 min nach Applikation von Metipranolol 0,1 % und 0,3 % (*Q*. Quartil)

Wirkstoff	Zeit [min]	Kammerwasserkonzentration					Probanden (n)
		Mittelwerte [ng/ml]	± SD	Median			
				1. Q.	[ng/ml]	3. Q.	
Metipranolol	30	108,97	79,09	47,0	77,5	167,0	20
0,1 %	60	624,55	318,92	467,5	621,0	706,5	11
	120	235,29	202,25	108,0	170,5	282,0	14
	300	88,02	76,23	41,0	67,0	106,5	21
Metipranolol	30	860,94	388,35	431,0	735,0	1193,0	18
0,3 %	60	1289,20	724,54	892,0	1130,0	1640,0	15
	120	1120,88	713,76	636,0	1032,0	1434,5	17
	300	327,36	137,02	195,0	336,5	412,0	14

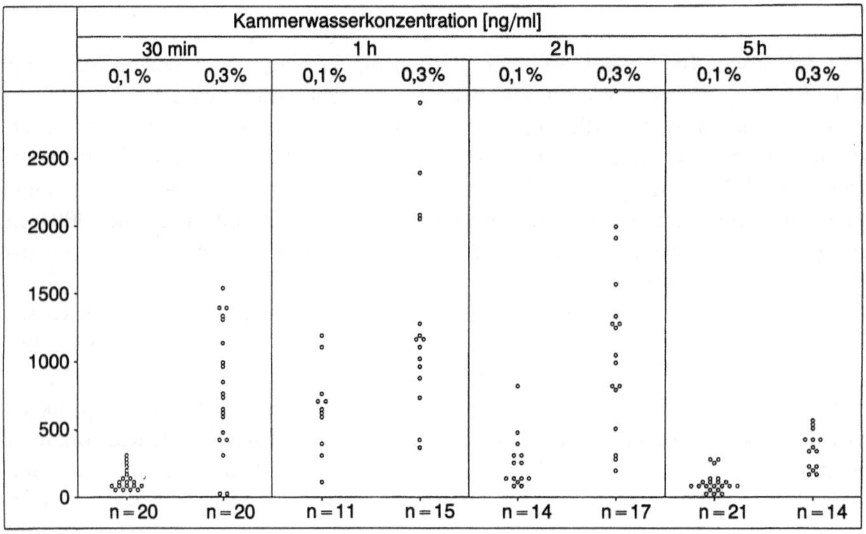

Kammerwasserkonzentration [ng/ml]

30 min		1 h		2 h		5 h	
0,1 %	0,3 %	0,1 %	0,3 %	0,1 %	0,3 %	0,1 %	0,3 %
n = 20	n = 20	n = 11	n = 15	n = 14	n = 17	n = 21	n = 14

Abb. 1. Streudiagramm der Kammerwasserkonzentration von Desacetylmetipranolol 1/2, 1, 2, 5 h nach Applikation von Metipranolol 0,1 % und 0,3 %

Kammerwasserkonzentration durch Erhöhung der Wirkstoffkonzentration der Augentropfen wird zum Zeitpunkt 30 min nach der Applikation vermutet, während 60 und 300 min nach der Applikation die Wirkstoffkonzentration der Prüflösungen und die Wirkstoffkonzentration im Kammerwasser eine lineare Abhängigkeit voneinander zu zeigen scheinen. Ein Wert von 1000 ng Desacetyl-

Tabelle 6. Geschätzte Werte für A, K1 und K2 durch Kleinstquadrateanpassung unter Verwendung des Nelder-Mead-Algorithmus

	Metipranolol 0,3%	Metipranolol 0,1%
A	1959,7445710	850,6040482
K1	0,0057166	0,0088946
K2	0,0367121	0,0280179

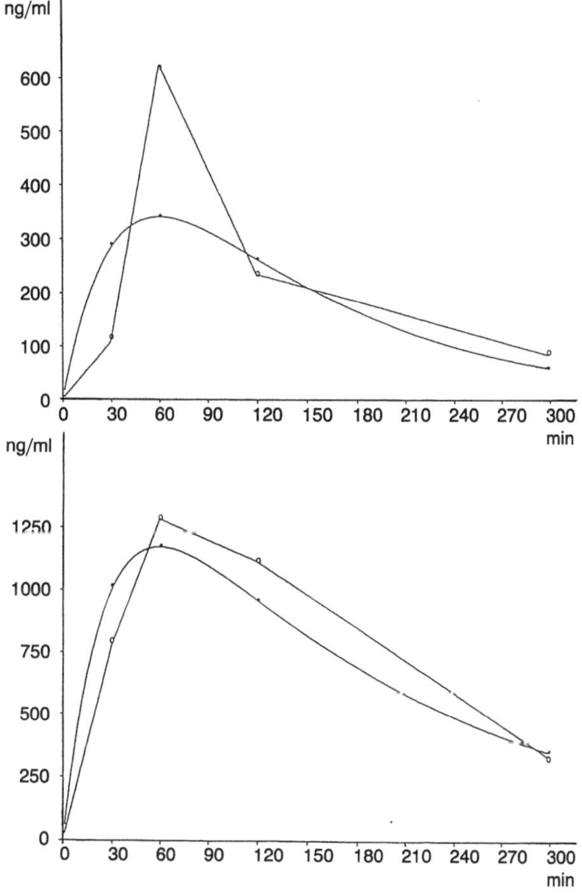

Abb. 2. Mittelwerte der Kammerwasserkonzentration von Desacetylmetipranolol (○) und durch Kleinstquadrateanpassung (●) für nichtlineare Funktionen, modellierte Meßdaten nach Gabe von Metipranolol 0,1% (*oben*) und 0,3% (*unten*)

metipranolol in 1 ml Kammerwasser entspricht einer Konzentration von 0,00001% des Wirkstoffes und liegt 30000fach niedriger als die Wirkstoffkonzentration der applizierten 0,3prozentigen Augentropfen. Der Wirkstoffgehalt im

Tabelle 7. Kammerwasserkonzentration bei Kataraktpatienten von Timolol 12–71, 80–95 und 60–420 min präoperativ nach der Applikation einer 0,5prozentigen Lösung. (Nach [14, 20, 21])

Wirkstoff	Anzahl Tropfen (n)	Zeit nach Applikation [min]	Kammerwasserkonzentration		Probanden (n)
			[ng/ml]	± SD (Bereich)	
Timolol 0,5%	2	12–71	554	(80–1000)	26
	1	80–95	626	632	19
	2	120	–	(100–1450)	7
	2	180–240	–	(280–380)	5
	2	300–420	–	(20–150)	4

Probevolumen von $100\,\mu$l Kammerwasser entspricht 0,3% der applizierten Wirkstoffmenge.

Eine Modulation der Meßdaten wurde durchgeführt. A, K1 und K2 wurden durch Kleinstquadrateanpassung unter Verwendung des Nelder-Mead-Algorithmus aus den Meßdaten geschätzt. Tabelle 6 listet die dabei gefundenen Werte auf.

Werden die Mittelwerte der Meßdaten zusammen mit den modulierten Daten dargestellt, ergeben sich die Kurvenverläufe in Abb. 2.

In Tabelle 7 sind zum Vergleich Konzentrationsangaben zu Timolol im Kammerwasser aufgelistet. Timolol besitzt ein Oktanol-/Wasser-Verteilungsverhältnis von 0,51 und eine Eiweißbindung von 10%. Vor einer Kataraktoperation wurden 1 [14] oder 2 [20, 21] Tropfen Timolol 0,5% den Patienten appliziert. 12–71 min [21], 80–95 min [14] und 60–420 min [20] nach der Applikation wurden Kammerwasserproben entnommen und ihr Wirkstoffgehalt bestimmt. Zu beachten ist, daß in diesen Untersuchungen die Probenumfänge zu den Meßzeitpunkten meist klein waren, die Zeitintervalle zwischen Applikation und Probenentnahme stark schwankten und eine statistische Auswertung der Ergebnisse nur begrenzt vorgenommen wurde.

Nach 2 Tropfen Timolol 0,5%, einer 1,7fach höheren Konzentration und einer 3,3fach höheren Wirkstoffmenge (0,3 mg Timolol) als in 1 Tropfen Metipranolol 0,3% wurden im Kammerwasser nach 12–71 min im Durchschnitt 554 ng/ml gemessen. 80–95 min nach 1 Tropfen Timolol 0,5% wurden Werte von 626 ng/ml gemessen. 120 min nach 2 Tropfen Tilmolol 0,5% konnten Werte zwischen 100 und 1450 ng/ml festgestellt werden. Nach 180–240 min waren 280–380 ng/ml im Kammerwasser zu finden und 20–150 ng/ml nach 5–7 h. Abbildung 3 zeigt die einzelnen Meßwerte zu unterschiedlichen Zeitpunkten nach der Applikation.

Diskussion

Nur geringe Mengen eines applizierten Wirkstoffes penetrieren durch die Hornhaut. Dies beruht einerseits auf der schnellen Elimination der zugeführten Wirkstofflösung vom äußeren Auge, andererseits auf der relativen Undurchläs-

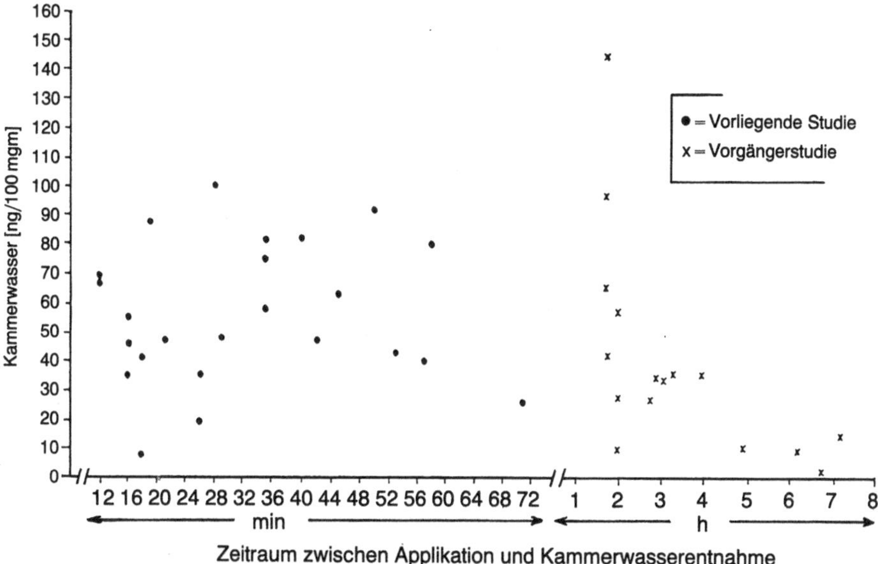

Abb. 3. Kammerwasserkonzentration bei Kataraktpatienten von Timolol 12–420 min nach Applikation von 2 Tropfen Timolol 0,5%. (Nach [20, 21])

sigkeit der Hornhaut. Die Applikation wäßriger Lösungen auf das reagible äußere Auge führt im Vergleich zur oralen oder parenteralen Applikation zu einer sehr schlecht vorhersagbaren Pharmakokinetik einer Substanz. In der Reihenfolge der Gewebe, in denen β-Blocker nach lokaler Applikation nachweisbar sind, wird die Hornhaut an erster Stelle, dann Iris und Ziliarkörper und erst dann das Kammerwasser genannt [16]. Das zu einem Zeitpunkt im Kammerwasser nachgewiesene Desacetylmetipranolol stellt sicher nur einen Teil der penetrierten Wirkstoffmenge dar, sie repräsentiert jedoch die Wirkstoffkonzentration, die am Wirkort, dem Ziliarkörper, vorherrscht.

Tropfvolumen

Der Einfluß des Tropfvolumens von 20 oder 30 μl auf die Wirkstoffkonzentration im Kammerwasser war gering. Es darf gefolgert werden, daß eine Reduktion des Tropfvolumens von Metipranololaugentropfen von ca. 30 auf 20 μl nicht zu einer nachhaltigen Reduktion der Wirkstoffkonzentration im Kammerwasser und der Wirkung führt. Die Therapiesicherheit durch Verringerung der systemischen Wirkstoffresorption würde erhöht werden. Dieses Untersuchungsergebnis steht im Einklang mit Angaben anderer Untersucher [7, 26]. Auch für Pilocarpinzubereitungen wird angegeben, daß mit steigendem Tropfvolumen die im Kammerwasser erscheinende Wirkstoffmenge relativ geringer wird [6].

Viskosität

Ein signifikanter Einfluß der Viskosität in Metipranololaugentropfen auf die intraokulare Wirkstoffkonzentration wurde nur für die 30 μl großen Tropfen gefunden. Eine gute Übereinstimmung mit obigen Literaturangaben ist festzustellen. Es ist nicht verwunderlich, daß der Einfluß der höheren Viskosität auf die intraokulare Wirkstoffkonzentration nur bei den 30-μl-Tropfen statistisch signifikant wird. Die Eliminationsgeschwindigkeit von Flüssigkeiten am äußeren Auge steigt mit ihrem Volumen [9, 15], und die retinierende Wirkung der viskositätserhöhenden Stoffe wird dann stärker bemerkbar.

Wirkstoffmenge

Die applizierte Wirkstoffmenge, ohne Berücksichtigung der Konzentration und der Tropfengröße, hat auf die Wirkstoffkonzentration im Kammerwasser einen signifikanten Einfluß. Tabelle 2 (s. S. 220) zeigt jedoch, daß weniger die Erhöhung der absoluten Wirkstoffmenge als die Konzentration, mit der sie appliziert wird, für die intraokular erscheinende Wirkstoffmenge verantwortlich ist. Der 20 μl große Tropfen der 0,3prozentigen Metipranolollösung, der nur die doppelte Wirkstoffmenge eines 30-μl-Tropfens der 0,1prozentigen Lösung enthält, erzielt nach 30 min eine 5- bis 6fach höhere intraokulare Wirkstoffkonzentration. Es wurde im Tierversuch gezeigt, daß aus kleinen Tropfvolumina mit höheren Wirkstoffkonzentrationen mehr Wirkstoff durch die Hornhaut penetriert als aus großen Tropfen mit entsprechend geringerer Wirkstoffkonzentration [2, 17, 18].

Wirkstoffkonzentration

Die Untersuchungsergebnisse stellen weder einen intraindividuellen noch einen exakten Verlauf der Wirkstoffkonzentration im Kammerwasser dar, da nur zu wenigen Untersuchungszeitpunkten und nur einmalig zu Beginn der Kataraktoperation die Kammerwasserproben gewonnen wurden. Aus diesen Gründen wurde keine Flächenberechnung unter den Kurven durchgeführt. Es kann daher nur bedingt von einer Kinetik des Wirkstoffes im Kammerwasser gesprochen werden.

Invasion und Evasion des β-Blockers sollen im Serum einer Kinetik 1. Ordnung folgen [16], wobei das Pharmakon proportional seiner jeweiligen Konzentration resorbiert und eliminiert wird. Wenn die Kinetik des Wirkstoffes im Kammerwasser ebenfalls einer solchen Ordnung unterliegt und werden die Meßdaten entsprechend moduliert, scheint nach Gabe von Metipranolol 0,1% oder 0,3% ein Verhältnis der Wirkstoffkonzentration im Kammerwasser von etwa 1:3 vorzuliegen. Die modulierten Daten zeigen eher eine linear arithmetische Beziehung zwischen applizierter Wirkstoffkonzentration und intraokularen Wirkstoffspiegeln, während die nicht modulierten Daten v. a. nach 30 und 120 min auf einen linear logarithmischen Zusammenhang schließen lassen. Ros et al. [22] beschreiben für einige β-Blocker eine lineare arithmetische Beziehung zwischen applizierter Wirkstoffkonzentration und intraokularen Wirkstoffspiegeln, während Lotti et al. [13] für Timolol eine lineare logarithmische Beziehung zwischen applizierter Wirkstoffkonzentration und intraokularen Wirkstoffspiegeln beschreiben. Da die Meßdaten eine große Streubreite besitzen, der Wirkstoff im Kammerwasser nur einen Teil des resorbierten Pharmakons darstellt, die exakte Verteilung des Wirkstoffes in den einzelnen Geweben des Auges nicht bekannt ist und mehrere Möglichkeiten der Wirkstoffelimination bestehen, kann kein mathematisch exakter Verlauf der Anflutung und Elimination des Wirkstoffes im Kammerwasser entsprechend einer Exponentialfunktion erwartet werden. Schlußfolgerungen zur Wirkdauer dürfen aus den Daten nicht gezogen werden, da die Elimination aus Geweben des Auges einer Kinetik 0. Ordnung folgt, d. h. pro Zeiteinheit eine konstante Menge von Ziliarfortsätzen, Iris und Cornea abdiffundiert [16].

Metipranolol 0,3% erzielt gegenüber Timolol 0,5% trotz niedriger Konzentration in den Augentropfen und nur 1maliger Applikation zu jedem Zeitpunkt höhere Wirkstoffkonzentrationen im Kammerwasser, obgleich die höhere Hydrophilie des Timolols (0,51) im wäßrigen Medium des Kammerwassers höhere Wirkstoffspiegel erwarten läßt. Es darf vermutet werden, daß Metipranolol aufgrund der hohen Eiweißbindung in sehr viel höherem Maß an okulären Geweben nachweisbar ist als Timolol. Auch Metipranolol 0,1% erzielt 1 und 5 h nach der Applikation Kammerwasserkonzentrationen, die mit denen nach 2 Tropfen Timolol 0,5% vergleichbar sind. Ursachen für die Konzentrationsunterschiede im Kammerwasser zwischen Metipranolol und Timolol können durch unterschiedliche Wirkstoffeigenschaften der β-Blocker (Octanol-/Wasser-Verteilungsverhältnis), in der Galenik der Präparate (Timololaugentropfen sind nicht viskosiert), in den Prüfanordnungen und in der Analysemethode der Wirkstoffe (Gaschromatographie und Gaschromatographie-Elektroneneinfangmethode für Timolol und Gaschromatographie/Massenspektrometrie für Metipranolol) begründet sein.

Metipranolol und Timolol werden oral als systemische Antihypertensiva eingesetzt. Therapeutische Dosen von Metipranolol sind 20–40 mg tgl. 54 min nach Gabe von 40 mg Metipranolol sind 79,6 ng/ml als maximaler Serumspiegel meßbar. Die therapeutische Schwellenkonzentration des Metipranolols für die antihypertensive Therapie liegt bei ca. 3,5 ng/ml Serum (Angaben des Herstellers). Für Metipranolol liegen keine Untersuchungen zur Kammerwasserkonzentration oder zur IOD-Senkung nach oraler Gabe vor. Nach oraler Applikation des β-Blockers Nadolol (20 mg) wurden bei Kataraktpatienten im Kammerwasser Konzentrationen zwischen 3,8 ng/ml und 13,4 ng/ml, im Serum Werte zwischen 13,5 ng/ml und 62,9 ng/ml gemessen. Die niedrigen intraokularen Wirkstoffspiegel reichten aus, um den IOD nach 3 h um durchschnittlich 24% zu senken [28]. Puls und Blutdruck zeigten keine signifikante Veränderung während der Studie, so daß der IOD-Abfall nicht durch eine systemische Wirkung des Nadolols bewirkt wurde.

Metipranolol 0,1% wurde in Doppelblindstudien im Vergleich zu Betaxolol 0,5% [25], Levobunolol 0,5% [4], und Timolol 0,25% [24] bezüglich der IOD-

Senkung bei Patienten mit chronischem Offenwinkelglaukom oder okulärer Hypertension untersucht. Dabei ergaben sich zwischen den Präparaten sowohl bezüglich maximaler Drucksenkung als auch im Tagesdruckverlauf keine statistisch signifikanten Unterschiede. Auch an den Nahtstellen der Therapie, 12 h nach der letzten Applikation, unterschied sich die Höhe des Augeninnendrucks unter den verschieden konzentrierten β-Blockern nicht. Zu diesem Zeitpunkt war der Augeninnendruck zwar gegenüber der maximalen Drucksenkung wieder angestiegen, lag jedoch unter dem therapeutisch gewünschten Druck von 21 mmHg.

In einer Vergleichsstudie mit unterschiedlichen Konzentrationen von Levobunolol (0,25 %, 0,5 % und 1,0 %) und Timolol (0,1 %, 0,25 %, und 0,5 %) wurde festgestellt, daß Patienten mit mildem Offenwinkelglaukom oder okulärer Hypertension durch eine Therapie mit 0,25 prozentigem Levobunolol nur in 63 % der Fälle zufriedenstellend druckreguliert werden konnten [12]. Unter Therapie mit 0,5 prozentigem Levobunolol waren 66,6 % und unter 1 prozentigem Levobunolol 75 % dieser Patienten ausreichend therapiert. Mit Timolol 0,125 % konnten 69 % der Patienten und mit Timolol 0,5 %, der höchsten Konzentration, nur 73 % der Patienten druckreguliert werden. Dies belegt sehr eindrucksvoll, daß eine Steigerung der Wirkstoffkonzentration und damit eine Steigerung der intraokularen Wirkstoffmenge den therapeutischen Erfolg nicht deutlich steigert.

Zusammenfassung

Zum Nachweis des β-Blockers Metipranolol im Kammerwasser wurden 125 Patienten 30 min vor einer Kataraktoperation entweder 20 μl oder 30 μl große Tropfen einer 0,1 prozentigen oder 0,3 prozentigen Metipranololösung mit einer Viskosität von 7,5 cP appliziert. Weiterhin wurden 20 μl oder 30 μl große Tropfen einer 0,3 prozentigen Metipranololösung mit einer Viskosität von 1,5 cP appliziert. Bei 92 Kataraktpatienten wurden 1, 2 oder 5 h vor der Kataraktoperation 30 μl einer 0,1 prozentigen oder 0,3 prozentigen Metipranololösung mit einer Viskosität von 7,5 cP eingeträufelt. Weitere 39 Patienten erhielten kein Medikament und dienten als Kontrollgruppe. Zu Beginn der Operation wurde eine Kammerwasserprobe entnommen, deren Gehalt an Desacetylmetipranolol mittels Gaschromatographiemassenspektrometrie bestimmt wurde. „Wilcoxonsigned rank test" und Jonckheere-Statistik wurden zur Auswertung verwendet.

In 3 Versuchen erbrachte die Vergrößerung des Tropfvolumens von 20 μl auf 30 μl nur einmal eine signifikante Steigerung der Wirkstoffkonzentration im Kammerwasser. Viskositätserhöhung der Wirkstofflösung von 1,5 auf 7,5 cP erhöhte die Wirkstoffkonzentration im Kammerwasser nach Applikation der 30-μl-Tropfen signifikant (Faktor ca. 1,7).

Mit steigender absoluter Wirkstoffmenge in Metipranololaugentropfen nimmt auch die Wirkstoffkonzentration im Kammerwasser zu. 1/2, 1, 2 oder 5 h nach der Applikation von Metipranolol 0,1 % (7,5 cP, 30 μl) wurden 108,97 ng/ml, 624,55 ng/ml, 235,29 ng/ml und 88,02 ng/ml gemessen. 1/2, 1, 2 oder 5 h nach der Instillation von Metipranolol 0,3 % (7,5 cP, 30 μl) wurden 860,94 ng/ml,

1289,20 ng/ml, 1120,88 ng/ml und 327,36 ng/ml gefunden. Mit steigender Wirkstoffkonzentration in den Augentropfen nimmt die Geschwindigkeit des Anstiegs und die maximale Höhe der Kammerwasserkonzentration zu. Eine Erhöhung der Wirkstoffkonzentration in den Augentropfen scheint eine entsprechende lineare Erhöhung der Wirkstoffkonzentration im Kammerwasser zu erzielen. Bis zur 5. h nach der Applikation von Metipranolol liegen im Kammerwasser Wirkstoffkonzentrationen vor, die durchschnittlich 30- bis 400mal höher als die therapeutische Schwellenkonzentration von Metipranolol in der systemischen Therapie sind. Dies wird anhand klinischer Untersuchungen mit Metipranolol 0,1% diskutiert.

Literatur

1. Bartsch W, Sponer G, Strein K (1983) Pharmakologisches Spektrum des Metipranolol und Erfahrungen der klinischen Anwendung. In: Merte HJ (Hrsg) Metipranolol – Pharmakologie der Betablocker und Ophthalmologische Anwendung von Metipranolol. Springer, Wien, S 35–49
2. Chrai SS, Patton TF, Mehta A, Robinson JR (1973) Lacrimal and instilled fluid dynamics in rabbit eyes. J Pharmacol Sci 7/62:1113–1120
3. Chrai SS, Makoid MC, Eriksen STP, Robinson JR (1974) Drop size and initial dosing frequency problems of topically applied ophthalmic drugs. J Pharmacol Sci 3/63:333–338
4. Christ T (1990) Der Einfluß der Viskosität und der Konzentration von Betablockern auf die Break-Up-Time und den Augeninnendruck. Vortrag anläßlich des 26th Int Congr Ophthalmology, Singapore
5. Dolder R, Skinner FS (1983) Ophthalmika. Pharmakologie, Biopharmazie und Galenik der Augenarzneimittel, 3. Aufl. Wiss Verlagsges, Stuttgart, S 40, 335–337, 340–346
6. Engelmayr W, Krieglstein GK (1980) Pilocarpin – ein Jahrhundert in der Glaukomtherapie. Kaden, Heidelberg, S 26–38
7. File RR, PattonF (1980) Topically applied pilocarpine – human pupillary response as a function of drop size. Arch Ophthalmol 98:112–115
8. Forth W, Henschler D, Rummel W (1987) Allgemeine und Spezielle Pharmakologie und Toxikologie, 5. Aufl. Wissenschaftsverlag, Mannheim Wien Zürich, S 60–70
9. Fraunfelder FT (1976) Extraocular fluid dynamics: how best to apply topical ocular medication. Trans Am Ophthalmol 74:457–487
10. Keßler C, Bleckmann H, Kleintges G. The influence of strength, drop size and viscosity of metipranolol eye drops on concentration of the substance in human aqueous humour. (submitted)
11. Lederer CHM, Harold RE (1986) Drop size of commercial glaucoma medications. Am J Ophthalmol 101:691–694
12. Long D, Zimmerman T, Spaeth G, Novack G, Burke PJ, Duzmann E (1985) Minimum concentration of levobunolol required to control intraocular pressure in patients with primary open-angle glaucoma or ocular hypertension. Am J Ophthalmol 99:18–22
13. Lotti VJ, LeDouarec JC, Stone CA (1984) Automatic nervous system: Adrenergic antagonists. In: Sears ML (ed) Pharmacology of the eye, chapt 5b. Springer, Berlin Heidelberg New York, pp 249–277
14. Maren N, Calissendorff BM (1985) Timolol in aquous humour after topical administration. A pilot study. Acta Ophthalmol (Copenhagen) 63/4:415–417
15. Maurice DM, Mishima M (1984) Ocular pharmacokinetics. In: Sears ML (ed) Pharmacology of the eye, chap 2. Springer, Berlin Heidelberg New York, pp 20–116
16. Noack E (1984) Pharmakologische Gesichtspunkte der Glaukom-Therapie mit Beta-Rezeptorenblockern. Vortrag am Institut für Pharmakologie, Univ Düsseldorf
17. Patton TF (1977) Pharmacokinetic evidence for improved ophthalmic drug delivery by reduction of instilled volume. J Pharmacol Sci 7/66:1058–1059

18. Patton TF, Francoeur M (1978) Ocular biovailability and systemic loss of topically applied ophthalmic drugs. Am J Ophthalmol 85:225–229
19. Patton TF, Robinson JR (1975) Ocular evaluation of polyvinyl alcohol vehicle in rabbits. J Pharmacol Sci 8/64:1312–1315
20. Phillips CI, Bartholomew RS, Kazi G, Schmitt CJ, Vogel R (1981) Penetration of timolol eye drops into human aqueos humour. Br J Ophthalmol 65/9:593–595
21. Phillips CI, Bartholomew RS, Levy AM, Grove J, Vogel R (1985) Penetration of timolol eye drops into human aqueos humour: the first hour. Br J Ophthalmol 69/3:217–218
22. Ros FE, Innemee HE, Van Zwieten PA (1979) Ocular penetration of beta-adrenergic blocking agents: an experimental study with atenolol, etoprolol, timolol and propranolol. Doc Ophthalmol 488:291–301
23. Rote Liste (1989) Verzeichnis von Fertigarzneimitteln der Mitglieder des Bundesverbandes der Pharmazeutischen Industrie. In: Bundesverband der Pharmazeutischen Industrie (Hrsg). Cantor, Aulendorf
24. Schmitz-Valckenberg P, Jonas J, Brambring DF, Röhmel J (1984) Drucksenkungen durch Metipranolol 0,1%. Eine vergleichende Studie. Z Prakt Augenheilkd 5:171–175
25. Stout RWO, van Balen ATM (1989) Metipranolol 0,1% versus Betaxolol 0,5% eine Doppelblind-Cross-over-Prüfung. Vortrag anläßlich der Tagung der Nied Ophthalmol Ges (NOG), Alkmaar
26. Sugaya M, Nagataki S (1978) Kinetics of topical Pilocarpine in the human eye. Jpn J Ophthalmol 22:127–141
27. Tang-Lui DD, Liu S, Neff F, Sandri R (1987) Disposition of levobunolol after ophthalmic dose to rabbits. J Pharmacol Sci 76/10:780–783
28. Tiong TH, Hung SO, Perelman MS (1988) Penetration of nadolol into aqueous humour after a single oral dose. Br J Clin Pharmacol 26/1:92–98
29. Trueblood JH, Rossomondo RM, Carlton WH, Wilson LA (1975) Corneal contact times of ophthalmic vehicles. Arch Ophthalmol 93:127

5.3 Hämodynamische Aspekte in der Glaukomtherapie

L. E. Pillunat

Einleitung

Nach heutigem Wissensstand über die Pathogenese des glaukomatösen Sehnervenschadens muß davon ausgegangen werden, daß neben der Erhöhung des intraokularen Drucks noch andere Faktoren wesentlichen pathogenetischen Stellenwert besitzen [1–4, 7]. Die nutritive Balance des Sehnervs kann sowohl durch eine Steigerung des Augeninnendrucks als auch durch eine verminderte Perfusion des N. opticus verschlechtert werden. Dieser Umstand wird bei Betrachtung des sog. Normaldruckglaukoms besonders deutlich. Trotz physiologischer Augeninnendrücke reicht die Nutrition der Papille nicht aus, und es kommt zum Untergang von Sehnervenfasern. Neben anderen Faktoren wird hier eine verminderte Perfusion des Sehnervs als wesentliche Ursache angenommen [10–14, 18, 28–30, 34]. Bei rein mechanischer Betrachtungsweise kann der okuläre Blutdruck als dem Augeninnendruck entgegengesetzte Größe im Hinblick auf die nutritive Balance des Sehnervenkopfs angesehen werden. Bei Steigerung des Augeninnendrucks nimmt die für die Perfusion wesentliche Variable – der okuläre Perfusionsdruck – ab, und es kann ein Untergang von Sehnervenfasergewebe resultieren. Somit wird deutlich, daß ein Medikament, welches in der Glaukomtherapie eingesetzt wird, neben einer Augeninnendrucksenkung auch eine Perfusionserhöhung bewirken sollte. Kommt es jedoch neben der Senkung des Intraokulardrucks ebenfalls zur Verminderung der okulären Perfusion, so wird die nutritive Situation des Sehnervs weiter verschlechtert. Trotz regulierter Augeninnendrücke („Druckkosmetik") resultiert eine Progredienz von Sehnervenfaserschaden und Gesichtsfelddefekten [8].

Seit Jahren wird über die perfusionsmindernde Wirkung einiger antiglaukomatöser Substanzen kontrovers diskutiert, und es wurden eine Vielzahl von Untersuchungen durchgeführt, die sich mit dieser Thematik befassen.

Da die β-Rezeptorenblocker in der modernen Glaukomtherapie – seit der Einführung von Phillips et al. [23] – eine überragende Bedeutung gewonnen haben, ist diese Substanzklasse hinsichtlich ihrer hämodynamischen Nebenwirkungen Gegenstand kontroverser Diskussionen. So fanden Christini u. Giovanni [9] nach Timololapplikation eine Zunahme okulärer Pulsamplituden, Grunwald [15] konnte eine Zunahme des retinalen Blutflusses nach Applikation des gleichen Medikamentes nachweisen, und Hendrickson u. Robert [16, 41] zeigten eine Erhöhung okulärer Perfusionsdrücke nach Timololapplikation. Diese genannten Studien belegten somit eine wünschenswerte Verbesserung der okulären Hämo-

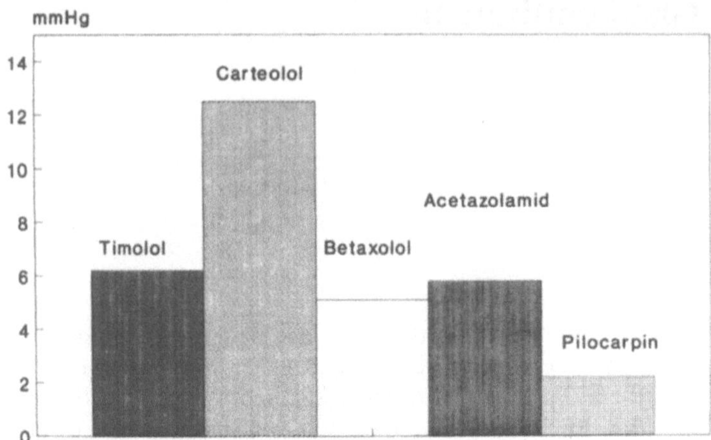

Abb. 1. Reduktion des kritischen Drucks im Vergleich Timolol 0,5%, Carteolol 2%, Betaxolol 0,5%, Acetazolamid und Pilocarpin 2% (Nach [26, 27, 35])

dynamik bei gleichzeitig suffizienter Augeninnendrucksenkung. Andererseits finden sich auch Hinweise auf perfusionsmindernde Effekte nach lokaler Timololapplikation. Lobstein u. Flammer [19, 20] wiesen auf eine mögliche vasokonstriktorische Wirkung lokal applizierter β-Blocker hin. Wizemann u. Krey [52] fanden nach Timololmedikation eine deutliche Temperaturminderung des hinteren Augenabschnitts und interpretierten dieses Ergebnis als Perfusionsminderung im Bereich des hinteren Augenabschnitts. Richard et al. [36–39] untersuchten die Wirkung eines β-Blockers mit intrinsischer sympathomimetischer Aktivität (ISA) – Pindolol – und die Wirkung von Timolol auf die okulären Kreislaufzeiten mit der Videoangiographie. Sämtliche retinalen Kreislaufzeiten wie auch die paramakuläre Mikrozirkulation wurden durch die Applikation dieser Substanzen negativ beeinflußt.

In einer 1988 durchgeführten experimentellen Pilotstudie [26, 27, 35] wurde der Einfluß von 5 antiglaukomatösen Substanzen auf die okulären Perfusionsdrücke und auf die Drucktoleranz des Sehnervs untersucht (Abb. 1). Bei einer vergleichbaren Augeninnendrucksenkung aller angewandten Präparate (Acetacolamid, Timolol 0,5%, Betaxolol 0,5%, Carteolol 2% und Pilocarpin 2%) zeigte sich in keiner Behandlungsgruppe eine signifikante Änderung von okulären Perfusionsdrücken, systemischem Blutdruck oder Herzfrequenz mit Ausnahme der Carteolgruppe. Unter Behandlung mit Carteolol 2%, dem in dieser Studie einzigen β-Blocker mit intrinsischer sympathomimetischer Aktivität, wurde der systolisch ziliare Perfusionsdruck und der kritische Druck im Drucktoleranztest des Sehnervs statistisch signifikant gesenkt (Abb. 2).

Um den Einfluß der intrinsisch sympathomimetischen Aktivität auf die okuläre Perfusion beurteilen zu können, wurden 2 weitere klinisch-experimentelle Studien angeschlossen.

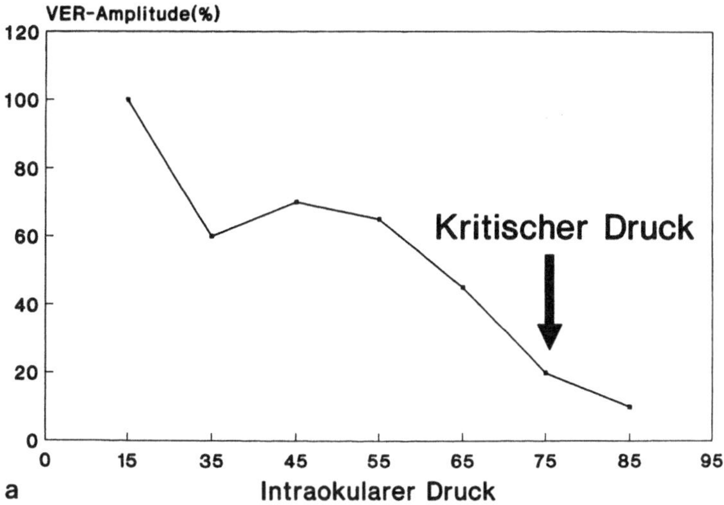

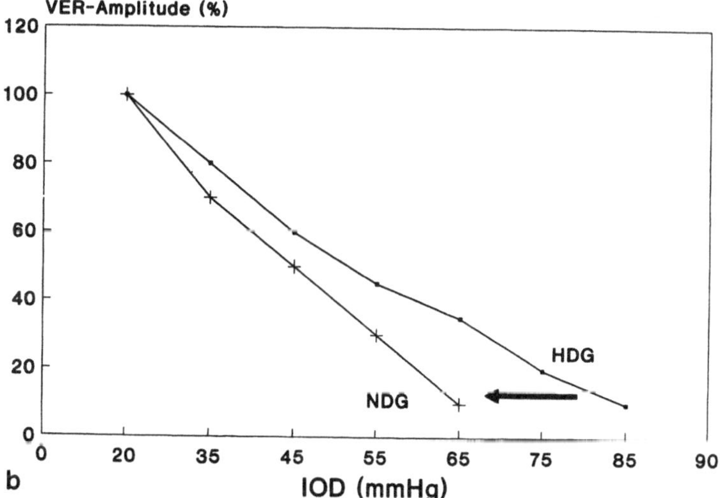

Abb. 2. a Schematische Darstellung des Parameters kritischer Druck. Die unbeeinflußte VEP-Amplitude bei unbeeinflußtem Augeninnendruck wird mit 100% gleichgesetzt. Die unter künstlicher Augeninnendruckerhöhung gemessenen VEP-Amplituden werden als entsprechende Prozentwerte angegeben. Bei 20% des unbeeinflußten Signals beginnt der Rauschpegel, so daß keine aussagekräftigen VEP-Amplituden mehr abgeleitet werden können. Der Augeninnendruck, bei dem der Rauschpegel erreicht wird, wird als kritischer Druck definiert; **b** schematische Darstellung des kritischen Drucks bei einem Patienten mit Hochdruckglaukom (primär chronisches Offenwinkelglaukom HDG) und bei einem Patienten mit Normaldruckglaukom (NDG). Bei Patienten mit Normaldruckglaukom ist der kritische Druck vermindert und die Drucktoleranz somit erniedrigt. (Nach [30, 34])

Methode

Okulooszillodynamographie (OODG)

Bei der OODG nach Ulrich wird simultan an beiden Augen mit der Saugnapfmethode der Augeninnendruck erhöht. Nach Erreichen suprasystolischer Augeninnendrücke, d. h. der Augeninnendruck liegt höher als der arterielle Blutdruck in der A. centralis retinae, wird der Unterdruck im Trichter bzw. der intraokulare Druck langsam (10 mmHg/s) reduziert. Unter fortlaufender Registrierung kommt es zu okulären Oszillationen, die durch Pulsoszillation bedingt sind.

Die erste in der Registrierung erkennbare Oszillaton gibt den systolisch retinalen Perfursionsdruck an. Die erste die retinalen Oszillationen deutlich überragende Zacke wird nach Ulrich als systolisch ziliarer Perfusionsdruck interpretiert. Im diastolischen Druckbereich ist eine Differenzierung zwischen retinalem und ziliarem System nicht möglich. Das diastolische Kriterium wird nach Recklinghausen und nach dem postdiastolischen Pulsamplitudenanstieg definiert.

Nach Untersuchungen Ulrichs und nach eigenen Ergebnissen war die Reproduzierbarkeit der Pulsoszillogramme gut, und die Streuung der Messwerte bewegt sich in einer akzeptablen Größenordnung. Weitere Arbeiten belegen die Validität der angegebenen Auswertkriterien hinsichtlich des systolisch-retinalen, des systolisch-ziliaren und des diastolisch-okulären Perfusionsdrucks [46, 48–51].

Drucktoleranztest des Sehnervs

Die Drucktoleranz des Sehnervs wird durch die Ableitung visuell evozierter Potentiale unter standardisiert stufenweiser Augeninnendruckerhöhung vorgenommen [24, 25, 28–34].

Ableitung der visuell evozierten Potentiale: monokulare Stimulation bei unbeeinflußter Pupille. Einkanalige Ableitung $O(z)$ gegen $F(z)$, Symmetrieelektrode an A [2]. Das Eingangssignal wird mit einem 2kanaligen phasenempfindlichen Gleichrichter analysiert, der Vektorbetrag wird berechnet und zusammen mit dem Phasenwinkel kontinuierlich auf einem 2kanaligen Streifenschreiber registriert. Das Amplituden- und Phasenverhalten wird durch einen internen Kalibrator überwacht.

Zuerst wird die Mustergröße bestimmt, bei der die höchste Amplitude bei dem jeweiligen Probanden abgeleitet werden kann. Nach Bestimmung der Mustergröße wird bei noch unbeeinflußtem Augeninnendruck die VEP-Amplitude (VEP = visuell evozierte Potentiale) bestimmt, und die nachfolgende Registrierung wird unter künstlicher Augeninnendruckerhöhung vorgenommen. Die Steigerung des Intraokulardrucks erfolgt durch die Saugnapfmethode, wobei der Trichter und die temporale, anästhesierte Bindehaut/Sklera aufgesetzt wird. Es werden sukzessive folgende negative Druckdifferenzen eingestellt: 80, 130, 160, 200, 250, 300, 350, 400 mmHg. Die Registrierung bei einer Druckstufe dauert ca. 20 s. Die Registrierung wurde vor Erreichen der Endstufe abgebrochen, wenn keine Antwortsignale mehr auf dem Streifenschreiber zu registrieren waren, und wenn der Proband angab, den Umkehrreiz nicht mehr zu sehen. Nach Aufnahme der VEP unter künstlicher Augeninnendruckerhöhung werden die gemessenen VEP-Amplituden normiert in ein kartesisches Koordinatensystem übertragen und somit ein Druck-/VEP-Amplitudendiagramm erstellt. Die unbeeinflußte VEP-Amplitude bei initialem Augeninnendruck wird gleich 100% gesetzt, und die unter künstlicher Druckerhöhung gemessenen VEP-Amplituden werden als Prozentwerte der Ausgangsamplitude angegeben. Als Zielgröße wurde der kritische Druck angegeben. Es ist der Augeninnendruck, bei dem die Amplitude des Antwortsignals auf 20% des Ausgangswerts abgefallen ist (s. Abb. 2).

Untersuchungsgang

1) Applanatorische Messung des Augeninnendrucks,
2) Messung des Oberamblutdrucks und der Herzfrequenz,
3) Durchführung der Okulooszillodynamographie,
4) Durchführung des Drucktoleranztests
5) 3tägige, binokulare Applikation der Augentropfen 2mal tgl,
6) Wiederholung der Untersuchungsschritte 1–4.

Zunächst wurde in einer kontrollierten, randomisierten Doppelblindstudie der Einfluß von Carteolol 2% und von Timolol 0,5% auf den kritischen Druck im Drucktoleranztest und auf den systolischen ziliaren Perfusionsdruck untersucht [47].

In einer weiteren kontrollierten randomisierten Doppelblindstudie wurde der Einfluß von 2 β-Blockern mit intrinisisch sympathomimetischer Aktivität (ISA), d. h. von Pindolol 1% und Carteolol 2%, auf den systolisch ziliaren Perfusionsdruck und den kritischen Druck untersucht.

Beide Doppelblindstudien wurden an jeweils 60 augengesunden freiwilligen Probanden durchgeführt. Nach Durchführung aller Untersuchungen und nach Auswertung aller Meßdaten erfolgte die Demaskierung der Prüfgruppen.

Ergebnisse

Doppelblindstudie Carteolol 2% vs. Timolol 0,5%

Tabelle 1 zeigt die intraokularen Drücke vor und nach Medikation. Es finden sich nur unwesentliche Unterschiede. In beiden Gruppen fand sich durch die Medikation eine Abnahme des intraokularen Drucks um im Mittel 4 mmHg.

In Tabelle 2 sind die Systemblutdrucke vor und nach der Medikation aufgeführt. In beiden Gruppen zeigt sich vor und nach der Behandlung praktisch kein Unterschied. Die gemessenen Perfusionsdrücke unterscheiden sich vor der

Tabelle 1. Senkung des Augeninnendrucks durch die applizierte Medikation bei jeweils 30 Probanden

	Timolol 0,5% [mmHg]	Carteolol 2% [mmHg]
Vor Medikation	12 ± 3	12 ± 2
Nach Medikation	8 ± 2	8 ± 2

Tabelle 2. Verhalten des arteriellen Systemblutdrucks vor und nach der jeweiligen Medikation bei jeweils 30 Probanden

	Timolol 0,5% [mmHg]	Carteolol 2% [mmHg]
Vor Medikation		
Systolischer RR	121 ± 11	125 ± 11
Diastolischer RR	79 ± 10	78 ± 8
Nach Medikation		
Systolischer RR	120 ± 12	121 ± 13
Diastolischer RR	75 ± 10	80 ± 8

Medikation zwischen beiden Kollektiven nur unwesentlich. Nach der Behandlung hingegen sind alle 3 gemessenen Perfusionsdrücke (systolisch-retinal, systolisch-ziliar und diastolisch-okulär) niedriger als vor der Medikation. In der mit Carteolol behandelten Gruppe finden sich diese deutlich niedriger als in der mit Timolol behandelten Gruppe. Im Mittel wurden der systolisch-retinale und systolisch-ziliare Perfusionsdruck in der Carteololgruppe um 5 mmHg deutlicher gesenkt als in der Timololgruppe. Beim diastolisch-okulären Perfusionsdruck beträgt der Unterschied 3 mmHg.

Vor der Medikation war der kritische Druck bei beiden Behandlungsgruppen praktisch gleich. In der mit Carteolol behandelten Gruppe betrug er 63,3 ± 16,4 mmHg und in der Gruppe, bei der Timolol appliziert wurde, 62,1 ± 8,7 mmHg (Abb. 3). Durch die Medikation wurde der kritische Druck in beiden Gruppen gesenkt. Bei den mit Carteolol 2% behandelten Probanden betrug der mittlere kritische Druck 53,0 ± 9,1 mmHg und in der mit Timolol behandelten Gruppe 57,5 ± 9,9 mmHg. Damit war der kritische Druck in dem mit Carteolol behandelten Kollektiv praktisch um das Doppelte erniedrigt gegenüber den Probanden, bei denen Timolol eingesetzt wurde. Der Unterschied zwischen beiden Gruppen ist statistisch signifikant (p < 0,05).

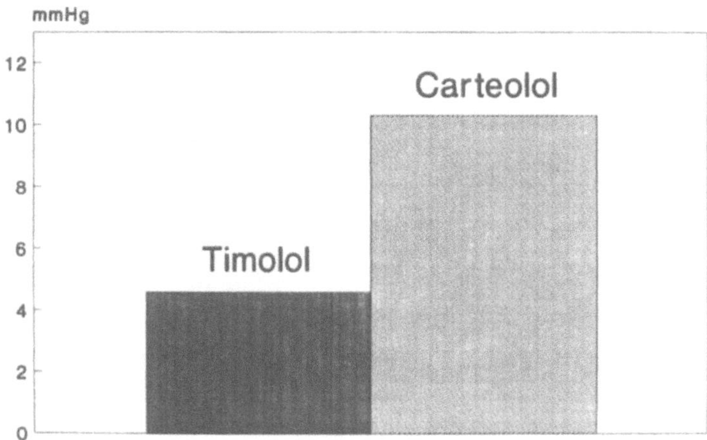

Abb. 3. Reduktion des kritischen Drucks in einer doppelt maskierten randomisierten Studie. Es zeigt sich eine nahezu doppelt so ausgeprägte Reduktion nach Gabe von Carteolol 2% gegenüber Timolol 0,5%. (Nach [47])

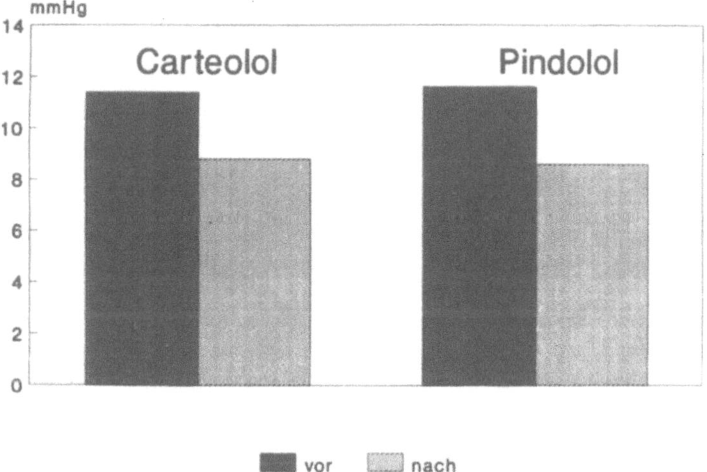

Abb. 4. Die vergleichbare Augeninnendrucksenkung durch die ISA-Blocker Pindolol 1% und Carteolol 2% bei jeweils 30 Probanden

Doppelblindstudie Carteolol 2% vs. Pindolol 1%

Der systolisch-retinale und der systolisch-ziliare Perfusionsdruck zeigten eine deutliche Reduktion nach der jeweiligen Medikation. So wurde der systolisch-retinale Perfusionsdruck in der Pindololgruppe im Mittel um 1,3 mmHg und in der Carteololgruppe um 2,5 mmHg gesenkt. Der systolisch-ziliare Perfusions-

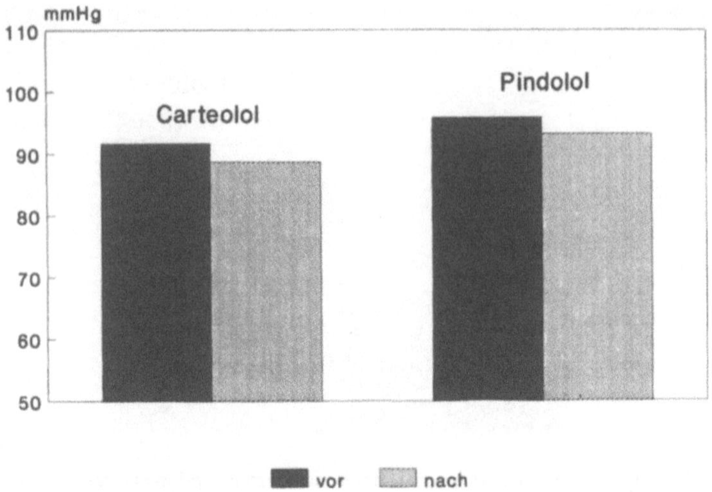

Abb. 5. Das Verhalten des mittleren systemischen Blutdrucks vor und nach Gabe von Pindolol 1% und Carteolol 2% bei jeweils 30 Probanden

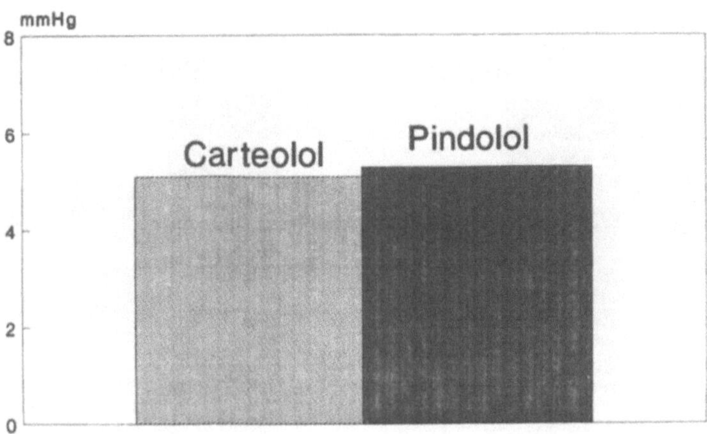

Abb. 6. Die Reduktion des kritischen Drucks nach Gabe von Carteolol 2% bzw. Pindolol 1% bei jeweils 30 Probanden

druck und der diastolisch-okuläre Perfusionsdruck erniedrigte sich in beiden Untersuchungskollektiven parallel um durchschnittlich 2,5 mmHg.

Der Augeninnendruck fand sich in beiden Kollektiven um den gleichen Betrag durch die Medikamentenapplikation gesenkt (Abb. 4). So betrug die Vorher/Nachher-Differenz in der Pindololgruppe im Mittel 2,97 mmHg und in der Carteololgruppe 2,63 mmHg. Die Herzfrequenz wurde in beiden Gruppen um im Mittel 4,7 Schläge/min reduziert, und der Systemblutdruck ließ keine nennenswerten Veränderungen durch die Medikation erkennen (Abb. 5).

Wie aus Abb. 6 ersichtlich, lag der kritische Druck vor der Medikation bei 73,1 mmHg und nach der Medikation um 5,3 mmHg niedriger. Im Carteololkollektiv fiel eine gleichsinnige Herabsetzung des kritischen Drucks um 5,2 mmHg auf. Der Unterschied zwischen beiden Behandlungsgruppen war statistisch nicht signifikant. Bei der statistischen Prüfung konnte jedoch in beiden Behandlungsgruppen eine statistisch signifikante Senkung des kritischen Drucks belegt werden (Wilcoxon-Test für verbundene Stichproben, $p < 0,05$).

Diskussion

Die Ergebnisse der doppelt maskierten Vergleichsstudie von Timolol vs. Carteolol belegen die in einer Pilotstudie gewonnenen vorläufigen Ergebnisse. Somit wird der kritische Druck, ein für die Tensionstoleranz wesentlicher Parameter, durch Carteolol deutlicher reduziert als durch Timolol. Eine gleichsinnige Beeinflussung zeigt sich bei den systolischen Perfusionsdrücken. Es ist jedoch nicht davon auszugehen, daß sich die Senkung des kritischen Drucks und der Perfusionsdrücke addieren. Aus pathophysiologischer Sicht kommt die Senkung des kritischen Drucks am ehesten durch eine Senkung des am Auge wirksamen Perfusionsdrucks zustande. Der kritische Druck scheint jedoch den Schädigungsmechanismus beim Glaukom besser zu charakterisieren. Bei der Messung des kritischen Drucks fließen intraokuläre und blutdruckbedingte Faktoren ein. Somit erscheint die Bestimmung des kritischen Drucks sinnvoller als die alleinige Perfusionsdruckbestimmung am Auge.

Da sowohl in einer Pilotstudie [26, 27] als auch in einer doppelt maskierten Vergleichsstudie [47] ein unspezifischer β-Rezeptorenblocker mit ISA-Carteolol 2% eine deutliche Herabsetzung hämodynamisch-okulärer Parameter hervoruft und dies in statistisch signifikant höherem Ausmaß als ein unspezifischer β-Rezeptorenblocker – Timolol 0,5% –, liegt die Interpretation nahe, die Ursache in der „intrinsisch sympathomimetischen Aktivität" zu suchen. Bonelli [6] erläuterte 1979 im Hinblick auf die ISA:

Wenn ein Rezeptor von einem Molekül zwar belegt wird, aber keine intrinsische Aktivität entwickelt, so kann diese Substanz als Antagonist oder Rezeptorblocker im klassischen Sinn bezeichnet werden. Es besteht aber nur die Möglichkeit, daß ein Molekül neben seine Affinitätseigenschaften eine gewisse, im Vergleich zum idealen Agonisten jedoch schwächere Aktivität bestitzt.

Ein solches Molekül wird zwar eine mehr oder weniger ausgeprägte Eigenwirkung ausüben, gleichzeitig jedoch die Moleküle des idealen Agonisten mit wesentlich höherer Eigenwirkung von der Interaktion mit dem Rezeptor abhalten. In diesem Fall spricht man von Betarezeptorenblockern mit ISA.

Ob nun die ISA für die Herabsetzung der okulären Perfusionsdrücke und des kritischen Drucks ursächlich ist, sollte die 2. durchgeführte Doppelblindstudie untersuchen. In der Literatur [43] finden sich Hinweise, das β-Blocker mit intrinsischer sympathomimetischer Aktivität bei gleicher Wirkstoffapplikation einen deutlich höheren Plasmaspiegel erreichen als solche ohne ISA. Weiterhin ist bekannt, daß β-Blocker in den peripheren Gefäßen durch Blockade der β-2-

Rezeptoren zu einem Überwiegen der α-adrenergen Vasokonstriktion führen. Das Ziel der 2. vorliegenden Doppelblindstudie war es nun, 2 β-Blocker mit möglichst ähnlicher Wirkstubstanz und vergleichbarer augeninnendrucksenkender Potenz, jedoch mit unterschiedlicher ISA miteinander zu vergleichen. Zu diesem Zweck wurde Carteolol 2% mit Pindolol 1% verglichen. Beide Medikamente sind unspezifische β-Blocker mit einem hohen Gehalt an ISA. In zahlreichen klinischen und experimentellen Untersuchungen [21] bewiesen diese Medikamente in der vorliegenden Konzentration eine vergleichbare augeninnendrucksenkende Potenz.

Über die intrinsisch sympathomimetische Eigenaktivität von Pindolol und Carteolol finden sich in der Literatur unterschiedliche Angaben. Himori et al. [17] fanden bei renal hypertensiven Hunden nach Carteololmedikation eine größere intrinsische Aktivität als nach Pindololgabe. Zu anderen Ergebnissen kam Odenthal [22]. Er stellte an anästhesierten, mit Reserpin vorbehandelten Ratten nach i. v. Gabe von Pindolol und Carteolol in Bezug auf den systemischen arteriellen Mitteldruck eine gleich starke ISA fest.

Die Herzfrequenz stieg jedoch nach Reserpinvorbehandlung bei Pindololgabe jedoch deutlicher an als nach Carteolol. Dieser Aspekt belegt hingegen eine größere ISA von Pindolol. Bartsch et al. [5] beziffern die ISA von Pindolol mit ca. 60% der isoprenalininduzierten Tachykardie. Die ISA von Carteolol liegt hingegen bei ca. 40–45% der relativen Isoprenalinwirkung. Von diesen Daten ausgehend, verfügt Pindolol über eine ca. 20% größere ISA als Carteolol.

Nach den vorliegenden Daten konnten die Ergebnisse der Pilotstudie und des Doppelblindvergleichs von Timolol und Carteolol bestätigt werden, d. h. Carteolol führt zu einer deutlichen Herabsetzung der okulären Perfusionsdrücke und zu einer signifikanten Abnahme der Drucktoleranz des Sehnervs. Sollte die intrinsisch sympathomimetische Eigenaktivität ursächlich für diese Befunde sein, so hätte nach der vorliegenden Übersicht Pindolol einen um ca. 20% ausgeprägteren Effekt zeigen müssen. Dies war nach den vorliegenden Daten nicht der Fall. Beide Medikamente führten zu einer gleichsinnig negativen Beeinflussung hämodynamischer Parameter, ohne sich signifikant voneinander zu unterscheiden.

Seit den Arbeiten von Smith et al. [43] gibt es begründete Hinweise zu der Annahme, daß β-Blocker mit ISA einen vergleichsweise höheren Plasmaspiegel erreichen als solche ohne ISA. In der hier vorliegenden Studie wurde Carteolol in 2prozentiger Konzentration verwandt, da es in dieser Konzentration nach den von Novack [21] zusammengefaßten Daten am ehesten im Hinblick auf die Augeninnendrucksenkung mit Pindolol vergleichbar erschien. Aufgrund der doppelt so hohen Konzentration von Carteolol scheint es demnach möglich, daß Cateolol einen entsprechend höheren Plasmaspiegel erreicht als Pindolol und so seine um ca. 20% niedrigere ISA quantitativ ausgleichen kann. Zur Belegung dieser Überlegungen bedürfte es jedoch einer Plasmaspiegelmessung bei beiden Substanzen nach lokaler Applikation.

Literatur

1. Anderson DR (1972) Pathology of the glaucomas. Br J Ophthalmol 56:146–157
2. Anderson DR (1982) The posterior segment of glaucomatous eyes. In: Luetjen-Drecoll E (ed) Basic aspects of glaucoma research. Schattauer, Stuttgart New York, pp 167–190
3. Anderson DR (1983) The mechanisms of damage of the optic nerve. In: Krieglstein GK, Leydhecker W (eds) Glaucoma update II. Springer-Verlag, Berlin Heidelberg New York, pp 89–93
4. Anderson DR, Davis B (1975) Sensitives of ocular tissues to acute pressure-induced ischemia. Arch Ophthalmol 93:267–274
5. Bartsch W, Dietmann K, Leinert H, Sponer G (1977) Cardiac action of carazol and methypranol in comparison with other betareceptor blockers. Arzneimittel Forsch/Drug Res 27:1022–1026
6. Bonelli J (Hrsg) (1979) Beta-Rezeptoren-Blockade. In: Klinische Pharmakologie und klinisch therapeutische Anwendung. Springer, Wien
7. Carter CJ, Brooks DE, Doyle DL, Drance SM (1989) Investigations into a vascular etiology for low tension glaucoma. Ophthalmology 97:49–55
8. Chauhan BC, Drance SM, Douglas GR (1988) The effect of long-term intraocular pressure reduction on the differential light sensitivity in glaucoma suspects. Invest. Ophthalmol Vis Sci 29/10:1478–1485
9. Christini G, Giovanni A (1979) Pressure lowering effect of timolol with reference to its topical vascular function. Graefe's Arch Clin Exp Ophthalmol 211:325–328
10. Drance SM (1972) Some factors in the production of low tension glaucoma. Br J Ophthalmol 56:229–242
11. Drance SM (1977) The visual field of low tension glaucoma and shock induced optic neuropathy. Arch Ophthalmol 95:1359–1361
12. Drance SM (1985) Low-tension glaucoma. Arch Ophthalmol 103:1131–1133
13. Drance SM (1988) Mechanisms of optic nerve damage in glaucoma. Fortsch Ophthalmol 85:611–613
14. Drance SM, Sweenly VP, Morgan RW, Feldmann F (1973) Studies of factors involved in the production of low tension glaucoma. Arch Ophthalmol 89:457–465
15. Grunwald JE (1986) Effect of topical timolol on the human retinal circulation. Invest Ophthalmol Vis Sci 27:1713–1719
16. Hendrickson P, Robert Y (1985) Beurteilung der Wirksamkeit von Beta-Blockern am Auge. Klin Monatsbl Augenheilkd 186:498–499
17. Himori N, Ishimori T, Taira N (1983) zit. in: Odenthal KP (1983) Zur Pharmakokinetik von Carteolol. Arzneimittel Forsch/Drug Res 33:281–285
18. Johnson DG, Drance SM (1968) Some studies on the circulation in patients with advanced open angle glaucoma. Can J Ophthalmol 3:149–153
19. Lobstein A (1978) Prognostic possibilities of functional testing. In: Heilmann K, Richardson KT (eds) Glaucoma – conceptions of a disease. Thieme, Stuttgart, pp 175–180
20. Lobstein A, Flammer J (1982) Timolol – Nachwirkung bei erhöhtem Augeninnendruck. Klin Monatsbl Augenheilkd 180:27–31
21. Novack GD (1987) Ophthalmic beta-blockers since timolol. Surv Ophthalmol 31/5:307–327
22. Odenthal K (1983) Zur Pharmakodynamik von Carteolol. Arzneimittel Forsch/Drug Res 33:281–285
23. Phillips CI, Howitt G, Rowlands PJ (1967) Propanolol as ocular hypotensive agent. Br J Ophthalmol 51:222–226
24. Pillunat LE (1987) Klinische Ergebnisse zum Drucktoleranztest des Sehnerven. In: Krieglstein GK (Hrsg) Das chronische Glaukom – zeitgemäße Diagnostik und Therapie. Augenspiegel, Ratingen, S 65–70
25. Pillunat LE, Stodtmeister R (1987) Oculaere Kreislaufdiagnostik bei verschiedenen Glaukomformen. In: Stodtmeister R, Christ TH, Pillunat LE, Ulrich WS (Hrsg) Okulaere Durchblutungsstörungen. Grundlagen-Diagnostik-Therapie. Enke, Stuttgart, pp 102–107

26. Pillunat LE, Stodtmeister R (1988) Effect of different antiglaucomatous drugs on ocular perfusion pressures. J Ocul Pharmacol 4/3:231–242

27. Pillunat LE, Stodtmeister R (1990) Drucktoleranztest des Sehnerven: Einfluß verschiedener Antiglaukomatosa. In: Mertz M (Hrsg) Neue Gesichtspunkte zur Entdeckung und Behandlung des Glaukoms. Zuckschwerdt, München Berlin Wien, pp 111–127

28. Pillunat LE, Stodtmeister R, Wilmanns I, Christ T (1985) Autoregulation of ocular blood flow during changes of intraocular pressure. Graefe's Arch Clin Exp Ophthalmol 223:219–223

29. Pillunat LE, Stodtmeister R, Wilmanns I, Christ T (1985) New aspects in pressure tolerance of the optic nerve head. Invest Ophthalmol Vis Sci 26:223

30. Pillunat LE, Stodtmeister R, Wilmanns I, Christ T (1986) Okuläre Kreislaufdiagnostik des Niederdruckglaukoms. Klin Monatsbl Augenheilkd 188:526–529

31. Pillunat LE, Stodtmeister R, Wilmanns I, Christ T (1986) Drucktoleranztest des Sehnervenkopfes bei okulärer Hypertension. Klin Monatsbl Augenheilkd 188:39–44

32. Pillunat LE, Stodtmeister R, Wilmanns I, Christ T (1987) Eine neue Methode zur Risikobeurteilung des Sehnervenschadens bei oculaerer Hypertension. Tagungsbericht Rhein.-West. Augenärzte 148:93–97

33. Pillunat LE, Stodtmeister R, Wilmanns I, Metzner D (1987) Effect of timolol-maleate on optic nerve head autoregulation. Ophthalmologica 193:146–153

34. Pillunat LE, Stodtmeister R, Wilmanns I (1987) Pressure compliance of the optic nerve head in low tension glaucoma. Br J Ophthalmol 71:181–187

35. Pillunat LE, Stodtmeister R, Wilmanns I, Metzner D (1988) Einfluß von Betarezeporenblockern auf die Drucktoleranz des Sehnervenkopfes. Fortschr Ophthalmol 85:231–234

36. Richard G (1984) Die Anwendung der Videoangiographie der Retina. Klin Monatsbl Augenheilkd 185:119–122

37. Richard G (1985) Beeinflussung der retinalen Hämodynamik durch Änderung des Augeninnendruckes: eine videoangiographische Studie. Ophthalmologica 190:199–204

38. Richard G, Weber J (1987) Der Einfluß der Betablocker Timolol und Pindolol auf die retinale Hämodynamik – eine videoangiographische Studie. Klin Monatsbl Augenheilkd 190:34–39

39. Richard G, Hackelbusch R, Schmidt KU, Schaefer M (1988) Untersuchung zur Hämodynamik des Auges bei Glaucoma chronicum simplex und low tension Glaukom – eine videoangiographische Studie. Fortsch Ophthalmol 85:369–372

40. Richardson KT (1978) Glaucoma and glaucoma suspects. In: Heilmann K, Richardson KT (eds) Glaucoma – conceptions of a disease. Thieme, Stuttgart New York, p 2

41. Robert Y, Hendrickson P (1985) The influence on the capillary blood volume of the optic nerve head exerted by beta-blocking agents with and without intrinsic sympatomimetic activity. In: Greve EL, Leydhecker, Raitta C (eds) 2nd Eur Glaucoma Symp, Helsinki. Junk, Dordrecht, pp 103–109

42. Schulzer M, Drance SM (1987) Intraocular pressure, systemic blood pressure, and age: a correlational study. Br J Ophthalmol 71:245–2149

43. Smith S, Smith S, Reynolds F, Witmarsh V (1979) Ocular and caridovascular effect of local and systemic pindolol. Br J Ophthalmol 63:63–72

44. Sossi N, Anderson DR (1983) Effect of elevated intraocular pressure on blood flow Occurence in cat optic nerve head studied with iodoantipyrine I 125. Arch Ophthalmol 101:98–101

45. Stodtmeister R, Wilmanns I, Pillunat L (1987) Methodik okulärer Kreislaufdiagnostik beim Glaukom. In: Stodtmeister (Hrsg) Okuläre Durchblutungsstörungen. Enke, Stuttgart, S 95–101

46. Stodtmeister R, Hornberger M, Hoefer M, Gaus W, Pillunat LE, Swobodnik W, Bischof G (1988) Okulo-Oszillo-Dynamographie nach Ulrich und Ulrich: Ergebnisse bei Augengesunden. Klin Monatsbl Augenheilkd 192:219–233

47. Stodtmeister R, Pillunat LE, Wilmanns I, Neubrand M, Finger B, Tobias G (1989) Wirkung von Cateolol- und Timolol-Augentropfen auf die Drucktoleranz des Sehnervenkopfes. Ophthalmologica 198:64–77

48. Ulrich WD, Ulrich C (1984) Medizinisch-wissenschaftliche Dokumentation zum Einsatz der Okulo-Oszillodynamographie (OODG) für Patientenuntersuchungen. Boucke, Tübingen
49. Ulrich WD, Ulrich C (1985) Okulooszillodynamographie, ein neues Verfahren zur Bestimmung des Ophthalmikablutdruckes und zur okulären Pulskurvenanalyse. Klin Monatsbl Augenheilkd 186:385–388
50. Ulrich WD, Ulrich C (1985) Oculo-oscillo-dynamography: a diagnostic procedure for recording ocular pulses and measuring retinal and ciliary arterial blood pressures. Ophthalmic Res 17:308–317
51. Ulrich WD, Ulrich C (1987) Die Saugnapfverfahren in der okulären Kreislaufdiagnostik. In: Stodtmeister R, Christ T, Pillunat LE, Ulrich WD (Hrsg) Okuläre Durchblutungsstörungen. Enke, Stuttgart, S 80–88
52. Wizemann A, Krey H (1981) Thermographische Untersuchungen zum Wirkmechanismus von Timolol. Klin Monatsbl Augenheilkd 178:190–193

5.4 Indikationen und Ergebnisse zur Argonlasertrabekuloplastik*

J. Hetherington

Einleitung

Wenige bestreiten den Nutzen der peripheren Laseriridektomie, durch die ein sichtbares Loch erzeugt wird, das die Vorderkammer vertieft, wobei eine Erweiterung des Kammerwinkels und nachfolgende Augeninnendrucksenkung eintritt. Dieses Verfahren hat sich als so wirkungsvoll und sicher erwiesen, daß es zu einer akzeptierten Behandlungsmethode des Winkelblockglaukoms wurde. Auch bei der Behandlung des Offenwinkelglaukoms wird häufig die Lasertherapie angewendet. Das Verfahren hat jedoch gewisse Mängel, die in diesem Beitrag dargestellt werden.

Hintergrund

Viele Forscher – zuviele, um sie alle zu nennen – waren von 1973 bis heute mit der Entwicklung der Lasertechnologie befaßt. Ihren Berichten entstammt ein widersprüchlicher Informationshintergrund. Krasnov führte das Verfahren ein, bei dem eine hochleistungsfähige Q-Switch-Lasertechnik verwendet wird, und beabsichtigte, damit Löcher im Trabekelwerk zu erzeugen [1]. Eine Drucksenkung fand zwar statt, doch die Löcher waren unvollkommen oder heilten in der Folgezeit ab, so daß sie nicht die Ursache der Drucksenkung sein konnten. Gaasterland u. Kupfer dagegen wandten beim Trabekelwerk Laserenergie an, um in einer Glaukomtierstudie den Druck zu erhöhen [2]. Im Jahr 1979 begannen Wise u. Witter die Anwendung des Argonlasers bei der Trabekuloplastik, wie wir sie heute kennen. Anfängliche Berichte von Wise und einigen anderen waren optimistisch mit einer Erfolgsquote von 90–98%. Im Anschluß an diese Berichte wurde die Gemeinschaft der Ophthalmologen von einer Welle des Interesses und der Begeisterung erfaßt.

---

* Übersetzung: Belinde Junkers, Heidelberg

Das anfänglich angewandte Verfahren war mehr zufällig als wissenschaftlich begründet entstanden. Die in Follow-up-Studien entwickelten alternativen Verfahren umfaßten Veränderungen hinsichtlich der verwendeten Laserenergie, der Anzahl der Anwendungen, des zu behandelnden Teils des Kammerwinkels und der Peripheriegrade sowie der Anzahl der Behandlungssitzungen. Die Resultate schwankten erheblich, und nach mehreren Jahren und zahlreichen Studien standen die Kliniker vor der Notwendigkeit, den Nutzen des einen Verfahrens gegenüber dem anderen abwägen zu müssen. Die Ergebnisberichte unterschieden sich sogar hinsichtlich jeder diagnostischen Kategorie entsprechend dem anfänglichen Druckniveau sowie Alter und Rasse des Patienten.

Mehrere Theorien wurden zur Erklärung des Wirkungsmechanismus der Lasertrabekuloplastik entwickelt. Darunter befinden sich die Theorien der verbesserten Abflußmöglichkeit infolge der Löcher im Trabekelwerk, der Vergrößerung der Trabekelräume durch Straffung der Trabekelbändchen oder des Skleralrings. Andere Theorien glaubten an eine Erhöhung der Pseudoabflußmöglichkeit oder eine verstärkte Medikamentenwirkung. Wiederum andere Theorien gingen von Veränderungen der chemischen oder physiologischen Zusammensetzung des Kammerwassers oder Gewebes aus usw. Manche dieser vielen Theorien finden wenig Unterstützung und sind angesichts eines Verfahrens, das unvorhersagbare Ergebnisse liefert, sehr umstritten. In der Tat zeigen histologische Präparate eine Obliteration des Trabekelwerks im behandelten Areal durch undurchlässiges Gewebe, das den Abfluß des Kammerwassers verhindert.

In den Artikeln der letzten 11 Jahre zum Thema Lasertrabekuloplastik sind Ergebnisse dargestellt, die von phänomenal bis mäßig reichen. Darunter befinden sich auch die von unserer Forschungsgruppe vorgelegten Statistiken, die mit einer Augeninnendrucksenkung um 20% bei 51% der Augen während eines 2jährigen „follow-up" mäßig gute Ergebnisse aufwiesen (Hoskins et al., unveröffentlichte Daten). Das in den meisten Berichten verwendete Erfolgskriterium bestand in der Veränderung des intraokularen Drucks. Nach mehrjährigem „follow-up" laserbehandelter Augen entstand bei den Klinikern der Eindruck, daß die Patienten nicht so gut, wie zuvor angenommen, auf die Behandlung reagierten. Diese störende Diskrepanz gab den Anlaß zu der hier vorgestellten Studie.

Studiengruppe

Die Daten wurden als prospektive Studie erhoben und aufgezeichnet. Insgesamt 100 aufeinanderfolgende Patientendaten von Augen mit unkompliziertem chronischem Offenwinkelglaukom, die mit der Argonlasertrabekuloplastik behandelt worden waren, wurden individuell überprüft. Aphake und pseudophake Augen ebenso wie Augen mit Exfoliation der Linsenkapsel und Pigmentglaukom wurden ausgeschlossen. Bei den für das Laserverfahren ausgewählten Patienten bestand eine Indikation für eine Operation, d. h. es handelte sich um Augen mit progredientem Gesichtsfeldverfall und mit durch maximale medikamentöse Therapie nicht kontrollierbaren Druckwerten.

Methoden

Anwendungen des Argonlasers wurden über 360° des anterioren Trabekelwerks in einer Sitzung mit 1/10 s und ausreichender Laserenergie zur Erzeugung einer erkennbaren Gewebsreaktion (Bläschenbildung oder Depigmentierung) vorgenommen. Die Behandlungen wurden von zwei erfahrenen, sachkundigen Glaukomspezialisten durchgeführt.

Die präoperativen Druckwerte wurden aufgezeichnet. Falls der unmittelbar vor der Behandlung gemessene Druck von früheren Druckwerten ergeblich abwich, wurde der aus den früheren Druckwerten errechnete Druckschnittswert verwendet. Die Patienten wurden während eines Zeitraums von 4–5 Jahren in Intervallen von 3 oder 4 Monaten oder, falls erforderlich, noch häufiger untersucht. Die Gesichtsfelder wurden in Intervallen von 4–6 Monaten durch eine erfahrene Fachkraft mittels des Humphrey- und gelegentlich Goldmann-Perimeters überprüft. Gelegentlich wurden die Nachuntersuchungen unter Verwendung der Applanationstonometrie und Humphrey-Perimetrie von zuverlässigen Augenärzten, an die die Patienten überwiesen wurden, durchgeführt. Patienten, die nicht auffindbar oder gestorben waren oder aber sich in einem Zustand befanden, der die Nachuntersuchungsauswertung beeinträchtigt hätte, kamen in die Kategorie „scheidet für die Nachuntersuchung aus".

Die meisten Forscher, die in der Vergangenheit die Lasertrabekuloplastik aufgrund ihrer Auswirkung auf den Augeninnendruck bewerteten, begründeten dies damit, daß der Druck und nicht etwa die Auswirkung auf das Gesichtsfeld oder die Notwendigkeit einer zusätzlichen Operation der Hauptgrund für die Durchführung des Verfahrens sei. Der wichtigste Grund zur Durchführung des Verfahrens besteht jedoch im Verhindern einer weiteren Gesichtsfeldschädigung. Davon ausgehend würden nur wenige Kliniker bestreiten, daß die Notwendigkeit einer zusätzlichen Operation oder ein Gesichtsfeldverfall Anzeichen eines Mißerfolgs sind. Ein weiterhin stattfindender Gesichtsfeldverfall deutet auch auf die Notwendigkeit einer Filteroperation hin, die in den meisten Fällen angeraten und ausgeführt wurde. Man könnte sich aber fragen, ob der Grund für die Kategorisierung dieser Augen als Mißerfolg in zusätzlichen Laserbehandlungen liegt. Es wurde beschlossen, daß die zusätzliche Lasertherapie eine zulässige Annahme dafür sei, daß zumindest die anfängliche Laserbehandlung versagt hatte. Bei den meisten dieser erneut mit dem Laser behandelten Augen wäre vielleicht eine Filteroperation erforderlich gewesen. Die Laserbehandlung wurde als ein Mißerfolgskriterium verwendet, da sie die statistische Analyse verfälscht hätte, wäre sie ausgeschlossen worden. Ein anderes Kriterium der Erfolgs- oder Mißerfolgseinschätzung ist die Auswirkung der Behandlung auf den Augeninnendruck. Nach heutigem Wissen kommt es bei glaukomatösen Augen zu einer kontinuierlichen Sehkraftminderung, wenn keine signifikate Drucksenkung stattfindet. Welches Drucksenkungsniveau als Erfolgsmaßstab gewählt wird, ist selbstverständlich willkürlich. Wenn nur eine Drucksenkung um 2 mmHg oder mehr als akzeptabel betrachtet worden wäre, gäbe es eine mäßige Anzahl von „Erfolgen". Wegen der Druckschwankungen wurde jedoch eine Drucksenkung um 2 mmHg als statistisch nicht akzeptabel betrachtet, so daß ein höherer Differenzwert gewählt werden mußte. Es wurde eine Druckverringerung um 5 mmHg bzw. 20% oder mehr festgelegt, da diese Zahlen mit den i. allg. bei der Erfolgsbeurteilung von Filteroperationen verwendeten Kriterien übereinstimmen.

Es gibt noch andere Kriterien, zum größten Teil kleinere bei der Lasertrabekuloplastik auftretende Komplikationen, die zwar nicht einbezogen wurden, jedoch ein Faktor zur Messung des Erfolgs wären. Bei 20% der Augen findet eine frühpostoperative Druckerhöhung um 10 mmHg oder mehr statt. In den meisten Fällen kommt es zu einer leichten postoperativen Entzündung, die jedoch in 1–2% der Fälle ernsthaft sein kann. Die Komplikationen beinhalten auch die Bildung peripherer vorderer Synechien, eine verhaltene Druckerhöhung infolge Behandlung und die Möglichkeit des geringeren Erfolgs bei nachfolgenden Filteroperationen, falls diese sich als notwendig erweisen sollten.

In dieser Studie beinhalten die Mißerfolge daher Patienten mit Filteroperationen, Gesichtsfeldverfall, zusätzlicher Lasertherapie und mit um nicht mehr als 4 mmHg gesenkten Druckwerten.

Ergebnisse

Abb. 1, 2 und 3 zeigen die Gesamtergebnisse der statistischen Analyse (versicherungsstatistische Methode) eines 4jährigen Follow-up-Zeitraums. Insgesamt schieden beim „follow-up" nach 2 Jahren 8 Augen und nach 4 Jahren 15 Augen aus statistisch-methodischen Gründen aus.

Für die Diskussion und zum Verständnis der Aussagekraft dieser Studie ist es einfacher, die Ergebnisse in 2 Zeitabschnitte zu unterteilen: 2 und 4 Jahre. Unter

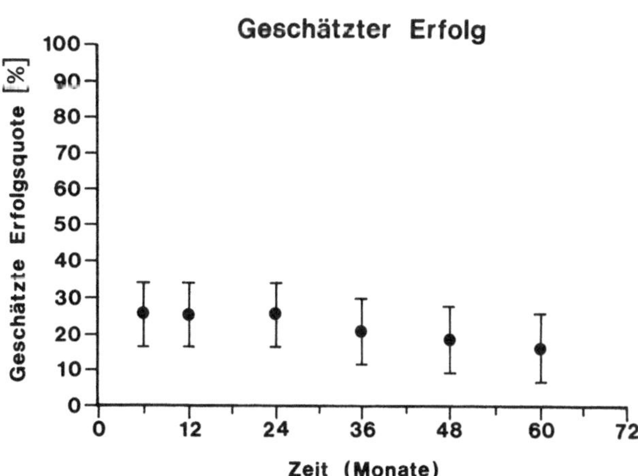

Abb. 1. Mißerfolgskriterium: IOD-Senkung um mindestens 20% konnte nicht aufrechterhalten werden

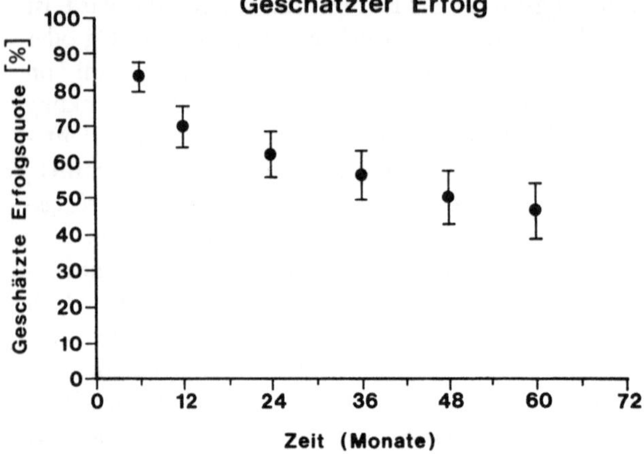

Geschätzter Erfolg

Abb. 2. Mißerfolgskriterium: 1) erforderilche Filteroperation, 2) Wiederholung der Lasertrabekuloplastik oder 3) Progredienz des Gesichtsfeldzerfalls

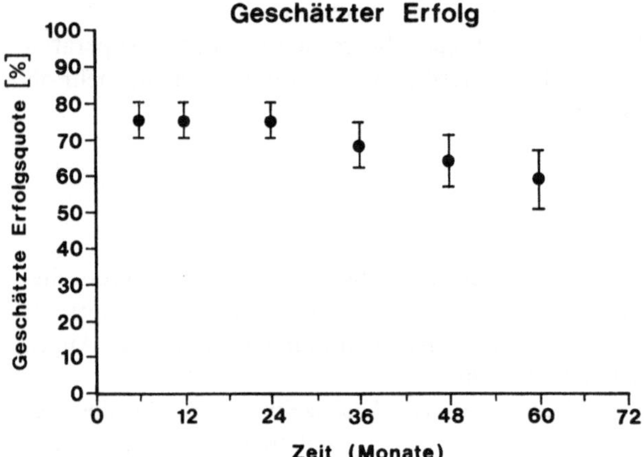

Geschätzter Erfolg

Abb. 3. Mißerfolgskriterium: IOD-Senkung um mindestens 1 mmHg konnte nicht aufrechterhalten werden

Zugrundelegung der genannten Mißerfolgskriterien gab es nach Ablauf von 2 Jahren 36 Augen, bei denen während des „follow-up" eine Filteroperation erforderlich war, weitere Gesichtsfeldverluste auftraten oder bei denen eine zusätzliche Laserbehandlung vorgenommen worden war. Bei weiteren nicht einbezogenen Augen war ein Gesichtsfeldverfall ungewiß, jedoch wahrscheinlich. Nach Ablauf von 4 Jahren waren bei 46 Augen aus dieser Gruppe deutliche Mißerfolge feststellbar. Von den restlichen Augen zeigten nur 24 Drucksenkungen um 5 mmHg oder mehr bei einer geschätzten Erfolgsquote von 26,5% nach 2 Jahren, und nur 20 Augen hatten nach 4 Jahren eine Erfolgsquote von 19,9%. Es ist erwähnenswert, daß diese angemessene Druckreaktion früh in Erscheinung trat und während des Zeitraums von 4 Jahren aufrechterhalten wurde.

Unter Zugrundelegung eines zwar vagen und daher in gewissem Maße nicht akzeptablen Erfolgsmaßstabs in Form einer Drucksenkung um 2 mmHg oder mehr wiesen 43 Augen in 2 Jahren und 24 Augen in 4 Jahren „kontrollierte" Druckwerte auf. Die restlichen Augen wiesen einen höheren Druck oder eine Drucksenkung um weniger als 2 mmHg auf.

Diskussion und Schlußfolgerung

Dieser Bericht über geringere als dargestellte Erfolge könnte ein Anlaß zur Hinterfragung der Ergebnisse sein. Es sollte betont werden, daß diese Studie mit aufeinanderfolgenden Patientendaten unter Verwendung strengerer, jedoch angemessenerer Kriterien als den in frühen Studien zugrundegelegten, durchgeführt wurde.

Was haben wir daraus gelernt? Aus der oben dargestellten Analyse geht hervor, daß die Argonlasertrabekuloplastik nicht so vorteilhaft ist, wie man die Kliniker glauben machen will. Dieser Bericht zeigt entgegen der Darstellung in anderen Veröffentlichungen, daß das Verfahren mit Sicherheit nicht in 90% der Fälle oder mehr erfolgreich ist und noch nicht einmal bei 50% der Patienten nach 2 Jahren. Die Erfolgsquote liegt nach 2 Jahren wahrscheinlich eher bei 20–30%.

Worin bestehen die Anwendungsgründe? Das Verfahren ist in 20–30% der Augen hilfreich, und der Zeitpunkt, an dem der Patient eine Filteroperation in Betracht ziehen muß, kann dadurch hinausgeschoben werden. Darüber hinaus weisen 20–30% der Augen eine leichte Drucksenkung auf, die eine fragwürdige Hilfe darstellt. Möglicherweise ist jedoch bei dieser Intermediärgruppe eine Drucksenkung um 2–4 mmHg ausreichend, um den Gesichtsfeldverfall zu verlangsamen oder zu stoppen. Das Verfahren ist billiger, beeinträchtigt den Patienten in geringerem Maß und wird gefühlsmäßig stärker akzeptiert. Darüber hinaus kann die Trabekuloplastik leicht ausgeführt werden und stellt ein relativ sicheres Verfahren mit wenigen Komplikationen dar. Ich persönlich würde dieses Verfahren als akzeptabel, jedoch nicht als überragend einstufen.

Literatur

1. Krasnow MM (1973) Laseropuncture of anterior chamber angle in glaucoma. Am J Ophthalmol 75:674–678
2. Gaasterland D, Kupfer C (1974) Experimental glaucoma in the Rhesus monkey. Invest Ophthalmol 13:455–457
3. Miller RG (1981) Survival analysis. John Wiley & Sons, New York, p 43
4. Wise JB, Witter SL (1979) Argon laser therapy for open-angle glaucoma: a pilot study. Arch Ophthalmol 97:319–322

5.5 Vergleich zwischen medikamentöser Glaukomtherapie, früher fistulierender Operation und Lasertherapie*

R. Hitchings, C. M. Migdal

Einleitung

Bei der Behandlung des primären Offenwinkelglaukoms (POWG) muß ein Kompromiß zwischen Erzielung einer angemessenen Kontrolle des intraokularen Druck (IOD) und Minimierung des Risikos für das Auge (ebenso wie für den Patienten) gefunden werden. Traditionell bedeutete dies ein schrittweises Vorgehen von einer einfachen nichtinvasiven medikamentösen Behandlung zur Laserbehandlung und schließlich zum operativen Verfahren. Schon immer gab es zu dieser Vorgehensweise eine Reihe von Gegenüberlegungen. Erstens das Wissen, daß selbst wenn die medikamentöse Behandlung in der Lage wäre, den IOD zu kontrollieren, die Kooperationsbereitschaft des Patienten suboptimal sein kann. Zweitens waren wir uns dessen bewußt, daß unsere IOD-Meßdaten nur ein Ausschnitt der ganzen Schwankungsbreite aller während des Tages auftretenden IOD-Werte sein können, und daß die medikamentöse Therapie möglicherweise nicht die ideal Methode zur Nivellierung von Tagesschwankungen des IOD darstellt. Die Lasertrabekuloplastik stellte für den Ophthalmologen einen zusätzlichen therapeutischen Ansatz dar; es war jedoch bereits in den frühen 80er Jahren bekannt, daß damit nicht bei allen POWG-Patienten der Augeninnendruck kontrolliert werden konnte. Die Glaukomoperation wurde traditionell als die Methode mit der größten Erfolgswahrscheinlichkeit betrachtet, die Mißerfolgsquote wurde jedoch immer als zu hoch angesehen, so daß die Operation nur als letzte Möglichkeit nach dem Fehlschlagen aller anderen Versuche betrachtet wurde.

Das Aufkommen der Sklerotomie, die als Trabekulektomie durch Cairns [1] bekannt wurde, trug zur Änderung dieses Denkens bei. Durch Begrenzung des aus der Vorderkammer heraustretenden Flüssigkeitsvolumens während der ersten postoperativen Tage nach dem chirurgischen Eingriff ging die perioperative Komplikationsrate deutlich zurück. Auch die Formation des dünnwandigen zystischen Filterkissens wurde hinausgeschoben. Die Operation, die auf diese Weise sicherer geworden war, löste bei etlichen, darunter Cairns (persönliche Mitteilung, 1978) und dann Watson [2], die Vorstellung aus, das Glaukomoperationen durchgeführt werden könnten, ohne den oben erwähnten traditionellen Behandlungsansatz durchlaufen zu müssen. Es gab jedoch keinen Hinweis

---

* Übersetzung: Belinde Junkers, Heidelberg

darauf, daß ein frühes chirurgisches Verfahren besser oder sicherer war; es war jedoch zumindest sicher genug, um als vorstellbare Alternative zum traditionellen Ansatz betrachtet zu werden.

Ermutigt durch die von Watson und Cairns erzielten Ergebnisse wurden in Großbritannien 2 Studien begonnen. Die erste von Jay in Glasgow begonnene Studie verglich die Ergebnisse der anfänglichen Trabekulektomie mit der herkömmlichen von Augenärzten in der Umgebung von Glasgow durchgeführten Behandlung. Die Ergebnisse dieser Studie zeigten, daß die Glasgower Patienten, die eine anfängliche Trabekulektomie hinter sich hatten, besser kontrollierte Augeninnendruckwerte und scheinbar langsamer fortschreitende Gesichtsfeldverluste aufwiesen als die auf herkömmliche Weise behandelten [3].

Die zweite am Moorfiled Eye Hospital durchgeführte Studie befaßte sich mit demselben Problem, insbesondere mit der Frage, ob eine zu einem frühen Zeitpunkt durchgeführte Operation zu einer annehmbar niedrigen Mißerfolgsquote mit einer genausoguten Sehkrafterhaltung wie bei der traditionellen medikamentösen Behandlung führte, jedoch war das Vorgehen etwas anders. Die neudiagnostizierten POWG-Patienten wurden zufällig zu einer von 3 Behandlungsgruppen (medikamentöse, operative und Laserbehandlung) zugeordnet. Es wurden die Langzeitergebnisse beurteilt, von denen Einige im folgenden dargestellt werden.

Material und Methoden

Alle Patienten, die in einem Zeitraum von 18 Monaten wegen Verdacht auf Glaukom das Moorfield-Krankenhaus aufsuchten, wurden durch einen Arzt aus unserer Arbeitsgruppe untersucht. Diejenigen, bei denen ein POWG vorlag, wurden gebeten, an der Studie teilzunehmen [4], wozu sich nur etwas weniger als 1/3 bereiterklärten.

Diejenigen, die an der Studie teilnahmen, wurden wahllos zur Primärbehandlung mit einer der 3 Behandlungsformen eingeteilt. Die medikamentöse Behandlung und die Laserbehandlung wurden sofort begonnen, die operative Behandlung binnen 2 Wochen. Der Behandlungserfolg bestand darin, daß ein IOD von weniger als 22 mmHg erzielt und aufrecht erhalten werden sollte. Falls dieser Druckwert zu irgendeinem Zeitpunkt überschritten wurde, wurden bei einem gesonderten Termin erneute Messungen bei dem Patienten vorgenommen. Beharrlich auf über 21 mmHg erhöhte IOD-Werte zeigten einen Behandlungsmißerfolg an, so daß eine wahllose Zuordnung zu einer der anderen 2 Gruppen erfolgte.

Intraokularer Druck, Gesichtsfeld und Papille der Patienten wurden regelmäßig entsprechend einem festgelegten Protokoll untersucht [4]. Am Anfang wurde das Friedmann-Perimeter verwendet, das nach 2 Jahren durch das Humphrey-Perimeter ergänzt wurde.

Die Anfangsergebnisse hinsichtlich des IOD und der Sehschärfe wurden bereits beschrieben [4, 5] und deuten darauf hin, daß durch die Primäroperation eine bessere IOD-Kontrolle ohne erhöhte Mißerfolgsquote zu erzielen ist.

Nachdem die Studie 4 1/2 Jahre lief, wurde eine Auswertung vorgenommen, deren Ergebnisse hier dargestellt werden.

Ergebnisse

Von mehr als 400 an der Reihenuntersuchung beteiligten unbehandelten POWG-Patienten nahmen 167 an der Studie teil.

Die Zufallszuordnung der Patienten ergab ca. 55 Patienten pro Gruppe mit der jeweiligen Primärbehandlung.

Der durchschnittliche IOD aus allen 3 Gruppen betrug zum Zeitpunkt des Behandlungsbeginns 32–34 mmHg.

Die anfänglichen Gesichtsfelder ließen sich entsprechend dem Areal des absoluten Defekts (0–0 auf dem Friedmann-Analyser) in Gesichtsfelddefekte leichten, mäßigen und schweren Grades unterteilen, wobei es bei der Anzahl der Augen mit unterschiedlichen Graden in den 3 Gruppen keinen Unterschied gab.

Altersunterschiede und Geschlechtsverteilung waren in allen drei Gruppen ähnlich.

A) Regulierung des Augeninnendrucks

In der Gruppe der Operierten kam es in einem Fall zu einem Mißerfolg innerhalb von 3 Monaten. Die Erfolgsquote lag bei der Verlaufskontrolle nach 4 1/2 Jahren bei > 95%.

Die Erfolgsquote in der Gruppe der medikamentös Behandelten lag bei ca. 80%, während sie bei der Gruppe der Laserbehandelten 40% betrug. In diesen beiden Gruppen traten im Follow-up-Zeitraum zunehmende Mißerfolge auf, so daß eine erneute Zufallszuordnung erforderlich war.

Der durchschnittliche IOD der Gruppe der operativ Behandelten betrug im Nachuntersuchungszeitraum 15 mmHg. Der durchschnittliche IOD bei den beiden anderen Gruppen betrug ca. 19–20 mmHg und fiel mit der Zeit, als durch die erneute Zufallszuordnung eine bessere Kontrolle über die Mißerfolge erzielt wurde. Die Gruppe der operativ Behandelten wies einen um ca. 4,5% niedrigeren durchschnittlichen IOD als die anderen beiden Gruppen auf.

B) Sehschärfe

Ein Vergleich zwischen operierten und nichtoperierten Augen in der Gruppe der operierten Patienten zeigte anfängliche Unterschiede um 1/2 Zeile beim Snellen-Sehschärfetest. Dieser Unterschied erhöhte sich im Lauf von 3 Monaten nach der Operation auf 1 Zeile bei der Snellen-Sehprobentafel infolge der Verminderung der durchschnittlichen Sehschärfenwerte am operierten Auge und blieb dann konstant.

Ein Vergleich der durchschnittlichen Sehschärfen der behandelten Augen in den 3 Gruppen zeigte am Anfang keinen Unterschied. Dies änderte sich auch im Lauf der Zeit nicht. Ein Vergleich der Anzahl der Augen mit einer Sehschärfenminderung um 1 oder mehr Zeilen zwischen der anfänglichen und zuletzt gemessenen Sehschärfe zeigte keinen Unterschied zwischen den 3 Gruppen.

Bei 2 Augen in der Gruppe der operierten Patienten war während des Nachuntersuchungszeitraums eine Kataraktoperation erforderlich.

C) Gesichtsfeld

Eine Gesichtsfeldüberprüfung mit dem Humphrey-Perimeter unter Verwendung der punktweisen Regressionsanalyse [6] zeigte, daß bei Augen aus jeder der 3 Gruppen weiterhin Verschlechterungen stattfanden. Die Anzahl der Augen und die Regressionsrate schien in den 3 Gruppen dieselbe zu sein. In der Gruppe mit dem chirurgischen Eingriff lag bei Augen mit und ohne progrediente Gesichtsfeldausfälle kein Unterschied beim durchschnittlichen IOD vor.

Diskussion

Diese prospektive Studie hat gezeigt, daß die operative Primärbehandlung in stärkerem Maß eine Kontrolle des IOD ermöglicht als die medikamentöse Behandlung oder Laserbehandlung. Gewiß fand kein offenkundiger Sehschärfenverlust durch Kataraktbildung statt, obwohl es in manchen Augen zu einer solchen Entwicklung kam. Der Follow-up-Zeitraum war zu kurz, um zuverlässige Aussagen machen zu können. Eine zusätzliche Nachuntersuchung kann vielleicht eine große Anzahl von Augen mit signifikanter Kataraktentwicklung ergeben.

Die mit der anfänglichen Operation erzielte Erfolgsquote war hoch. Dies kann an der erforschten Bevölkerungsgruppe (weiße Mitteleuropäer) liegen sowie daran, daß zu keinem frühren Zeitpunkt Operationen oder eine medikamentöse Behandlung stattfanden [7].

Das fortschreitende Versagen der IOD-Kontrolle bei laserbehandelten Patienten korrespondiert mit anderen Berichten und ernstzunehmenden Einschränkungen der Nützlichkeit dieser Behandlungsform als Langzeittherapie, sei es als primäre oder als zusätzliche Behandlung.

Dieser prospektive Versuch zeigte, daß beim weißen Patienten mit der operativen Primärbehandlung ein konstanter durchschnittlicher IOD von ca. 15 mmHg erreicht wird. Bei einigen der operierten Patienten fanden zwar trotzdem noch Gesichtsfeldverluste statt, jedoch offensichtlich in demselben Ausmaß wie bei den anderen beiden Gruppen. Die Gründe dafür sind unklar und können anhand der verfügbaren Informationen nicht erklärt werden. Sie scheinen jedoch nicht mit dem Augeninnendruck zusammenzuhängen, wobei die Inzidenz der Gesichtsfeldausfälle mit anderen Untersuchungen zu diesem Thema übereinzustimmen scheint [8].

Diese Studie zeigt, daß bei einer Gruppe unbehandelter POWG-Patienten, bei der eine Senkung des unbehandelten IOD von einem durchschnittlichen Wert von 32 mmHg auf 20 mmHg oder weniger stattfand, Gesichtsfeldausfälle dennoch auftreten. Aus der Studie geht nicht hervor, ob diese Ausfallquote weniger oder gleich (oder sogar größer) ist als die Ausfallquote, zu der es gekommen wäre, wenn der Patient nicht behandelt worden wäre. Es kann sein, daß eine signifikante Verringerung der Gesichtsfeldausfallquote in den beiden nichtoperierten Gruppen erzielt wurde, und daß durch eine weitere Verringerung von 20 auf 15 mmHg kein Unterschied entstünde. Die hierzu verfügbare Information ist begrenzt, so daß diese spezielle Frage vielleicht erst in Zukunft beantwortet werden kann.

Literatur

1. Cairns JE (1968) Trabeculectomy. Preliminary report of a new method. Amer J Ophthalmol 56:73–78
2. Watson PE, Grierson I (1981) The place of trabeculectomy in the treatment of glaucoma. Ophthalmology 88:175–196
3. Jay J (1983) Earlier trabeculectomy. Trans Ophthalmol Soc UK 103:35–38
4. Migdal CM, Hitchings RA (1986) Control of chronic simple glaucoma with primary medical, surgical or laser treatment. Trans Ophthalmol Soc UK 106:112–123
5. Migdal CM, Hitchings RA, Clarke P (1987) Glaucomatous field changes related to the method and degree of intraocular pressure control. In: Greve EL, Heijl A (eds) 7th Int Visual field Symp. Doc Ophthalmol Proc Ser 49. Nijhoff, The Hague, pp 371–376
6. Nourreddin B, Hitchings RA, Fitzke F. Regression analysis of visual field progression in low tension glaucoma. (submitted)
7. Lavin M, Wormald R, Hitchings RA, The influence of prior medical therapy on the success of trabeculectomy. Arch Ophthalmol (in press)
8. Kidd MN, O'Conner M (1987) Progression of field loss after trabeculectomy: a five year followup. Br J Ophthalmol 69:827–831

5.6 Perioperative Behandlung in der Glaukomchirurgie[*]

R. Parrish

Perioperative Behandlung

Die Filteroperation ist die angezeigte Behandlungsmethode zur Kontrolle des Glaukoms, wenn eine medikamentöse Behandlung oder die Lasertrabekuloplastik fehlschlugen. Seit deWecker (1882) die Vorderkammer perforierte, um eine filterähnliche Narbe zu erzeugen, war die Schlacht zur Verhinderung der Proliferation von Narbengewebe, das den Abflußweg blockiert, geschlagen (Skuta 1989). Anfängliche Bemühungen zur Bildung einer offenen Fistel beschränkten sich darauf, eine 1–2 mm große Öffnung durch den Limbus an der operierten Stelle zu schneiden, um die Vorderkammer mit dem subkonjunktivalen Raum zu verbinden. Obgleich dieses Verfahren gewöhnlich zur Bildung einer filtrierenden Narbe oder eines Bläschens führte, kam es oft zu hypotonen Komplikationen. Flache Vorderkammern, wodurch die Hornhaut die Linse in der Mitte berührte, und Komplikationen in Form von fortschreitender Kataraktentstehung, Hornhautendothelschädigung und Entstehung ausgedehnter peripherer vorderer Synechien führten häufig zur Verminderung der Sehschärfe. Übermäßige postoperative Hypotonie führte zu verspätet auftretenden Suprachorioidalblutungen in aphaken Augen sowie in Augen, die eine Vitrektomie hinter sich hatten und bei stark kurzsichtigen Augen (Ruderman 1986). Extrem niedrige postoperative Augeninnendruckwerte führten zur Extravasation der Plasmaproteine in den suprachorioidalen Raum und zu osmotisch bedingter Ansammlung seröser chorioidaler Flüssigkeiten. Die durch den suprachorioidalen Raum verlaufenden langen hinteren Ziliargefäße dehnten sich und platzten gelegentlich infolge des erhöhten intravaskulären Drucks, der durch Valsalvaversuche erzeugt wurde (Gressel et al. 1984b). Die Entdeckung der Trabekulektomie, die durch Cairns (1968) und Watson u. Grierson (1981) bekannt wurde, bot die Vorteile der limbalen Filtrierung, durch die das Risiko der unvorhersagbaren und übermäßigen Hypotonie verringert wurde.

Das Ziel der perioperativen Behandlung bei filtrierenden Operationen besteht darin, die unerwünschte postoperative Hypotonie zu minimieren, sobald wie möglich die normale Kammerwasserproduktion wiederherzustellen und die Narbenbildung an der Filterstelle möglichst geringzuhalten. Die präoperative

---

[*] Übersetzung: Belinde Junkers, Heidelberg

Planung, intraoperative chirurgische Ausführung und medikamentöse Beeinflussung der Wundheilung an der Filterstelle sind zur Erreichung dieses Ziels wesentlich.

Präoperative Entscheidungen

Art der filtrierenden Operation

Die Trabekulektomie wird limbalen Exzisionsverfahren, die den Limbus in ganzer Dicke exzidieren wie die Sklerektomie der hinteren Lamelle und die thermale Sklerotomie, vorgezogen. Unkontrollierte filtrierende Verfahren bieten gegenüber der Trabekulektomie wenige Vorteile, besonders seit dem Aufkommen der Argonlasernahtlysis (Lieberman 1983). Mit dieser Technik können die Anwendungen der Argonlaserenergie, die eine relativ niedrige Leistung erfordern (50 Mikron Fleckgröße, 0,02 s Dauer und 300–500 MW), postoperativ genutzt werden, um die Nähte im Sklerallappen ohne Perforation der darüberliegenden Konjunktiva zu zerschneiden. Eine Nahtlysislinse nach Hoskins oder der zentrale Teil eines Vierspiegelgonioprismas (Zeiss oder Posner) können dazu verwendet werden, den Lichtstrahl transkonjunktival auf die Nähte zu fokussieren. Der Abflußwiderstand auf der Ebene des Sklerallappens verringert sich gewöhnlich sofort, wenn die Nähte während der ersten postoperativen Woche durchgeschnitten werden. Es muß darauf geachtet werden, daß nicht mehr als eine Naht auf einmal zerschnitten wird, um einen plötzlichen intraokularen Druckabfall zu vermeiden. Infolge der Nahtlysis wird eine Trabekulektomie in ein Drainageverfahren umgewandelt, das die ganze Dicke der Sklera umfaßt, und zu einem viel niedrigeren intraokularen Druck als gewöhnlich führt.

Auswahl der Filterstelle

Eine zuvor noch nicht operierte Konjunktiva ist für die Lokalisation der Filterstelle am geeignetsten. Um das Risiko zu verkleinern, daß während der Dissektion ein falsches Loch in die Konjunktiva geschnitten wird, kann eine sterile homogene Salzlösung mit einer 25er Kanüle subkonjunktival 7,0–6,0 mm posterior zum operierten Limbus injiziert werden. Die unvernarbte Konjunktiva wird sich infolge der sich ausbreitenden Salzlösung anheben, die vernarbte Konjunktiva aber bleibt fest mit der Episklera verbunden. Die angehobene Konjunktiva kann leichter von der darunterliegenden Episklera getrennt werden.

Einschnitte in die Konjunktiva, die zwecks Kataraktextraktion, Pars-plana-Vitrektomie, Wiederanlegung einer abgelösten Netzhaut, Strabismusoperation und Pterygiumexzision vorgenommen werden, führen alle zu subkonjunktivalen Narben, die das Filterkissen begrenzen können.

Wenn kein ausreichend beweglicher und unvernarbter Teil der Konjunktiva als Filterstelle gefunden werden kann, was nach skleralen Plombenoperationen oft der Fall ist, sollte die Einpflanzung einer Molteno-Drainagevorrichtung (Einzelplatte) vorgezogen werden (Molteno 1983).

Auswahl des Konjunktivallappens mit Basis am Limbus oder Fornix conjunctivae

Obwohl Einschnitte in der Konjunktiva, die ihre Basis im Fornix haben, vor nicht langer Zeit bei der Trabekulektomie befürwortet wurden (Schuster et al. 1984), kann die postoperative Anwendung des Antimetaboliten-5-Fluorouracil (5-Fu) die Heilungszeit des unteren Randes des anterioren Limbuslappens verlängern. Dies kann zu einem persistenten Loch führen, aus dem Wasser aus dem subkonjunktivalen Raum ausströmt und wodurch eine Filterkissenbildung verhindert wird. Aus diesem Grund werden Bindehautlappen, die ihre Basis am Limbus haben, vorgezogen.

Intraokuläre Entzündung

Bei Augen mit chronischer Entzündung im vorderen Segment findet nach einem intraokularen Eingriff oft eine Hyposekretion der wäßrigen Bestandteile statt, weshalb Bemühungen zur Verringerung der präoperativen intraokulären Entzündung obligatorisch sind. Falls erforderlich, ist eine häufige Verabreichung topisch und oral applizierter Kortikosteroide hilfreich. Der Sklerallappen sollte fester als gewöhnlich vernäht werden, um eine postoperative Hypotonie zu vermeiden.

Präoperativer Augeninnendruck

Bei Augen mit extrem hohen intraokularen Druckwerten ist es oft schwierig zu beurteilen, ob der erhöhte intraokulare Druck der Hauptgrund für die Entzündung ist oder umgekehrt. Bemühungen um einen kontrollierten Augeninnendruck können zum Rückgang der Entzündung führen. Bei den meisten Augen mit mäßig erhöhten intraokularen Druckwerten zwischen 30 und 40 mmHg verläuft die Filteroperation ohne besondere Zwischenfälle. Bei Augen mit extrem hohen intraokularen Druckwerten dagegen spricht der plötzliche Druckabfall und ein intraoperativer Chorioideaerguß oder Subchorioidalblutungen für die Verabreichung osmotisch wirksamer Stustanzen wie i.v. verabreichtes Mannitol zur präoperativen Senkung der Druckwerte.

Postoperative Intervention

Topisch applizierte Kortikosteroide
Bisher wurde nur durch postoperativ verabreichte topisch applizierte Kortikosteroide das Ergebnis der Filteroperation nachweislich verbessert (Starita et al.

1985). Obwohl oral gegebene Kortikosteroide bei der Kontrolle der präoperativen Entzündung wertvoll sein können, deutet nichts darauf hin, daß ihre routinemäßige prä- oder postoperative Anwendung die Filterkissenbildung oder den intraokularen Druck günstig beeinflußt.

Subkonjunktival appliziertes 5-Fluorouracil

Indikationen

Vor kurzem wurde nachgewiesen, daß 5-Fluorouracil (5-FU), das nach einer Trabekulektomie zur Hemmung der Fibroblastenproliferation an der Filterstelle subkonjunktival injiziert wurde, die Wahrscheinlichkeit erhöht, daß der IOD bei Augen mit schlechter Prognose, aphaken Augen (Heuer 1984) und Augen, bei denen eine vorhergehende Filteroperation nicht erfolgreich war, zumindest ein Jahr lang kontrolliert ist (Fluorouracil Filtering Surgery Study Group 1989). Die Ergebnisse der Filteroperationsstudie (National Eye Institute, Bethesda, Maryland) dokumentieren eine Mißerfolgsquote von 27% bei der mit 5-Fluorouracil behandelten Gruppe gegenüber einer Mißerfolgsquote von 50% bei der auf gewohnte Weise behandelten Gruppe. Bei dieser Studie wurden die Patienten zufällig dazu ausgewählt, entweder häufig applizierte topische Kortikosteroide *und* subkonjunktival injiziertes 5-Fluorouracil oder *nur* topisch applizierte Kortikosteroide zu erhalten.

Obwohl die positive Wirkung des subkonjunktival injizierten 5-Fluorouracils bei aphaken Augen und Augen mit erfolgloser Filteroperation schon nachgewiesen wurden, werden Indikationen für die Anwendung in anderen Fällen mit hohem Risiko noch erforscht. Junge Patienten (Gressel et al. 1984a), insbesondere junge schwarze Patienten, deren Prognose bei einem operativen Eingriff als schlecht eingeschätzt wurde, erhielten ebenfalls subkonjunktivale Injektionen von 5-Fluorouracil. Obwohl die Anwendung von 5-Fluorouracil bei allen Augen, an denen eine Filteroperation vorgenommen wird, empfohlen wurde (Prof. Palmberg, persönliche Mitteilung, 1990) ist das Langzeitrisiko im Verhältnis zu den Vorteilen einer solchen Entscheidung noch nicht vollständig erforscht.

Vorbereitung und Dosierung

In der Fluorouracil-/Filteroperations-Studie wurde 5-Fluorouracil (Adrucil, Adria Lab., Dublin, Ohio, USA) als subkonjunktivale Injektion von 5 mg (0,5 ml einer 10-mg/ml-Lösung) 2mal tgl. während der 1. postoperativen Woche (70 mg) verabreicht und 1mal tgl. während der 2. postoperativen Woche (35 mg) in einer Gesamtdosierung von 105 mg. Die Lösung wurde durch Verdünnung des handelsüblichen 5-Fluorouracil (50 mg/ml) auf eine Konzentration von 10 mg/ml mit steriler physiologischer Kochsalzlösung vorbereitet. Andere Chirurgen haben 0,1 ml der unverdünnten Lösung (50 mg/ml) injiziert. Die Lösung wurde mit einer auf einer 1,0-ml-Tuberkulinspritze aufgesetzten 30er Nadel an einem 180° von der Filterstelle entfernten Ort injiziert, um die Möglichkeit der direkten intraokularen

Injektion und Entstehung bleibender Löcher in der Konjunktiva durch den Einstichkanal der Nadel möglichst gering zu halten. Chirurgen, die an der Fluorouracil-/Filteroperations-Studie teilnahmen ebenso wie andere Ophthalmologen (Weinreb 1987), haben seit einiger Zeit die Dosierungshäufigkeit verringert, um die Nebenwirkungen möglichst klein zu halten. Gegenwärtig werden Injektionen von 5 mg 1mal tgl. während der 1. postoperativen Woche (35 mg) und 3mal während der 2. Woche (15 mg) bei einer Gesamtdosis von 50 mg verabreicht.

Topisch appliziertes 5-Fluorouracil ist für das korneale und konjunktivale Epithel (Shapiro et al. 1985) extrem toxisch. Durch Auftropfen verbleiben übermäßige Mengen des Medikaments an der Augenoberfläche, so daß sie nicht in einer ausreichenden Menge in den subkonjunktivalen Raum transportiert werden, wo Narbengewebe entsteht.

Komplikationen bei subkonjunktivaler 5-Fluorouracilanwendung

Da das 5-Fluorouracil die Replikation des Hornhaut- und Bindehautepithels beeinträchtigt, ist besonders darauf zu achten, daß der Lappen, der seine Basis am Limbus hat, so befestigt wird, daß kein Wasser durchdringen kann. Postoperatives Durchsickern des Kammerwassers durch die konjunktivale Wunde oder in der Umgebung der Nähte kann zu Verringerung der Filterkissenhöhe und Begrenzung der Filterstelle führen. Weitere Injektionen sollten aufgeschoben werden, bis die konjunktivale Wunde vollständig wasserundurchlässig ist, was mit topisch appliziertem Fluoreszein überprüft werden kann (Seidel-Test).

Vergiftungserscheinungen des Hornhautepithels wie diffuse punktförmige Epithelerkrankungen, Keratitis filiformis und offene Epitheldefekte können die postoperative Sehschärfe vorübergehend einschränken (Fluorouracil Filtering Surgery Study Group 1989). Bei Augen mit Anomalien des Hornhautepithels in der Vorgeschichte wurde über schwere Hornhautkomplikationen wie bakterielle Ulzeration der Kornea und Bildung einer keratinisierten Plaque mit unter der Hornhautoberfläche liegenden sterilen stromalen Infiltraten berichtet. 5-Fluorouracil muß bei Augen mit medikamentös hervorgerufener Vernarbung der Konjunktiva (Pseudopemphigoid) mit extremer Vorsicht angewendet werden, um persistente Epitheldefekte zu vermeiden. Die Entstehung eines epithelialen Defekts in einem beliebigen Fall spricht dafür, daß mit den Injektionen ganz aufgehört werden sollte, bis der Defekt beseitigt ist.

Obwohl man anfangs glaubte, daß Subchorioidalblutungen bei Augen, an denen eine Filteroperation mit 5-Fluorouracil durchgeführt wurde, häufiger auftraten, deutet manches darauf hin, daß die postoperative Hypotonie und nicht das 5-Fluorouracil der Risikofaktor ist.

Zusammenfassung

Die perioperative Behandlung bei der filtrierenden Glaukomoperation zur Förderung des Filterkissens erfordert viel mehr als nur die postoperative subkonjunktivale Verabreichung von 5-Fluorouracil. Genauigkeit bei der Auswahl der Filterstellen, Gewährleistung eines vollkommen wasserundurchlässigen Verschlusses der Konjunktiva und Minimierung der postoperativen Hypotonie sind wesentliche Voraussetzungen, wenn postoperative Injektionen einen begünstigenden Einfluß haben sollen. Keine Dosis irgendeines antiproliferativen Wirkstoffs kann grundlegende Fehler beim Operationsverfahren oder eine schlechte präoperative Planung ausgleichen.

Literatur

Cairns JE (1968) Trabeculectomy; preliminary report of a new method. Am J Ophthalmol 66:673–679
deWecker L (1882) La cicatrice à filtration. Ann Oculist 87:133–143
Fluorouracil Filtering Surgery Study Group (ed) (1989) Fluorouracil filtering study one-year follow-up. Am J Ophthalmol 108:625–635
Gressel MG, Heuer DK, Parrish RK (1984a) Trabeculectomy in young patients. Ophthalmology 91:1242–1246
Gressel MG, Parrish RK, Heuer DK (1984b) Delayed nonexpulsive suprachoroidal hemorrhage. Arch Ophthalmol 102:1757–1760
Heuer DK, Gressel MG, Parrish RK, Anderson DR, Hodapp EA, Palmberg PF (1984) Trabeculectomy in aphakic eyes. Ophthalmology 91:1045–1051
Hoskins HD Jr, Migliazzo C (1984) Management of failing filtering blebs with the argon laser. Ophthalmic Surg 15:731
Knapp A, Heuer DK, Stern GA, Driebe WT Jr (1987) Serious corneal complications of glaucoma filtering surgery with postoperative 5-fluorouracil. Am J Ophthalmol 103:183–187
Lieberman MF (1983) Suture lysis by laser and goniolens. Am J Ophthalmol 95:257
Molteno ACB (1983) The use of draining implants in resistant cases of glaucoma; late results of 110 operations. Trans Ophthalmol Soc NZ 35:94–97
Ruderman JM, Harbin TS, Campbell DG (1986) Postoperative suprachoroidal hemorrhage following filtration procedures. Arch Ophthalmol 104:201–205
Schuster JN, Krupin T, Kolker AE, Becker B (1984) Limbus-v fornix-based conjunctival flaps in trabeculectomy: a long-term randomized study. Arch Ophthalmol 102:361–362
Shapiro MS, Thoft RA, Friend J, Parrish RK, Gressel MG (1985) 5-fluorouracil toxicity to the ocular surface epithelium. Invest Ophthalmol 26:580–583
Skuta GL, Parrish RK (1987) Wound healing in glaucoma filtering surgery. Surv Ophthalmol 32:149–170
Starita RJ, Fellman RL, Spaeth GL et al. (1985) Short- and long-term effects of postoperative corticosteroids on trabeculectomy. Ophthalmology 92:938–945
Watson PG, Grierson I (1981) The place of trabeculectomy in the treatment of glaucoma. Ophthalmology 88:175–196
Weinreb RN (1987) Adjusting the dose of 5-fluorouracil after filtration surgery to minimize side effects. Ophthalmology 94:564–570

5.7 Rundtischgepräch und Zusammenfassung

Rundtischgespräch

Teilnehmer: G. K. Krieglstein, C. Keßler, L. E. Pillunat, J. Hetherington,
R. Hitchings, R. Parrish, V. Brethfeld, H.-J. Merté, A. Sommer

Bei der medikamentösen Glaukomtherapie stellt sich – unter Berücksichtigung
einer möglichen vaskulären Genese des Glaukomschadens – immer wieder die
Frage, ob es eine medikamentöse Möglichkeit gibt, die Perfusion der Sehnerven
zu verbessern. Nach Krieglstein gibt es zum gegenwärtigen Zeitpunkt keine
Medikation, die nach zuverlässigen Gesichtspunkten die Perfusion des Sehnervs
verbessert. In Einzelfällen, in denen sich Hinweise auf periphere oder okuläre
Vasospasmen ergeben, kann jedoch die Anwendung von systemisch applizierten
Kalziumantagonisten hilfreich sein. Pentoxifyllin als systemische Medikation
kann jedoch bei Patienten mit okulärer Mangeldurchblutung nach Angaben von
Merté hilfreich sein.

Bei Patienten, die bei Untersuchungen mit der OODG einen erniedrigten
Perfusionsdruck aufwiesen, wurde über längere Zeit gleichzeitig der Visus und das
Gesichtsfeld unter Pentoxifyllin geprüft. Hier konnte nachgewiesen werden, daß
in einer Reihe von Fällen sowohl der Visus wie auch das Gesichtsfeld gleichgeblie-
ben sind, was in einer Parallelvergleichsgruppe nicht der Fall war.

Weiterhin weist Merté darauf hin, daß durch die lokale Anwendung von
Clonidin der okuläre Perfusionsdruck in Einzelfällen erheblich gesenkt wird. Dies
wäre ein nicht erwünschter Nebeneffekt, da wegen der augeninnendrucksenken-
den Wirkung ein Therapieerfolg vorgetäuscht wird, obwohl u. U. der glaukomatöse Sehnervenschaden aufgrund einer verminderten Perfusion weiter fortschreitet.

Wenn aufgrund vorgelegter Studien – so führt Sommer aus – der Eindruck
erweckt wird, daß eine frühe filtrierende Operation einer medikamentösen
Glaukomtherapie überlegen ist, so müssen dennoch 2 wesentliche Punkte
bedacht werden: zum einen handelt es sich bei diesen Studien in der Regel
um ausgewählte Patienten und nicht um den durchschnittlichen Glaukompatienten. Des weiteren sollte bedacht werden, daß die Durchführung der
Glaukomchirurgie in diesen Studien von hochqualifizierten Spezialisten durchgeführt wird. Somit ist die Ausgangsposition und das Ergebnis solcher Studien
nur teilweise auf eine grundsätzliche Anwendung übertragbar. Demgegenüber
steht die Aussage, daß Patienten, die keine vorhergehende lokale Behandlung

aufweisen, in der Regel bessere Ergebnisse nach einer filtrierenden Operation aufweisen.

Als Ursache ist eine langjährige medikamentöse Therapie bei Glaukompatienten anzunehmen, die zu unspezifischen Reizzuständen führt und somit die Vernarbungstendenz nach filtrierenden Operationen erhöht.

Zusammenfassung

Bei der medikamentösen Glaukombehandlung mit Augentropfen konnte anhand von Metipranolol gezeigt werden, daß das Tropfvolumen nur einen geringen Einfluß auf die Wirkstoffkonzentration im Kammerwasser besitzt. Andererseits findet sich jedoch bei Viskositätserhöhung und bei einer Erhöhung der Wirkstoffkonzentration im Präparat ein signifikanter Anstieg der Substanz im Kammerwasser.

Carteolol HCL AT zeigt im Vergleich zu anderen Glaukomtherapeutika eine deutliche Reduktion des kritischen Drucks, was für eine reduzierte Drucktoleranz des Sehnervs nach Applikation spricht. Gleiche Ergebnisse zeigen sich nach Applikation von Pindolol AT, so daß der beschriebene Effekt möglicherweise auf die in beiden Präparaten enhaltene intrinsische sympathomimetische Aktivität (ISA) zurückzuführen ist.

Die Argonlasertrabekuloplastik ist eine leicht auszuführende Behandlungsmethode und im Vergleich mit der filtrierenden Operation relativ sicher und mit wenig Komplikationen für den Patienten behaftet. Dennoch kann nicht von einer 80- bis 90%igen Erfolgsquote ausgegangen werden. Eine suffiziente Druckregulierung durch die Argonlasertrabekuloplastik findet sich nur bei 20–30% der Patienten nach einem Ablauf von 2 Jahren.

Ziel der perioperativen Behandlung bei filtrierenden Operationen sollte sein:

1) die unerwünschte postoperative Hypotonie zu begrenzen,
2) sobald wie möglich die normale Kammerwasserproduktion wieder herzustellen,
3) die Narbenbildung an der Filterstelle möglichst gering zu halten.

Wichtig für die Auswahlorte des Filterkissens ist, daß die Bindehaut an dieser Stelle nicht vernarbt ist. Bei Augen mit extrem hohen präoperativen intraokularen Druckwerten sollten präoperativ osmotisch wirksame Substanzen wie Mannit o. ä. angewandt werden, um einen Chorioideaerguß oder subchorioidale Blutungen zu vermeiden.

Anwendung von 5-Fluoruracil in der Glaukomchirurgie: indiziert ist die Anwendung von 5-Fluoruracil im Rahmen der Glaukomchirurgie bei bereits erfolglos voroperierten Augen, aphaken Augen und bei jungen, farbigen Patienten.

Als Dosierung wird empfohlen, 5 mg 1mal tgl. während der 1. postoperativen Woche (= 35 mg) und 3mal während der 2. Woche (= 15 mg) bei einer Gesamtdosis von 50 mg zu verabreichen.

Mit einer lokalen, antiglaukomatösen Monotherapie läßt sich eine ca. 25%ige Drucksenkung erreichen. Dies bedeutet bei einem therapeutischen Zieldruck von 20 mmHg, daß man damit unter der Behandlung Spitzendrücke von höchstens 27 mmHg kontrollieren kann.

Mit einer Kombinationstherapie läßt sich eine etwa 35%ige Drucksenkung erreichen; dies entspricht einem unbehandelnden maximalen Druckwert von 31 mmHg. Die Patientencompliance wird erhöht, wenn fixe Kombinationspräparate angewandt werden. Der Vorteil einer getrennten Verabreichung der Medikation liegt jedoch – wenn der Patient damit umgehen kann – in der selektiven Steuerung der Dosierung.

Wenn eine Kombinationsbehandlung angewandt wird, sollten die verschiedenen Wirkmechanismen der Glaukomtherapeutika berücksichtigt werden. So sollte jeweils ein Medikament vertreten sein, daß den transtrabekulären Abfluß verbessert (z. B. Miotika) und andererseits ein Medikament, welches die Kammerwasserproduktion senkt (z. B. β-Blocker, Karboanhydrasehemmer). Es sollten keine Substanzen kombiniert verwendet werden, die den gleichen Wirkungsmechanismus aufweisen.

Sachverzeichnis